Thieme

Le français médical

Ein Lehr- und Übungsbuch für den Klinikalltag

Ulrike Stömmer

2. korrigierte Auflage
40 Abbildungen

Georg Thieme Verlag
Stuttgart · New York

Ulrike Stömmer
Universität Erlangen-Nürnberg
Sprachenzentrum
Bismarckstr. 1
91054 Erlangen

Bibliografische Information Der Deutschen Bibliothek

Die Deutsche Bibliothek verzeichnet diese Publikation in der Deutschen Nationalbibliographie; detaillierte bibliografische Daten sind im Internet über http://dnb.ddb.de abrufbar.

1. Auflage 1995

Rüdigerstraße 14
D-70469 Stuttgart
Telefon: +49 / 0711 / 8931-0
Unsere Homepage: http://www.thieme.de

Printed in Germany

Umschlaggestaltung: Thieme Verlagsgruppe
Zeichnungen: Markus Voll, Fürstenfeldbruck
Satz und Druck: Druckhaus Götz GmbH, Ludwigsburg, gesetzt auf CCS Textline

ISBN 3-13-101032-0 1 2 3 4 5 6

Vorwort zur 1. Auflage

Le français médical ist ein Kurzlehrbuch, das aus meinen langjährigen Erfahrungen an der Universität Erlangen hervorgegangen ist und sich an Medizinstudenten (und -Innen) mittlerer und höherer Semester sowie an Jungärzte (-ärztInnen) richtet, die eine Famulatur, einen Studienabschnitt oder einen Teil ihrer Weiterbildung in Frankreich, der französischsprachigen Schweiz, in Kanada, Afrika oder der Karibik ableisten wollen.

Eine bescheidene Kenntnis der französischen Sprache und eine leidliche Kenntnis medizinischer Zusammenhänge werden für die vergnügliche Lektüre des Buches vorausgesetzt.

Ziel des vorliegenden Textes ist weder die Tiefsinnigkeit einer dickleibigen Universalgrammatik noch die erschöpfende Allwissenheit eines seiten- und inhaltsschweren medizinischen Lehrbuchs; der Inhalt ist vielmehr auf eine praktische Tätigkeit an einem französischen Krankenhaus und auf das Verstehen französischsprachiger medizinischer Publikationen ausgerichtet.

Zum Aufbau der Kapitel: Der französische Text (jeweils auf der rechten Seite eines Doppelblattes) ist Grundlage und sollte gelesen bzw. übersetzt werden; parallel dazu ist gegenüberliegend die deutsche Version abgedruckt, um das Einprägen von sprachlichen und gedanklichen Mustern zu erleichtern. Dabei haben wir uns mehr von klinisch-praktischer Redeweise als von übersetzerischem Sprachpurismus leiten lassen.

Anschließend findet sich ein ergänzender Wortschatz mit Wortlisten, die zum entsprechenden Kapitel jeweils sinnvoll erschienen. Bei den Krankheitskapiteln wurden dazu Fallstudien aufgenommen, die – der schönen Bilder wegen – leider oftmals tragisch endeten.

Am Ende des Buches sind klinische Untersuchungsbögen beigefügt, ein Verzeichnis häufig verwendeter Abkürzungen, ein Index gängiger französischer Präparate, geordnet nach Indikationsgruppen unter Angabe des wesentlichen Generic-Inhalts (was natürlich bei Verordnung das Nachschlagen im *Vidal* nicht ersparen kann), und darüber hinaus eine Liste für den klinischen Alltag wichtig erscheinender Begriffe – zur Deponie in der Kitteltasche bestimmt.

Für das Zustandekommen des Buches danke ich vor allem der unendlichen Geduld von Herrn Dr. Bob und der Gründlichkeit von Frau cand. med. Balling vom Thieme Verlag, den steten Anregungen meiner treuen Studenten Frau cand. med. Karen Heberlein, Herrn cand. med. Thomas Brunner und Frau cand. med. Susann Katelhön, der Diskussionsbereitschaft meiner langjährigen Hochschullehrerin Frau Françoise Dannhäuser vom Sprachenzentrum der Universität Erlangen, den Gelegenheitsarbeiten (klinische Fälle und Photos) meines Mannes, PD Dr. Peter Stömmer, und schlußendlich der Langmut meiner Familie.

Erlangen, im Frühjahr 1995 *Ulrike Stömmer*

Préface

Le français médical est un livre sur le langage médical inspiré par ma longue expérience de l'enseignement à l'université d'Erlangen-Nuremberg et qui s'adresse avant tout aux étudiants allemands et français du deuxième ou troisième cycle des études médicales désirant passer une année d'études (externat) ou une partie de leur formation spécialisée (internat) à l'étranger, qu'il s'agisse d'un pays francophone ou germanophone.

Pour tirer avantage de la lecture, les utilisateurs du livre devraient avoir un niveau moyen dans la langue étrangère et s'y connaître suffisamment en matière médicale.

L'objet de ce livre n'est pas d'atteindre à la profondeur d'une volumineuse grammaire pas plus qu à l'omniscience d'un gros manuel de médecine. Le contenu est plutôt axé sur l'activité pratique dans un hôpital français ou allemand ou bien sur la compréhension des publications médicales rédigées dans la langue étrangère.

En ce qui concerne l'organisation des chapitres:
Le texte de la langue cible constitue la base de travail à lire et traduire: pour faciliter la fixation des modèles linguistiques et mentaux dans la mémoire, la version en langue maternelle se trouve en face. Par ailleurs les textes bilingues ont été inspirés par la langue de la médecine clinique plutôt que par le purisme d'une traduction fidèle.

Suit un vocabulaire complémentaire comprenant des listes de termes qui semblent essentiels dans le contexte de l'entité thématique traitée. Les chapitres consacrés aux maladies ont été complétés par des cas cliniques qui hélas – les photos en témoignent – ont souvent mené à une issue fatale.

A la fin du livre vous trouverez des compte-rendus d'examen, un index de médicaments courants classés selon les groupes indicatifs et précisant leur composition générique essentielle – ce qui cependant ne saurait éviter à l'utilisateur de consulter le *Vidal* ou la *Rote Liste* pour les ordonnances – et un répertoire alphabétique de termes qui semblent indispensables dans le quotidien clinique, répertoire destiné à être déposé dans une des poches de la blouse blanche.
La réalisation de ce livre a été possible surtout grâce à la patience infinie de Monsieur le Docteur Alexander Bob et à l'aide de Madame Barbara Balling du Georg Thieme Verlag qui a lu minutieusement le manuscrit, aux suggestions permanentes de mes fidèles étudiants Madame Karen Heberlein. Monsieur Thomas Brunner et Madame Susann Katelhön, aux précieux conseils de mon ancien professeur de faculté Madame Françoise Dannhäuser, aux contributions épisodiques (cas cliniques et photos) de mon mari, le Docteur Peter Stömmer, et finalement à la patience de ma famille.

Erlangen, printemps 1995 *Ulrike Stömmer*

Inhaltsverzeichnis

1. Die Hierarchie – oder: Die klinische Hackordnung

La hiérarchie – ou: L'ordre des préséances dans les hôpitaux

Zur Wissensverteilung in der Klinik (dt. Redensart).

Comment se répartit le savoir dans les hôpitaux (d'après ce que l'on se raconte actuellement dans les établissements cliniques de l'Allemagne de l'Ouest).

Der *Chefarzt* muß wissen, wo der *Oberarzt* ist.	Le *chef de clinique* doit savoir où est le *chef de service*.
Der *Oberarzt* muß wissen, wo das dicke *Lehrbuch* ist.	Le *chef de service* doit savoir où est le gros *manuel*.
Der *Stationsarzt* muß wissen, was man unternehmen sollte.	Le *médecin responsable de l'unité de soins* doit savoir ce qu'il faudrait faire.
Der *Assistenzarzt* muß wissen, was dem *Patienten* fehlt.	L'*interne* doit savoir de quoi souffre le *patient*.

Wen es sonst noch gibt:

♦ die Privatdozenten (PD/Priv. Doz.)	♦ les praticiens hospitaliers (PH)
♦ die Ärzte im Praktikum (AIPs)	♦ les internes en médecine générale (IMG)
♦ die Studenten der klinischen Studienabschnitte	♦ les étudiants hospitaliers/externes
♦ die Oberschwester/Oberin	♦ la surveillante/l'infirmière chef
♦ den Oberpfleger	♦ le surveillant/l'infirmier chef
♦ die Stationsschwester	♦ l'infirmière responsable de l'unité de soins
♦ den Stationspfleger	♦ l'infirmier responsable de l'unité de soins
♦ die Tagesschwester	♦ l'infirmière de jour
♦ die Nachtschwester	♦ l'infirmière de nuit
♦ die Lernschwester/Schwesternschülerin	♦ l'élève infirmière
♦ den Krankenpflegeschüler	♦ l'élève infirmier
♦ die Schwesternhelferin/Hilfsschwester/Krankenpflegehelferin	♦ l'aide-soignante

♦ den Krankenpflegehelfer/Hilfspfleger	♦ l'aide-soignant
♦ die Arzthelferin	♦ l'assistante médicale

Natürlich gibt es auch „Spezialitäten" (**des spécialités**): Psychiater (**les psychiatres**), Chirurgen (**les chirurgiens**), Anästhesisten (**les anesthésistes**), Internisten (**les spécialistes en médecine interne**), Frauenärzte (**les gynécologues**), Kinderärzte (**les pédiatres**), HNO-Ärzte (**les médecins ORL/les oto-rhino-laryngologistes**), Augenärzte (**les ophtalmologues**), Hautärzte (**les dermatologues**), Urologen (**les urologues**), Röntgenfachärzte (**les radiologues**), Laborärzte (**les médecins biologistes**) und Pathologen (**les anatomo-pathologistes**) mit unterschiedlich langer Ausbildungszeit und unterschiedlichen Temperamenten:

Ein Psychiater, ein Internist, ein Chirurg und ein Pathologe gehen auf die Entenjagd (ein beliebtes Hobby in Frankreich); beim ersten auffliegenden Entenschwarm soll der Psychiater schießen. Er überlegt: Wenn ich einen Vogel treffe, ist sein Sexualpartner einsam und verwitwet; er wird ein Deprivationssyndrom entwickeln ...; treffe ich ihn aber nicht, so ... Nun ja, die Vögel sind schon lange fort.	Un psychiatre, un spécialiste en médecine interne, un chirurgien et un anatomo-pathologiste vont à la chasse au canard, ce qui est un passe-temps populaire en France. Au premier envol de canards c'est le psychiatre qui doit tirer. Il se met à réfléchir: si j'atteins l'un des oiseaux, son partenaire sexuel sera seul et veuf; il va développer un syndrome de déprivation ...; si je ne l'atteins pas ... Entretemps les oiseaux se sont envolés.
Beim nächsten Schwarm versucht sich der Internist. Er überlegt: Sind es überhaupt Enten? Sind es Gänse oder Adler? Die Vögel sind fort, bevor er schießen kann.	Au vol suivant, c'est le spécialiste en médecine interne qui s'essaie à tirer. Il se met à s'interroger sur l'espèce des oiseaux: est-ce qu'il s'agit vraiment de canards? Ou bien sont-ce des oies ou bien des aigles? Les oiseaux s'envolent avant qu'il ne puisse tirer.
Als nächstes der Chirurg. Er sieht eine Bewegung, schießt sofort (aus der Hüfte). Es kreischt, Federn fliegen. Der Hund springt los und bringt ein blutiges Bündel, das der Chirurg dem Pathologen gibt und fragt: „Was ist das?" Dieser gibt zur Antwort: „Zu wenig Material."	Ensuite, c'est le tour du chirurgien. Il aperçoit un mouvement et tire aussitôt. On entend un piaillement, on voit voler des plumes. Le chien parti en courant rapporte un paquet sanglant. Ce que le chirurgien donne à l'anatomo-pathologiste en lui demandant de quoi il s'agit. Ce dernier réplique: »Trop peu de matériel.«

Ihre Helfer:	**Leurs assistants:**
♦ OP-Schwestern und OP-Pfleger	♦ les infirmières et infirmiers de salle d'opération
♦ Anästhesieschwestern und -pfleger	♦ les aides-anesthésistes
♦ Hebammen	♦ les sages-femmes
♦ Verbandsschwestern	♦ les panseuses
♦ Psychiatrieschwestern und -pfleger	♦ les infirmières et infirmiers du secteur psychiatrique
♦ Physiotherapeuten	♦ les kinésithérapeutes
♦ Logopäden	♦ les orthophonistes
♦ Diätassistenten	♦ les diététiciens
♦ Röntgenassistenten	♦ les manipulateurs d'électroradiologie médicale, les radio-manip
♦ medizinisch-technische Assistenten (MTAs)	♦ les techniciens de laboratoires d'analyses de biologie médicale
♦ Laboranten	♦ les laborantins
sowie	
♦ Sektionsgehilfen und	♦ les auxiliaires d'autopsies et
♦ Leichenfrauen	♦ les femmes qui font la toilette des morts.

Viel wichtiger als alle zusammen ist jedoch die Klinikverwaltung (**l'administration de l'hôpital**) mit

♦ Verwaltungsdirektor	♦ le chef de l'administration
♦ Personalchef	♦ le directeur/chef du personnel
♦ Rechtsbeistand	♦ le conseil juridique
♦ Sekretär/in, Schreibkraft	♦ le/la secrétaire, la dactylographe
♦ Telefonvermittlung	♦ le standard
und natürlich der Hausmeister (mit Überwachungsfunktion).	et bien sûr le gardien (également chargé de la surveillance).

2. Die Anamnese – oder: Fragen über Fragen

Les antécédents – ou: Questions sur questions

Angaben zur Person: Renseignements personnels

Name:	Quel est votre nom?
Vorname:	Votre prénom?
Geburtsname:	Votre nom de jeune fille?
Geburtsdatum:	Votre date de naissance?/(Quel âge avez-vous?)
Geburtsort:	Votre lieu de naissance?/(Où est-ce que vous êtes né,e?)
Adresse (bitte vollständig!):	Votre adresse (*complète*, s.v.p.)?/(Où habitez-vous?) Ça s'écrit comment? C'est quelle ville? C'est quel pays? Quel est le code postal?
Beruf:	Quelle est votre profession?
Arbeitgeber:	Pouvez-vous me donner le nom et l'adresse de votre employeur?
Krankenkasse:	Quel est votre numéro de sécurité sociale/Quelle est votre caisse-maladie?
Zusatzversicherung, Unfallversicherung:	Avez-vous une caisse complémentaire, une assurance-accidents?
Name und Anschrift des Haus-, behandelnden Arztes:	Quel est le nom et l'adresse de votre médecin de famille, du médecin traitant?

Aktuelle Anamnese

Histoire de la maladie (HDLM/HMA)

Einleitende Fragen:

- Was führt Sie zu mir?
- Was fehlt Ihnen?
- Was ist Ihnen zugestoßen?
- Wo fehlt es?

Questions préliminaires:

- Qu'est-ce qui vous amène?
- Qu'est-ce qui vous arrive?
- Qu'est-ce qui vous est arrivé?
- De quoi s'agit-il?

- Wo liegt Ihr Problem?
- Seit wann sind Sie krank?
- Haben Sie früher schon einmal solche Beschwerden gehabt?
- Ist die Krankheit plötzlich oder allmählich aufgetreten?
- Wodurch werden Ihrer Meinung nach die Beschwerden ausgelöst oder noch verschlimmert? Gewürzte Speisen, Kälte, Ärger, Streß?

- Quel est votre problème?
- Depuis quand êtes-vous malade?
- Avez-vous déjà eu ces problèmes dans le passé?
- Est-ce que la maladie s'est déclarée soudainement ou petit à petit?
- A votre avis, qu'est-ce qui déclenche/provoque ou aggrave ces troubles? des plats épicés, le froid, un état d'énervement/d'agitation, une contrariété, le surmenage?

Schmerz:

- Haben Sie irgendwo Schmerzen?/ Tut Ihnen irgendetwas weh?
- Haben Sie (Kopf-, Hals-, Bauch-, Nieren- usw.) Schmerzen?

Douleur:

- Avez-vous des douleurs/Avez-vous mal quelque part?
- Avez-vous mal (à la tête, à la gorge, au ventre, au niveau des reins, etc.)?

MERKE Ich habe Kreuzschmerzen

N.B. ***J'ai mal aux reins***

- Wo haben Sie (die größten) Schmerzen?
- Zeigen Sie mir, wo es Ihnen weh tut.
- Ist der Schmerz hinter dem Brustbein (in der Magengegend ...) lokalisiert/angesiedelt?/
- Sitzt der Schmerz ...?
- Wie sind die Schmerzen?
- Können Sie mir den Schmerz beschreiben?
- Ist der Schmerz
  - stark, lebhaft?
  - mittelmäßig?
  - mäßig/gering, leicht, schwach?
  - dumpf?
  - stechend?
  - brennend?
  - klopfend?
  - beklemmend?
  - krampfartig?
  - anfallsartig?

- Où avez-vous (le plus) mal?
- Montrez-moi où vous avez mal.
- Est-ce que la douleur se situe derrière le sternum (au niveau de l'estomac ...)?
- Comment sont les douleurs?
- Pouvez-vous me décrire la douleur?
- Est-ce une douleur
  - forte, vive?
  - moyenne?
  - modérée, légère, faible?
  - sourde?
  - fulgurante/lancinante/aiguë?
  - brûlante?
  - pulsative/battante?
  - constrictive?
  - spasmodique?
  - soudaine?

– anhaltend?
– aussetzend?
– spontan?
– auslösbar (durch ...)?

- Wird der Schmerz von Schüttelfrost und Fieber begleitet?
- Hat sich der Schmerz im Verlauf der Erkrankung verändert?
- Ist der Schmerz in letzter Zeit stärker geworden?
- Tritt der Schmerz immer an der gleichen Stelle auf oder ist es ein wandernder Schmerz?
- Strahlt der Schmerz (in den Nacken, den Rücken, den Kiefer usw.) aus?
- Wann tritt der Schmerz auf
  – vor oder nach den Mahlzeiten?
  – nach körperlicher Anstrengung?
  – bei Kummer?
  – bei großer Aufregung usw.?
- Tritt der Schmerz im Zusammenhang mit Wetterumschwung (Monatsblutung, Streßsituationen usw.) auf?
- Wachen Sie von dem Schmerz nachts auf?
- Hindert Sie der Schmerz am Schlafen?
- Wie lange hält der Schmerz im allgemeinen an?
- Läßt der Schmerz bei Ruhe (nach körperlicher Anstrengung) nach?
- Nehmen Sie Schmerzmittel ein?

– permanente?
– intermittente?
– spontanée?
– provoquée (par ...)?

- La douleur est-elle accompagnée de frissons et de fièvre?
- Est-ce qu'elle a changé de caractère au cours de la maladie?
- Est-ce que la douleur a augmenté ces derniers temps?
- La douleur est-elle toujours au même endroit ou change-t-elle de place?
- La douleur irradie-t-elle (dans la nuque, dans le dos, dans la mâchoire, etc.)?
- Quand la douleur survient-elle
  – avant ou après les repas?
  – après un effort physique?
  – quand vous avez des soucis?
  – quand vous êtes bouleversé,e, etc.?
- Est-ce que les douleurs surviennent lors de changements de temps (avec l'apparition des règles, lors de surmenage, etc.)?
- La douleur vous réveille-t-elle la nuit?
- La douleur vous empêche-t-elle de dormir?
- Combien de temps durent les douleurs en général?
- La douleur est-elle calmée/soulagée par le repos (après l'exercice physique)?
- Est-ce que vous prenez des calmants?

Ausschlag:

- Wann haben Sie den Ausschlag bemerkt?

Éruption:

- Quand avez-vous constaté cette éruption?

Fieber:

- Haben Sie Fieber/Temperatur?
- Wie hoch?

Fièvre:

- Avez-vous de la fièvre/de la température?
- Quelle température?

- Haben Sie selbst Fieber gemessen?
- Haben Sie Schüttelfrost?

- Avez-vous pris votre température vous-même?
- Avez-vous des frissons?

Übelkeit:

- Wird Ihnen hin und wieder übel?/ Wird Ihnen von Zeit zu Zeit schlecht?
- Haben Sie öfters Brechreiz?
- Müssen Sie manchmal erbrechen?

Nausées:

- Avez-vous des nausées de temps en temps?
- Avez-vous souvent des nausées?
- Vous arrive-t-il de vomir?

MERKE **Mir ist schlecht.**

N.B. **J'ai mal au coeur.**

Schweißausbrüche:

- Schwitzen Sie in letzter Zeit häufiger als früher?

Sueurs:

- Est-ce que vous transpirez plus que d'habitude ces derniers temps?

Müdigkeit, Abgeschlagenheit:

- Fühlen Sie sich müde/abgeschlagen/abgespannt?

Fatigue:

- Vous sentez-vous fatigué,e?

Gewicht:

- Haben Sie viel/einen großen Appetit?
- Haben Sie (an Gewicht) zugenommen (abgenommen)? Wieviel?

Poids:

- Avez-vous un gros appétit?
- Avez-vous pris du poids (perdu du poids/maigri)? De combien?

Eigenanamnese

Antécédents personnels (ATCD personnels/AP)

Welche Kinderkrankheiten haben Sie durchgemacht?

- Masern,
- Röteln,
- Windpocken,
- Scharlach,
- Diphtherie,
- Keuchhusten,
- Mumps,
- Pfeiffer-Drüsenfieber?

Sind sie ohne Komplikationen verlaufen?

Quelles maladies infantiles est-ce que vous avez eues?

- la rougeole,
- la rubéole,
- la varicelle,
- la scarlatine,
- la diphtérie,
- la coqueluche,
- les oreillons,
- la mononucléose infectieuse?

Sans complications?

Schwere Erkrankungen:

- Haben Sie schwere Krankheiten durchgemacht? Welche? Tuberkulose, Gürtelrose, Schlaganfall?
- Hatten Sie schon früher einmal Beschwerden mit den Lungen (dem Herzen, den Nieren usw.)?
- Haben Sie in Ihrer Kindheit krankheitsbedingt häufig in der Schule gefehlt?
- Waren Sie (in der Schule) vom Sportunterricht befreit?

Maladies graves:

- Avez-vous eu des maladies graves? Lesquelles? la tuberculose, le zona, une apoplexie?
- Avez-vous déjà eu des problèmes pulmonaires (cardiaques ou rénaux, etc.)?
- Pendant votre enfance, avez-vous souvent manqué à l'école pour cause de maladie?
- Avez-vous été dispensé,e de sport à l'école?

Schwere Verletzungen:

- Hatten Sie schon einmal schwere Verletzungen, z.B. bei einem/durch einen Autounfall?
- Auf welchen Stationen wurden Sie in diesem Zusammenhang behandelt?

Traumatismes graves:

- Avez-vous eu des traumatismes graves par exemple lors d'un accident de voiture?
- Dans quels services avez-vous été hospitalisé,e?

(Frühere) Krankenhausaufenthalte:

- Waren Sie schon einmal (stationär) im Krankenhaus? Wann? Weswegen? Wo? In unserer Klinik? Bei uns auf Station?
- Wurden Sie schon einmal operiert? (Woran?) Weswegen?
- Traten während oder nach der Operation Komplikationen auf?
- Zeigen Sie mir die Narbe.

Hospitalisations:

- Avez-vous déjà été hospitalisé,e? Quand? Pour quelle raison? Où? Dans notre hôpital? Dans notre service?
- Avez-vous subi des interventions chirurgicales? (Lesquelles?) Pourquoi?
- Est-ce qu'il y a eu des complications per ou post-opératoires?
- Montrez-moi la cicatrice.

Impfschutz:

- Sind Sie geimpft gegen
  - Tetanus/Wundstarrkrampf,
  - Kinderlähmung/Polio,
  - Tuberkulose,
  - Hepatitis,
  - Typhus,
  - Pocken usw.?
- Haben Sie den
  - Diphtherie-Tetanus-Keuchhusten-Impfschutz?
  - Diphtherie-Tetanus-Keuchhusten-Polio-Impfschutz?
  - Masern-Mumps-Röteln-Impfschutz?

Vaccinations:

- Avez-vous été vacciné,e contre
  - le tétanos,
  - la polio,
  - la tuberculose,
  - l'hépatite,
  - la typhoïde,
  - la variole, etc.?
- Avez-vous eu
  - le DT-Coq?
  - le DTPC?
  - le ROR?

- Wann haben Sie die letzte Auffrischimpfung gegen Tetanus erhalten?

- Quand avez-vous eu le dernier rappel antitétanique?

Auslandsaufenthalte:

- Waren Sie schon einmal im Fernen Osten (in Afrika, in den überseeischen Departements, in Südamerika, in den Tropen usw.)?
- Wo? Wann? Schon vor längerer Zeit?

Séjours à l'étranger:

- Est-ce que vous avez fait des séjours en Extrême-Orient (en Afrique, dans les départements d'Outre-Mer, en Amérique du Sud, dans des régions tropicales, etc.)?
- Où? Quand? Est-ce qu'il y a longtemps?

Allergien:

- Haben Sie eine (Gräser-, Hausstaubmilben-, Nahrungsmittel-, Medikamenten- usw.) Allergie?

Allergies:

- Etes-vous allergique (à des graminées, aux acariens, à certains aliments, à certains médicaments ...)?

Haustiere:

- Haben Sie einen Hund (eine Katze, einen Wellensittich usw.)?

Animaux domestiques:

- Avez-vous un chien (un chat, une perruche...)?

Blutungsneigung:

- Neigen Sie leicht zu Blutungen?

Tendance à saigner:

- Avez-vous tendance à saigner facilement?

Konsumgewohnheiten:

- Rauchen Sie? Wie viele Zigaretten (Zigarren, Pfeifen) pro Tag? Seit wann?
- Wenn Sie im Augenblick auch nicht rauchen, haben Sie früher einmal geraucht? Wann haben Sie mit dem Rauchen aufgehört? Weswegen?
- Wieviel Alkohol trinken Sie durchschnittlich pro Tag? Zwei, drei Glas Wein zu jeder Mahlzeit, ein paar Aperitifs davor, ein paar Schnäpschen danach? Und zwischendurch noch Bier oder etwas Hochprozentiges?
- Nehmen Sie regelmäßig Medikamente (ein)? Welche?
  - Aspirin,
  - Antibiotika,
  - blutdrucksenkende Mittel,

Habitudes de consommation:

- Est-ce que vous fumez? Combien de cigarettes (de cigares, de pipes) par jour? Depuis combien de temps?
- Si ne vous fumez pas actuellement, avez-vous déjà fumé? Quand avez-vous arrêté de fumer? Pour quelle raison?
- Combien d'alcool buvez-vous en moyenne par jour? Deux, trois verres de vin pendant les repas, quelques apéritifs, quelques digestifs? Et entre les repas de la bière ou des alcools forts?
- Prenez-vous régulièrement des médicaments? Lesquels?
  - Aspirine,
  - (des) antibiotiques,
  - (des) antihypertenseurs,

– Abführmittel,
– die Pille usw.?

♦ Bekommen Sie regelmäßig Spritzen oder spritzen Sie sich selbst? Intravenös, intramuskulär, subkutan?

♦ Haben Sie Kontakt mit (harten) Drogen? Haschisch, Marihuana, Kokain, Heroin, LSD usw.?

♦ Essen Sie viel? Essen Sie regelmäßig?

♦ Halten Sie eine bestimmte Diät ein?

– (des) laxatifs,
– la pilule, etc.?

♦ Est-ce que l'on vous fait des piqûres ou bien en faites-vous vous-mêmes? des piqûres intraveineuses, intramusculaires, sous-cutanées?

♦ Avez-vous déjà touché à des drogues (dures)? haschisch, marihuana/marie-jeanne, cocaïne, héroïne, LSD etc.

♦ Est-ce que vous mangez beaucoup? Prenez-vous vos repas à des heures régulières?

♦ Suivez-vous un régime particulier?

Sozialanamnese

Antécédents sociaux (ATCD sociaux)

Beruf/Berufstätigkeit:

♦ Sind Sie mit Ihrer Arbeit zufrieden?

♦ Kommen Sie beruflich in Kontakt mit gesundheitsschädlichen Stoffen (Chemikalien usw.)?

♦ Arbeiten Sie bei starker Hitze oder großem Lärm?

♦ Haben Sie Schichtarbeit? Haben Sie Nachtschichten?

♦ Arbeiten Sie vorwiegend nachts?

♦ Arbeiten Sie unter großem Termindruck?

♦ Sind Sie noch berufstätig oder schon in Rente?

♦ Sind Sie verheiratet?

♦ Haben Sie Kinder? Wie viele? In welchem Alter?

Profession/activité professionnelle:

♦ Etes-vous satisfait,e de votre travail?

♦ Pendant votre travail, est-ce que vous avez à manipuler des substances toxiques (des produits chimiques, etc.)?

♦ Pendant votre travail, est-ce que vous êtes exposé, e à des températures élevées ou à des bruits excessifs?

♦ Est-ce que vous faites les trois-huit? Faites-vous partie de l'équipe de nuit?

♦ Travaillez-vous surtout la nuit?

♦ Est-ce que vous travaillez sous pression?

♦ Etes-vous encore en activité ou en retraite?

♦ Etes-vous marié,e?

♦ Avez-vous des enfants? Combien? De quel âge?

- Sind Sie ein kontaktfreudiger Mensch?
- Treiben Sie Sport? Welchen?
- Kommen Sie zu Hause ohne Hilfe zurecht?
- Muß Ihnen jemand beim Essen (Anziehen usw.) zur Hand gehen/helfen?
- Brauchen Sie einen Stock (Krücken, einen Rollstuhl)?

- Etes-vous sociable?
- Faites-vous du sport? Quel sport pratiquez-vous?
- Arrivez-vous à vous débrouiller tout(e) seul(e) chez vous?
- Est-ce que vous avez besoin d'aide pour manger (pour vous habiller, etc.)?
- Est-ce que vous marchez avec une canne (des béquilles? Avez-vous besoin d'un fauteuil roulant)?

Familienanamnese

Antécédents familiaux (ATCD familiaux/AF)

Leben Ihr Vater und Ihre Mutter noch? Wenn nicht, in welchem Alter und woran sind sie verstorben? Unfall, Infektion, Herzerkrankung, Gehirnschlag usw.?

Vos parents sont-ils encore en vie? Sinon, à quel âge et de quoi sont-ils décédés? lors d'un accident, d'une maladie infectieuse, d'une affection cardiaque, d'un accident vasculaire cérébral, etc.?

Haben Sie Geschwister? Sind sie alle gesund?

Avez-vous des frères et soeurs? Sont-ils tous en bonne santé?

Sind Ihnen in Ihrer Familie Fälle von

- Bluthochdruck,
- Stoffwechselstörungen,
- chronischen Infektionen,
- Tuberkulose,
- Krebs,
- Geisteskrankheit,
- Epilepsie,

bekannt?

Est-ce que vous connaissez dans votre famille des cas

- d'hypertension artérielle,
- de troubles métaboliques,
- d'infections chroniques,
- de tuberculose,
- de cancer,
- de maladies mentales,
- d'épilepsie?

Abschließende Frage

Question finale

Habe ich Ihrer Meinung nach etwas vergessen?

Est-ce que j'ai oublié quelque chose à votre avis?

3. Die klinische Untersuchung und ihre Folgen – oder: Behalten Sie doch bitte Ihren Schlüpfer an!

3. Les examens cliniques et leurs conséquences – ou: Gardez donc votre slip.

Frau R. bitte in Kabine 4!	Mme R., cabine No.4, s'il vous plaît.
Machen Sie bitte den Oberkörper frei und folgen Sie mir dann ins Untersuchungszimmer.	Veuillez-vous déshabiller jusqu'à la ceinture et suivez-moi ensuite dans/à la salle d'examen.
Ziehen Sie bitte auch den BH aus!	Retirez également votre soutien-gorge, s.v.p.
Die Unterhose können Sie anbehalten.	Vous pouvez garder votre slip.
Ich werde Sie jetzt gründlich durchuntersuchen.	Je vais vous examiner systématiquement.
Nehmen Sie bitte Platz/Setzen Sie sich bitte!	Prenez place, s.v.p./ Asseyez-vous s.v.p.
Atmen Sie bitte ganz ruhig durch!	Respirez calmement, s.v.p.
Atmen Sie tief ein und halten Sie die Luft an.	Inspirez profondément et retenez votre respiration.
Drehen Sie den Kopf nach rechts (links)!	Tournez la tête à droite (à gauche).
Husten Sie!	Toussez.
(Entspricht der deutschen Gepflogenheit, den Patienten mit hoher Stimme zunächst „66“, dann mit tiefer Stimme „99“ sagen zu lassen.)	Dites »33« à voix haute puis à voix basse.
Zeigen Sie mir bitte die Zunge und sagen Sie „a“!	Montrez-moi votre langue, s.v.p., et dites »ah«.
Ich benötige von Ihnen noch Blutwerte.	Il me faut encore des analyses de sang.
An welchem Arm soll ich Ihnen Blut abnehmen?	Sur quel bras dois-je vous faire le prélèvement?
Bleiben Sie ganz ruhig!	N'ayez pas peur. Ne bougez pas.
Sie verspüren nur einen kleinen Einstich.	Vous ne ressentirez qu'une petite piqûre.
Und schon haben Sie es überstanden.	Voilà qui est fait/ Voilà, c'est fait.

Legen Sie sich jetzt bitte auf die Untersuchungsliege!
Drehen Sie sich bitte auf den Rükken, auf den Bauch, auf die (rechte, linke) Seite!

Allongez-vous sur la table d'examen, s.v.p.
Tournez-vous sur le dos, sur le ventre, sur le côté (droit, gauche), s.v.p.

Entspannen Sie sich!

Détendez-vous.

Verkrampfen Sie sich nicht!

Ne vous crispez pas.

Winkeln Sie bitte die Beine an!

Fléchissez les genoux, s.v.p.

Zeigen Sie mir, wo Sie Schmerzen haben.

Montrez-moi où vous avez mal.

Tut es Ihnen weh, wenn ich hier drücke (klopfe)?

Cela vous fait mal quand j'appuie (frappe) ici?

Wird der Schmerz stärker, wenn ich plötzlich loslasse?

La douleur est-elle plus forte quand je relâche brusquement?

Sagen Sie mir, wenn es weh tut!

Dites-moi si je vous fais mal.

(Arzt: Das tut gar nicht weh.

(Médecin: Ce ne fera pas mal.

Patient: Aaaaaaaaaaah! -

Patient: aïïïïïïïe!

Protokoll der Schwester: Tat gar nicht weh.)

Protocole de l'infirmière: Cela n'a pas du tout fait mal.)

Sie können sich jetzt wieder ankleiden.

Vous pouvez vous rhabiller.

Kommen Sie dann bitte ins Sprechzimmer!

Venez ensuite dans la salle de consultation, s.v.p.
(Pour un médecin privé:
Venez ensuite dans mon cabinet, s.v.p.)

Ich muß noch Blutdruck messen.

Je vais encore vérifier votre tension.

Machen Sie bitte einen Arm frei!

Dégagez un bras, s'il vous plaît.

Es genügt, wenn Sie den Ärmel hochkrempeln.

Cela suffit si vous retroussez une manche.

Haben Sie immer so einen niedrigen (hohen) Blutdruck?

Avez-vous toujours une tension aussi basse (élevée)?

Geben Sie mir jetzt bitte Ihre Hand, damit ich Ihren Puls fühlen kann!

Donnez-moi votre main. Je vais prendre votre pouls.

Messen Sie Ihre Temperatur, bitte!

Prenez votre température, s.v.p.

Zur Sicherung der Diagnose sind noch einige Zusatzuntersuchungen notwendig.

Pour vérifier le diagnostic il nous faut effectuer d'autres examens.

Ich werde Sie an einen Spezialisten überweisen.

Je vais vous envoyer chez un spécialiste.

Vereinbaren Sie über meine Sekretärin einen Termin in der röntgenologischen, nuklearmedizinischen, kardiologischen, gastroenterologischen, neurologischen, immunologischen, chirurgischen, orthopädischen Abteilung.

Prenez rendez-vous au service de radiologie, de médecine nucléaire, de cardiologie, de gastroentérologie, de neurologie, d'immunologie, de chirurgie, d'orthopédie par l'intermédiaire de/auprès ma secrétaire.

Wir müssen Sie einige Tage zur Beobachtung in der Klinik behalten.	Il faudra vous hospitaliser pour quelques jours pour vous mettre en observation.
Wir werden Sie in eine Spezialklinik verlegen müssen.	Il faudra vous hospitaliser dans une clinique spécialisée.
Sie sind ernsthaft krank.	Vous souffrez d'une maladie grave.
Sie haben eine ansteckende Krankheit.	Vous avez une maladie contagieuse.
Ich rate Ihnen dringend zu einer Operation.	Je vous conseille vivement de subir une intervention chirurgicale.
Machen Sie sich keine Sorgen.	Ne vous inquiétez pas./Ne vous faites pas de souci.
Sie haben nichts Schlimmes.	Vous n'avez rien de grave.
Sie haben eine vegetative Dystonie.	Vous avez une dystonie neurovégétative.
Ihre Beschwerden sind psychosomatisch.	Vos troubles sont d'ordre psychosomatique.
Die Krankheit läßt sich medikamentös gut beherrschen.	Il y a des médicaments qui permettent de bien maîtriser votre maladie.
Ich werde Ihnen ein Rezept ausstellen/ausschreiben.	Je vais vous faire une ordonnance.
Nehmen Sie die Medikamente streng nach Vorschrift ein!	Prenez ces médicaments exactement selon les instructions.
Nehmen Sie die Tropfen	Prenez ces gouttes
♦ nüchtern,	♦ à jeun,
♦ vor dem Essen,	♦ avant les repas,
♦ nach dem Essen,	♦ après les repas,
♦ während der Mahlzeiten,	♦ pendant les repas,
♦ morgens,	♦ le matin,
♦ mittags,	♦ le midi,
♦ abends,	♦ le soir,
♦ vor dem Schlafengehen,	♦ avant le coucher,
♦ mit Wasser ein!	♦ avec de l'eau.
Lösen Sie die Tabletten in etwas Wasser/Fruchtsaft auf!	Délayez ces comprimés dans un peu d'eau/ de jus de fruit.
Lassen Sie die Tabletten langsam im Mund zergehen!	Laissez fondre ces comprimés dans la bouche.
Schlucken Sie die Tabletten unzerkaut!	Avalez ces cachets sans les croquer.
Zerbeißen Sie die Kapseln nicht!	Ne croquez pas les gélules.
Nehmen Sie davon 3 × täglich einen Kaffeelöffel/Eßlöffel!	Prenez-en une cuillère à café/une cuillère à soupe trois fois par jour.

Gurgeln Sie morgens und abends mit dieser Lösung!	Gargarisez-vous la bouche avec cette solution matin et soir.
Damit sollen sie inhalieren!	C'est pour faire des inhalations.

Ergänzender Wortschatz / Vocabulaire complémentaire

Kittel	blouse blanche
Untersuchungshandschuhe	gants en caoutchouc, gants d'examen
Fingerlinge	doigtiers
Stethoskop	stéthoscope
Blutdruckmeßgerät	tensiomètre, appareil à tension, sphygmomanomètre
Staubinde	garrot
Einmalspritzen	seringues à usage unique
♦ Lueransatz	♦ cône de Luer
♦ Rekordansatz	♦ cône de Rekord
♦ Injektionsnadel	♦ aiguille hypodermique
Pinzette	pince
♦ anatomische Pinzette	♦ pince à disséquer
♦ chirurgische Pinzette	♦ pince chirurgicale
Mundspatel	abaisse-langue
Watteträger	porte-coton
Nasenspekulum	rhinoscope
Otoskop	otoscope
Stirnreflektor	miroir frontal
Stimmgabel	diapason
Reflexhammer	marteau à réflexes
Augenspiegel	ophtalmoscope
Spaltlampe	lampe à fente
Nierenschale	haricot
Uringlas/Urinal	urinal
Bettpfanne/Schieber	bassin de lit/plat de lit

4. Die Anatomie – oder: Der Mensch als altes Serienmodell

L'anatomie – ou: L'être humain en tant que vieux modèle de série

„Was finden Sie langweilig?“ »Qu'est-ce que vous trouvez ennuyeux?«

„Striptease.“ »Striptease.«

„Warum?“ »Pourquoi?«

„Kommt immer das gleiche heraus.“ »C'est toujours la même chose.«

Die künstliche Anatomie
L'anatomie artificielle

Der menschliche Körper stellt eine relativ gute Basis für die Befestigung verschiedener, die (beeinträchtigte) Anatomie unterstützender Utensilien dar: Perücken (**perruques**), Haarimplantate (**implants de cheveux**), Brillen (**lunettes**) und Kontaktlinsen (**verres de contact**) sowie Spazierstöcke (**cannes**) sind weithin sichtbar. Inwieweit man auch ein äußeres Stützskelett in Form von Korsett (**corset**), Hüfthaltern und BHs zur Silhouettenverbesserung hinzurechnen mag, sei dahingestellt; vielleicht sind es auch nur sekundäre Geschlechtsmerkmale (**caractères sexuels secondaires**).

Die enorale Prothetik (**prothétique intrabuccale**) reicht von künstlichem Gebiß (**prothèses dentaires**), Zahnprothesen des Unter- und Oberkiefers (**prothèses supérieures et inférieures**), Brücken (**bridges**) und Inlays (**inlays**) bis hin zu Jacketkronen (**couronnes jacket**).

Arm- und Beinprothesen (**prothèses des membres supérieurs et inférieurs**), letztere in Form von Ober- oder Unterschenkelprothesen (**prothèses crurales et jambières**) ermöglichen seit langem auch Kriegsversehrten (**invalides de guerre**) und sonstigen Behinderten (**handicapés**) eine hinreichende Mobilität.

Die orthopädische Endoprothetik (**implants prothétiques en orthopédie**) erhält durch Hüftkopfprothese (**prothèse de la tête fémorale**), TEP (**endoprothèse totale**) und Kniegelenkschlittenprothese (**prothèse fémorotibiale bicompartimentale**) die Beweglichkeit im Alter.

Gefäßimplantate (**tubes prothétiques**), Goretexbypässe (**by-pass/pontages prothétiques** [Goretex]) ermöglichen den jugendlichen Schritt.

Auch wenn die Funktion „nur“ in der Form besteht, greift man gerne zu Prothesen: subkutane Implantate (**implants sous-cutanés**) von Siliconbrüsten (**prothèses mammaires siliconées**), orthotope Hodenimplantationen (**implants testiculaires orthotopes**) und modifizierte Nasensepten (**cloisons nasales modifiées**) zieren nicht nur unsere Showstars.

Daneben gibt es freilich immer noch preiswerter ...

Die natürliche Anatomie (Abb. 1–22)
L'anatomie naturelle

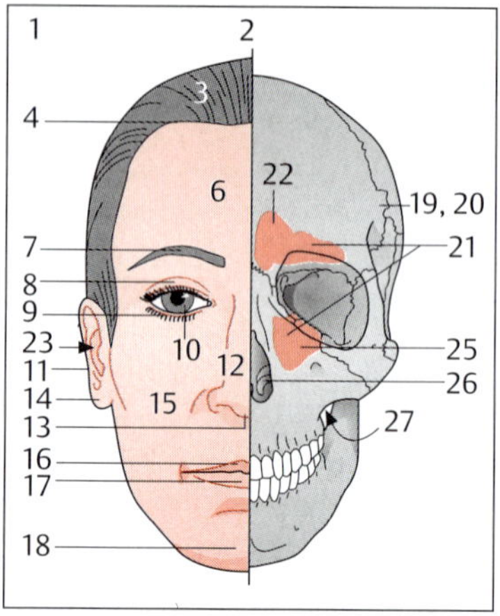

Abb. **1** Kopf

Fig. **1** Tête (f.)

1 Kopf
2 Scheitel
3 (Kopf-)Haare (pl.)
MERKE: Körperhaare (pl.)
4 Haaransatz

5 *Glatze*
6 Stirn
7 Augenbrauen (pl.)
8 Augenlid
9 Wimpern (pl.)
10 Auge
11 Äußeres Ohr
12 Nase
13 Nasenspitze
14 Ohrläppchen
15 Wange
16 Oberlippe
17 Unterlippe
18 Kinn
19 Schläfe
20 Temporalregion
21 Nasennebenhöhlen (pl.)
22 Stirnhöhle
23 Gehörgang
24 *Siebbeinhöhle* (nicht abgebildet)
25 Kieferhöhle
26 Nasenmuscheln (pl.)
27 Schädelbasis

1 tête (f.)
2 vertex (m.)
3 cheveux (mpl.)
N. B. poils (mpl.)
4 racine (f.) des cheveux
(naissance [f.] des cheveux)
5 *tête (f.) chauve*
6 front (m.)
7 sourcils (mpl.)
8 paupière (f.)
9 cils (mpl.)
10 oeil (m.)
11 oreille (f.) externe
12 nez (m.)
13 pointe (f.) du nez
14 lobule (m.)
15 joue (f.)
16 lèvre (f.) supérieure
17 lèvre (f.) inférieure
18 menton (m.)
19 tempe (f.)
20 région (f.) temporale
21 sinus (mpl.) paranasaux
22 sinus (m.) frontal
23 conduit (m.) auditif
24 *sinus (m.) ethmoïdal*
25 sinus (m.) maxillaire
26 cornets (mpl.) nasaux
27 base (f.) du crâne

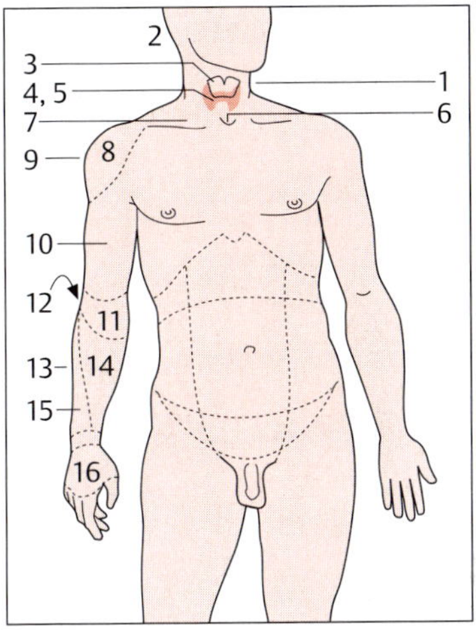

1 Hals	1 cou (m.)
2 Nacken	2 nuque (f.)
3 Adamsapfel Kehlkopf	3 pomme (f.) d'Adam larynx (m.)
4 Schilddrüse	4 corps (m.) OU glande (f.) thyroïde
5 Struma	5 goitre (m.)
6 Jugulum	6 fosse (f.) jugulaire
7 Schlüsselbeingrube, Fossa supraclavicularis	7 fosse (f.) claviculaire
8 Deltamuskel	8 muscle (m.) deltoïde
9 Schulter	9 épaule (f.)
10 Biceps, M. biceps brachii	10 muscle (m.) biceps brachial
11 Armbeuge	11 pli (m.) du coude
12 Ellenbogen	12 coude (m.)
13 Unterarm	13 avant-bras (m.)
14 Flexoren (pl.) des Unterarms	14 muscles (mpl.) fléchisseurs/ fléchisseurs (mpl.) de l'avant-bras
15 Unterarmextensoren (pl.)	15 muscles (mpl.) extenseurs/extenseurs (mpl.) de l'avant-bras
16 Handrücken	16 dos (m.) de la main

Abb. **2** Hals, Arm

Fig. **2** Cou (m.), bras (m.)

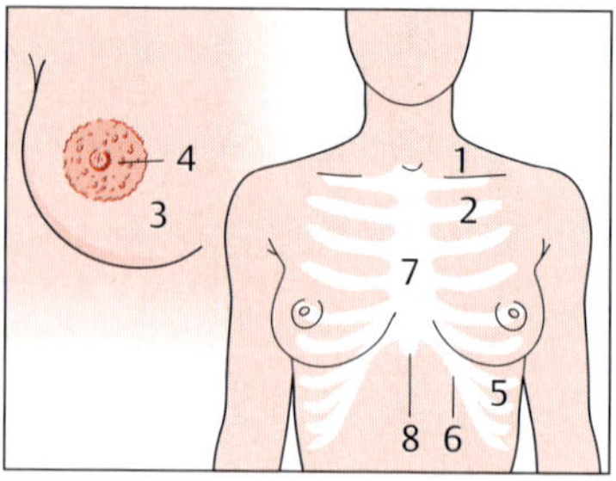

1	Supraklavikuläre Lymphknoten Virchow'sche Drüse	1	ganglions (mpl.) sus-claviculaires ganglion (m.) de Troisier
2	Infraklavikulär	2	sous-claviculaire
3	Mamma (weibliche) Brust	3	sein (m.)*
4	Brustwarze, Mamille	4	mamelon (m.)
5	Rippen (pl.)	5	côtes (fpl.)
6	Rippenbogen	6	rebord (m.) costal
7	Brustbein, Sternum	7	sternum (m.)
8	Schwertfortsatz, Xiphoid	8	appendice (m.) xiphoïde

* Nicht salonfähig: Busen, Brüste (pl.), Titten (pl.)
nichon (m.), téton (m.)

Abb. **3** Thorax, Brust

Fig. **3** Thorax (m.), poitrine (f.)

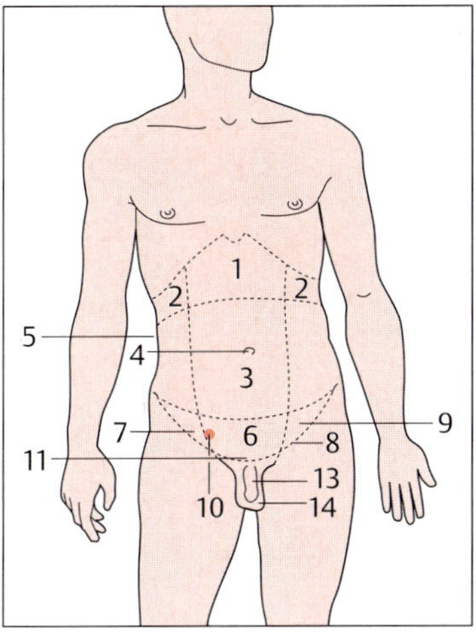

1 Oberbauch, Epigastrium*	1 épigastre (m.)
2 Regio hypochondriaca rechts, links	2 hypochondre (m.) droit, gauche (HCD/HCG)
3 Mittelbauch	3 région (f.) periombilicale
4 Nabel	4 ombilic (m.)
5 Flanke	5 flanc (m.)
6 Unterbauch, Hypogastrium	6 hypogastre (m.)
7 Fossa iliaca rechts, links	7 fosse (f.) iliaque (FID/FIG)
8 Leiste	8 aine (f.)
9 Inguinalregion	9 région (f.) inguinale
10 McBurney-Punkt	10 point (m.) de McBurney
11 Suprapubische Region	11 région (f.) suspubienne
12 *Fossa lumbalis*	12 *fosses (fpl.) lombaires (FL)*
13 Penis, Glied	13 pénis (m.)
14 Hodensack, Skrotum	14 scrotum (m.)

* Meist nur adj.: epigastrischer Schmerz — douleur (f.) épigastrique

Lokalisation: ... Finger breit unter dem Rippenbogen
à ... doigts sous le rebord costal

Abb. **4** Abdomen — Fig. **4** Abdomen (m.)

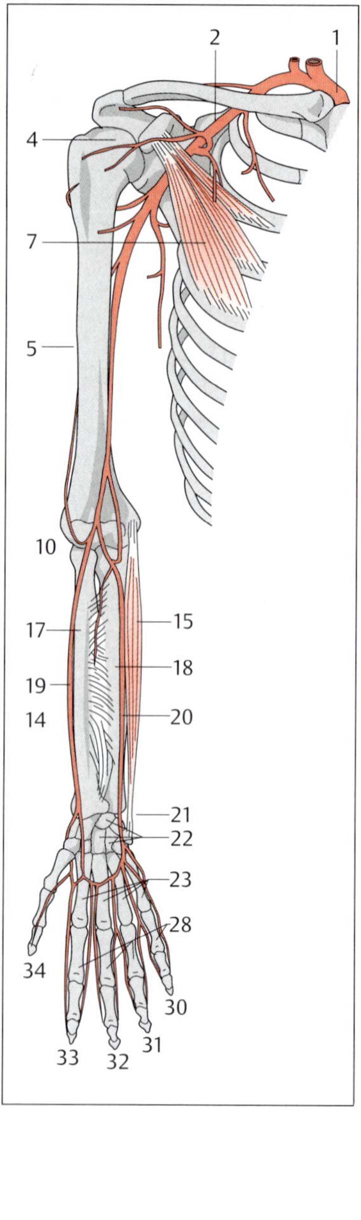

Abb. 5

1 A. brachiocephalica
2 A. subclavia
3 *V. subclavia*
4 Humerusköpfchen
5 Humerus
6 *Großer Brustmuskel, M. pectoralis major*
7 Kleiner Brustmuskel, M. pectoralis minor
8 *M. triceps brachii, Trizeps*
9 *Bizeps*
10 *Armbeuge*
11 *Kubitalvenen (pl.)*
12 *Ellenbogen, Olekranon*
13 *Bursa olecrani*
14 *Unterarm*
15 Flexoren (pl.) des Unterarms
16 *Extensoren (pl.) des Unterarms*
17 Radius, Speiche
18 Ulna, Elle
19 A. radialis
20 A. ulnaris
21 Handgelenk
22 Handwurzelknochen (pl.)
23 Metakarpalknochen I-V (pl.), Mittelhandknochen I-V (pl.)
24 *Handfläche*
25 *Palmar*
26 *Handrücken*
27 *Dorsal*
28 Digiti I-V (pl.), Finger I-IV
29 Grund-, Mittel-, Endglied
30 Kleiner Finger
31 Ringfinger
32 Mittelfinger
33 Zeigefinger
34 Daumen

Abb. **5** Obere Extremität

1 tronc (m.) artériel brachiocéphalique
2 A. (f.) sousclavière
3 *V. (f.) sousclavière*
4 tête (f.) humérale
5 humérus (m.)
6 *muscle (m.) grand pectoral*
7 muscle (m.) petit pectoral
8 *muscle (m.) triceps brachial*
9 *muscle (m.) biceps brachial*
10 *pli (m.) du coude*
11 *V. (fpl.) cubitales*
12 *coude (m.)*
13 *bourse (f.) séreuse rétroolécranienne*
14 *avant-bras (m.)*
15 muscles (mpl.) fléchisseurs de l'avant-bras
16 *muscles (mpl.) extenseurs de l'avant-bras*
17 radius (m.)
18 cubitus (m.), ulna (m.)
19 A. (f.) radiale
20 A. (f.) cubitale
21 poignet (m.)
22 os (mpl.) du carpe
23 metacarpiens (mpl.) I-V (M.C.)
24 *paume (f.)*
25 *palmaire*
26 *dos (m.) (de la main)*
27 *dorsal, e*
28 doigts I-V (mpl.)
29 phalange (f.) (P)
30 auriculaire (m.)
31 annulaire (m.)
32 médius (m.)
33 index (m.)
34 pouce (m.)

Fig. **5** Membre (m.) supérieur

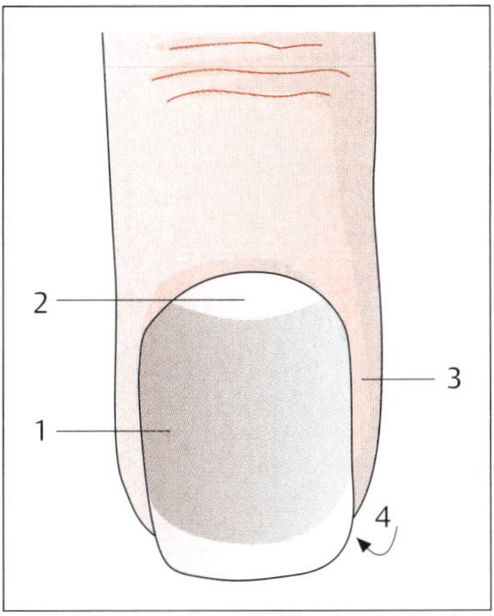

1 Fingernagel
2 Lunula
3 Nagelwall
4 Nagelbett

Abb. **6** Fingernagel

1 ongle (m.)
2 lunule (f.)
3 repli (m.) susunguéal
4 matrice (f.) de l'ongle

Fig. **6** Ongle (m.)

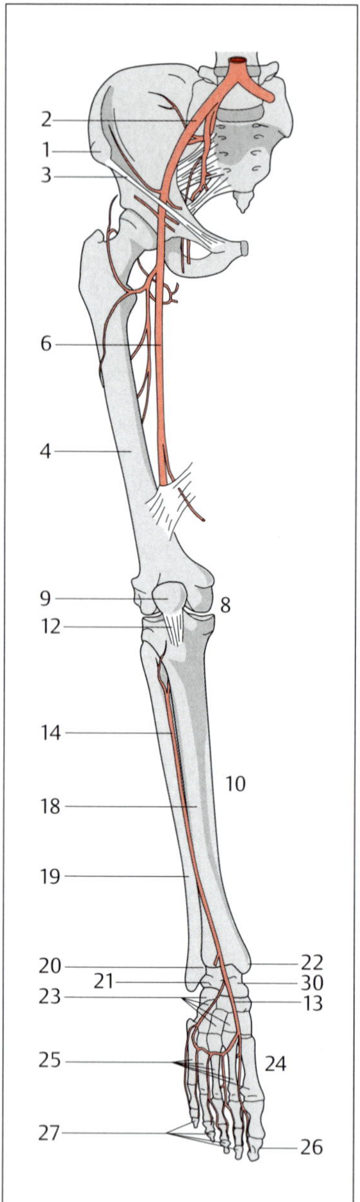

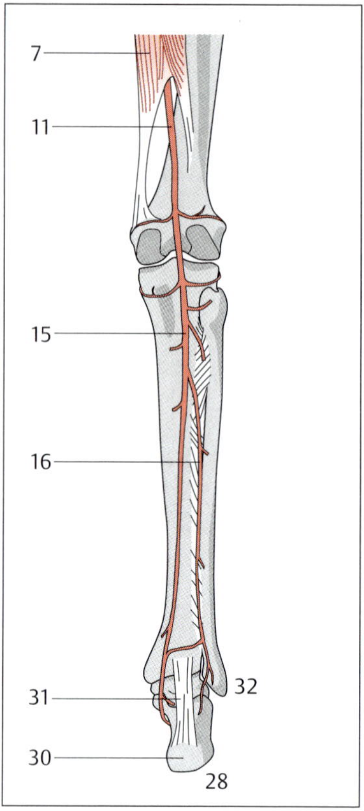

Abb. **7** u. **8** Untere Extremität

Fig. **7** et **8** Membre (m.) inférieur

1	Spina iliaca anterior superior	1	épine (f.) iliaque antéro-supérieure
2	A. iliaca communis	2	A. (f.) iliaque primitive OU commune
3	Leistenband, Lig. inguinale	3	arcade (f.) crurale, arcade (f.) inguinale
4	Oberschenkel	4	cuisse (f.)
5	*V. saphena magna*	5	*V. (f.) saphène interne*
6	A. femoralis	6	A. (f.) fémorale
7	Schneidermuskel, M. sartorius	7	muscle (m.) couturier
8	Kniegelenk	8	articulation (f.) du genou
9	Kniescheibe, Patella	9	rotule (f.)
10	Unterschenkel	10	jambe (f.)
11	A. poplitea	11	A. (f.) poplitée
12	Lig. patellae	12	ligament (m.) rotulien
13	Navikulare	13	scaphoïde (m.) tarsien
14	A. tibialis anterior	14	A. (f.) tibiale antérieure
15	A. tibialis posterior	15	A. (f.) tibiale postérieure
16	A. fibularis, A. peroanea,	16	A. (f.) péronière
17	*erweiterte Venen (pl.): Krampfadern, Varizen (pl.)*	17	*veines (fpl.) dilatées: varices (fpl.)*
18	Schienbein, Tibia	18	tibia (m.)
19	Wadenbein, Fibula	19	péroné (m.)
20	Oberes Sprunggelenk	20	articulation (f.) du cou de pied, articulation (f.) tibio-tarsienne
21	Unteres Sprunggelenk	21	articulation (f.) astragalo-calcanéo-scaphoïdienne
22	Innenknöchel	22	malléole (m.) interne
23	Fußwurzelknochen (pl.)	23	os (mpl.) du tarse
24	Fußrücken	24	dos (du pied)
25	Mittelfußknochen (pl.)	25	métatarsiens I-V (mpl.)
26	Große Zehe	26	gros orteil (m.)
27	Zehen II-V (pl.)	27	orteils II-V (mpl.)
28	Ferse	28	talon (m.)
29	*Fußsohle*	29	*plante (f.) du pied*
30	Kalkaneus, Fersenbein	30	calcanéum (m.)
31	Achillessehne	31	tendon (m.) d'Achille
32	Außenknöchel	32	malléole (m.) externe
33	*Fußgewölbe*	33	*voûte (f.) plantaire*

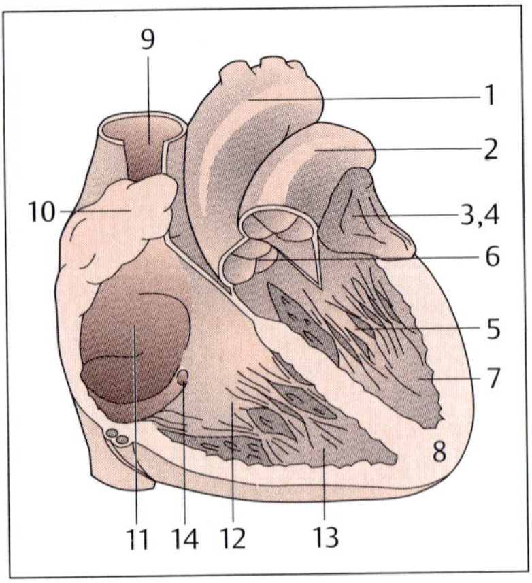

1 Aorta ascendens
2 A. pulmonalis
3 Linkes Herzohr
4 Linker Vorhof
5 Mitralklappe
6 Aortenklappe

7 Linker Ventrikel
8 Apex cordis
9 V. cava superior
10 Rechtes Herzohr
11 Rechter Vorhof
12 Trikuspidalklappe
13 Rechter Ventrikel
Sulcus coronarius
14 Sinus coronarius

Abb. **9** Herz-Kreislauf-System

1 aorte (f.) ascendante
2 A. (f.) pulmonaire
3 auricule (f.) gauche
4 oreillette (f.) gauche
5 valvule (f.) mitrale
6 valvule (f.) sigmoïde aortique
valvule (f.) sémilunaire aortique
7 ventricule (m.) gauche
8 pointe (f.) du coeur
9 V. (f.) cave supérieure
10 auricule (f.) droite
11 oreillette (f.) droite
12 valvule (f.) tricuspide
13 ventricule (m.) droit
sillon (m.) auriculo-ventriculaire
14 sinus (m.) coronaire

Fig. **9** Appareil (m.) circulatoire

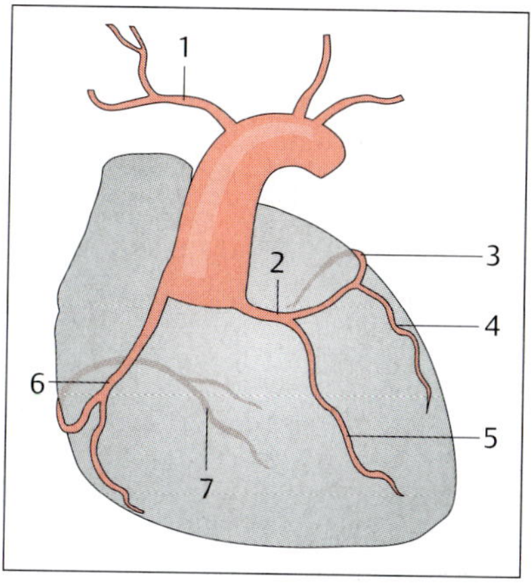

1 A. brachiocephalica
2 Hauptstamm der linken Kranzarterie
3 R. circumflexus
4 R. marginalis sinister
5 R. diaphragmalis
R. interventricularis anterior
6 A. coronaria dextra
7 R. descendens
der A. coronaria dextra

Abb. **10** Koronargefäße

1 tronc (m.) artériel brachiocéphalique
2 tronc (m.) de l'A. coronaire gauche
3 A. (f.) auriculo-ventriculaire
4 A. (f.) marginale gauche
5 A. (f.) interventriculaire antérieure
6 A. (f.) coronaire droite
7 rameau (m.) descendant de l'A. coronaire droite

Fig. **10** Vaisseaux (mpl.) coronaires

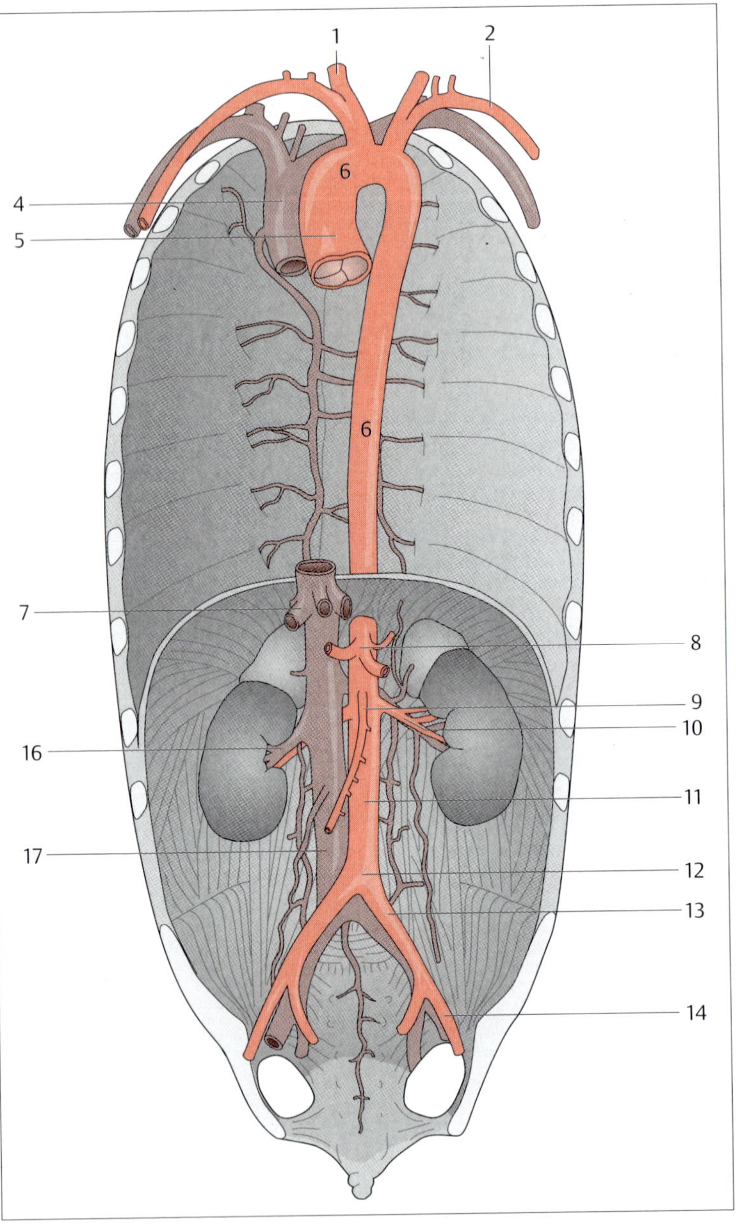
1
2
4
5
6
6
7
8
9
10
16
11
17
12
13
14

1 A. carotis communis	1 A. (f.) carotide primitive, A. (f.) carotide commune
2 A. subclavia	2 A. (f.) sous-clavière
3 *V. jugularis*	3 *V. (f.) jugulaire*
4 V. cava superior	4 V. (f.) cave supérieure
5 Aorta ascendens	5 aorte (f.) ascendante
6 Aorta thoracica	6 aorte (f.) thoracique
7 Lebervenen	7 V. (fpl.) sus-hépatiques
8 Tripus Halleri, Truncus coeliacus	8 tronc (m.) coeliaque
9 A. mesenterica superior	9 A. (f.) mésentérique *supérieure*
10 A. renalis	10 A. (f.) rénale
11 Aorta abdominalis	11 aorte (f.) abdominale
12 Bifurkation	12 bifurcation (f.)
13 A. iliaca communis	13 A. (f.) iliaque commune
14 A. iliaca externa	14 A. (f.) iliaque externe
15 *V. subclavia*	15 *V. (f.) sous-clavière*
16 V. renalis	16 V. (f.) rénale
17 V. cava inferior	17 V. (f.) cave inférieure

Abb. **11** Gefäßsystem

Fig. **11** Système (m.) vasculaire

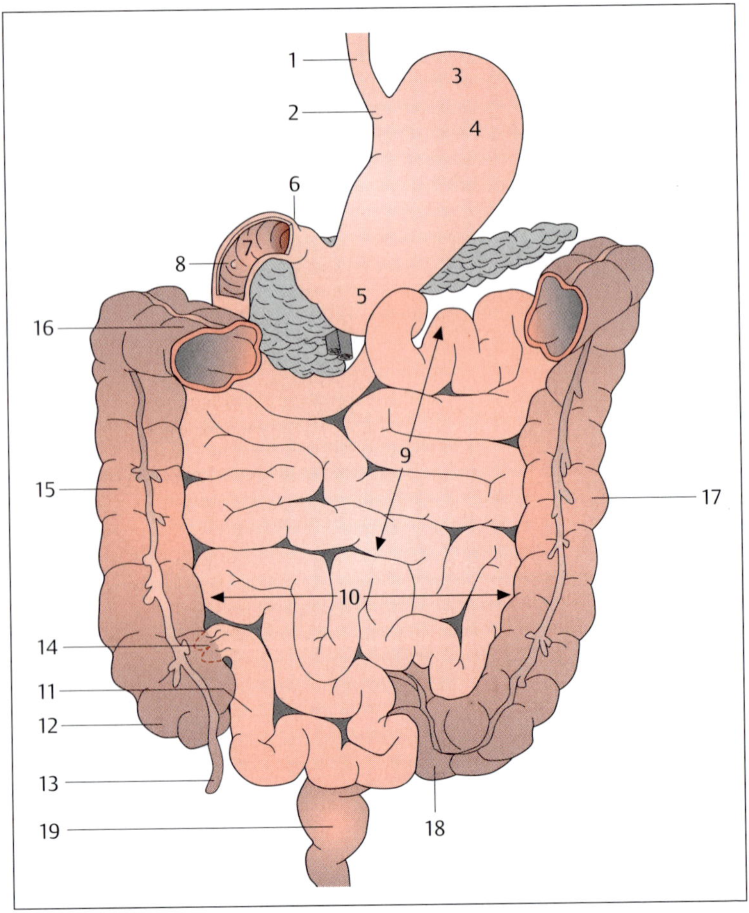
1
2
3
4
5
6
7
8
9
10
11
12
13
14
15
16
17
18
19

1 Speiseröhre	1 oesophage (m.)
2 Kardia	2 cardia (m.)
3 Magenfundus	3 grosse tubérosité (f.), fond (m.) de l'estomac
4 Magenkorpus	4 corps (m.) de l'estomac
5 Antrum	5 antre (m.) pylorique
6 Pylorus	6 pylore (m.)
7 Duodenum, Zwölffingerdarm	7 duodénum (m.)
8 Papilla major, Papilla Vateri	8 grande caroncule (f.)
9 Jejunum	9 jéjunum (m.)
10 Ileum	10 iléon (m.), iléum (m.)
11 Terminales Ileum	11 iléon (m.) terminal
12 Zäkum, *Coecum*	12 caecum (m.)
13 Appendix vermiformis*	13 appendice (m.) vermiculaire, appendice (m.) vermiforme
14 Valvula Bauhini	14 valvule (f.) de Bauhin, *valvule (f.) ileó-caecale*
15 Colon ascendens	15 côlon (m.) ascendant
16 Colon transversum	16 côlon (m.) transverse
17 Colon descendens	17 côlon (m.) descendent
18 Colon sigmoideum	18 côlon (m.) pelvien, côlon (m.) sigmoïde
19 Rektum	19 rectum (m.)

* Umgangssprache: fälschlicherweise auch „Blinddarm"

Abb. **12** Gastrointestinaltrakt

Fig. **12** Appareil (m.) digestif, Tractus (m.) gastro-intestinal

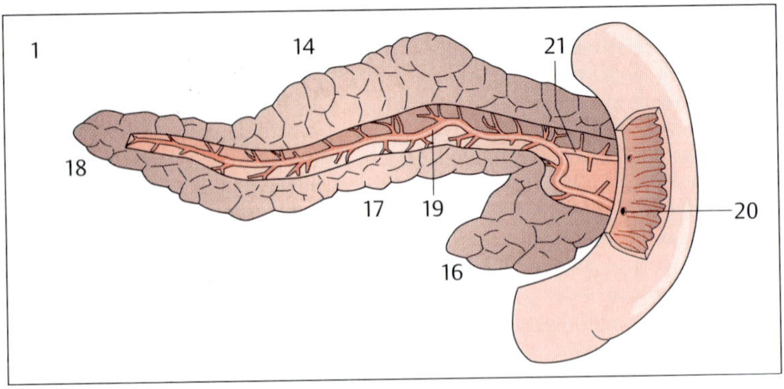

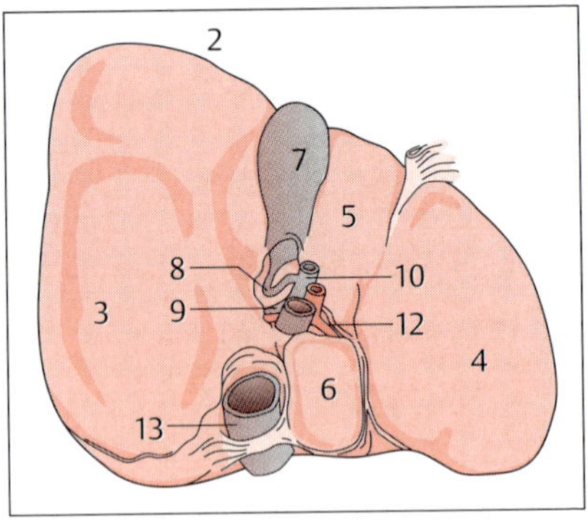

Abb. **13** u. **14** Die großen Darmdrüsen

Fig. **13** et **14** Les grandes glandes (fpl.) intestinales

1	Leber	1	foie (m.)
2	Unterer Leberrand	2	bord (m.) inférieur (du foie)
3	Rechter Leberlappen	3	lobe (m.) droit (du foie)
4	Linker Leberlappen	4	lobe (m.) gauche (du foie)
5	Lobus quadratus	5	lobe (m.) carré
6	Lobus caudatus	6	lobe (m.) caudé
7	Gallenblase	7	vésicule (f.) biliaire
8	Ductus cysticus	8	canal (m.) cystique
9	Ductus hepaticus communis	9	canal (m.) hépatique commun
10	Ductus choledochus	10	canal (m.) cholédoque
11	*Intrahepatische Gallengänge (pl.)*	11	*voies (fpl.) biliaires intrahépatiques*
12	Pfortader, V. portae	12	veine (f.) porte
13	V. cava inferior	13	veine (f.) cave inférieure
14	Bauchspeicheldrüse, Pankreas	14	pancréas (m.)
15	*Pankreaskopf*	15	*tête (f.) du pancréas*
16	Processus uncinatus	16	crochet (m.) du pancréas, petit pancréas (m.)
17	Pankreaskorpus	17	corps (m.) du pancréas
18	Pankreaskauda	18	queue (f.) du pancréas
19	Ductus Wirsungianus	19	canal (m.) pancréatique de Wirsung, conduit (m.) pancréatique
20	Papilla Vateri	20	grande caroncule (f.)
21	Ductus Santorini	21	canal (m.) de Santorini

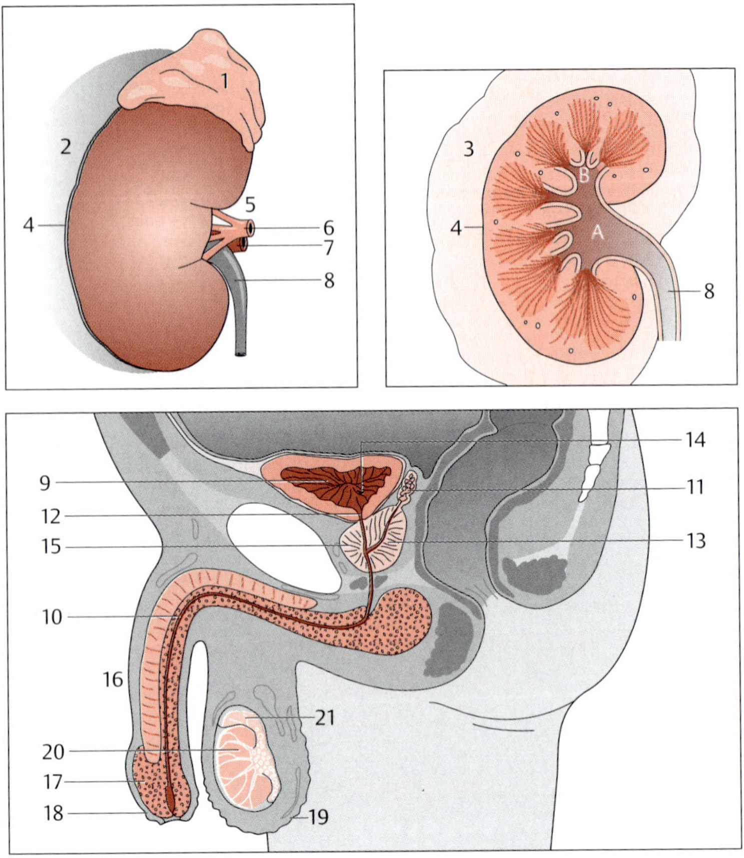

Abb. **15–17** Urogenitaltrakt

Fig. **15–17** Appareil (m.) urogénital

1 Nebenniere	1 glande (f.) surrénale
2 Nierenlager	2 loge (f.) rénale
3 Perirenales Fettgewebe	3 capsule (f.) adipeuse
4 Nierenkapsel	4 capsule (f.) rénale
5 Nierenhilus mit	5 hile (m.) rénal
6 Nierenarterie und	6 A. (f.) rénale
7 Nierenvene	7 V. (f.) rénale
8 Ureter, Harnleiter	8 uretère (m.)
9 Harnblase	9 vessie (f.) urinaire
10 Harnröhre, Urethra	10 urètre (m.)
11 Samenblase	11 vésicule (f.) séminale
12 Trigonum vesicae Lieutaudi	12 trigone (m.) vésical de Lieutaud
13 Prostatamittellappen	13 lobe (m.) médian
14 Ureterostium	14 orifice (m.) urétéral
15 Prostata, Vorsteherdrüse	15 prostate (f.)
Prostataseitenlappen	lobe (m.) (droit et gauche)
Colliculius seminalis	veru (m.) montanum
16 Penis, (männliches) Glied	16 pénis (m.), verge (f.)
17 Eichel, Glans	17 gland (m.) (de la verge)
18 Vorhaut, Präputium	18 prépuce (m.)
19 Hodensack, Skrotum	19 scrotum (m.), bourse (f.)
20 Hoden, Testis	20 testicule (m.)
21 Nebenhoden	21 epididyme (m.)

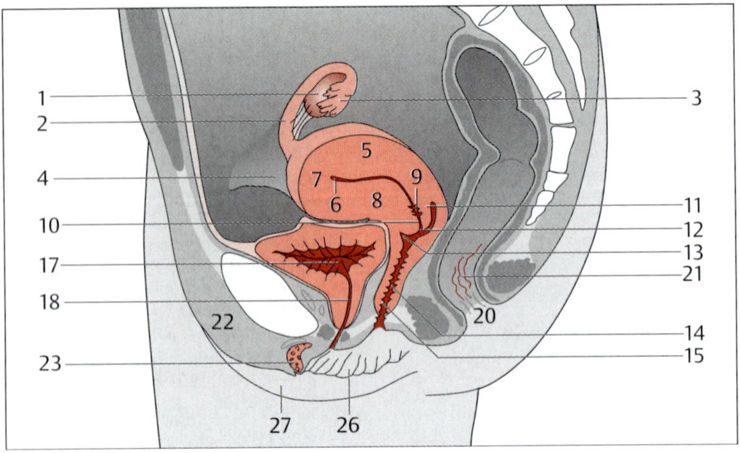

Abb. 18 Weibliche Geschlechtsorgane

Fig. 18 Organes (mpl.) génitaux féminins

1	Ovar, Eierstock	1	ovaire (m.)
2	Tube, Eileiter, Salpinx	2	trompe (f.) de Fallope/trompe (f.) utérine
3	Fimbrienkranz	3	franges (fpl.) du pavillon de la trompe
4	Parametrium	4	paramètre (m.)
5	Uterus, Gebärmutter	5	utérus (m.), matrice (f.)
6	Endometrium	6	endomètre (m.)
7	Fundus	7	fond (m.) (de l'utérus)
8	Myometrium	8	myomètre (m.)
9	Isthmus	9	isthme (m.) (de l'utérus)
10	Endozervix	10	muqueuse (f.) endocervicale
11	Portio (vaginalis)	11	museau (m.) de tanche/exocol (m.), portion (f.) intravaginale
12	Muttermund	12	orifice (m.) de l'utérus
13	Scheidenfornix	13	cul-de-sac (m.) vaginal, dôme (m.) vaginal
14	Vagina	14	vagin (m.)
15	Vaginalfalten (pl.), Rugae (pl.) vaginae	15	crêtes (fpl.) du vagin, rides (fpl.) du vagin
17	Harnblase	17	vessie (f.) urinaire
18	Urethra	18	urètre (m.)
19	*Beckenboden*	19	*diaphragme (m.) pelvi-périnéal*
20	Anus	20	anus (m.)
21	*Haemorrhoiden (pl.)*	21	*hémorroïdes (fpl.)*
22	Mons pubis	22	mont (m.) de vénus
23	Klitoris, Kitzler	23	clitoris (m.)
24	*Hymen, Jungfernhäutchen*	24	*hymen (m.)*
25	*Carunculae (pl.) hymenalis*	25	*caroncules (fpl.) hyménéales, caroncules (fpl.) myrtiformes*
26	Kleine Schamlippen (pl.), Labia (pl.) minora (pundendi)	26	petites lèvres (fpl.), nymphes (fpl.)
27	Große Schamlippen (pl.)	27	grandes lèvres (fpl.)

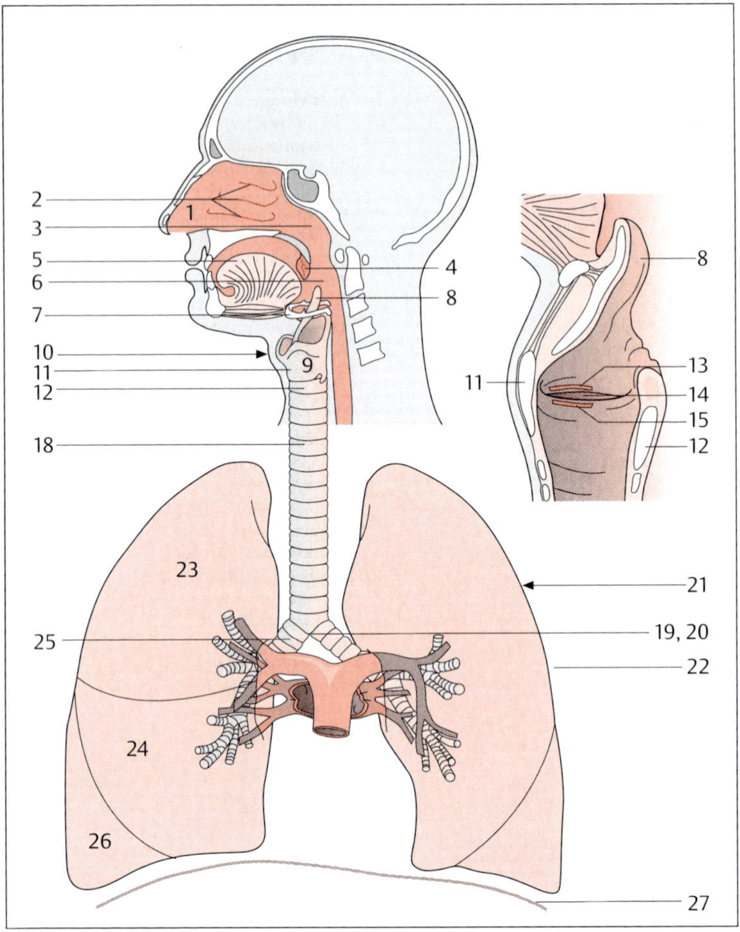
2
1
3
5
4
6
8
7
10
9
11
12
18
8
11
13
14
15
12
23
21
19, 20
25
22
24
26
27

1	Nasenhöhle	1	fosse (f.) nasale
2	Nasenmuscheln (pl.)	2	cornets (mpl.) nasaux
3	Nasopharynx, Epipharynx, Rhinopharynx	3	rhinopharynx (m.)
4	Gaumenmandeln (pl.), Tonsillen (pl.)	4	amygdales (fpl.) palatines
5	Zunge	5	langue (f.)
6	Pharynx	6	pharynx (m.)
7	Os hyoideum	7	os (m.) hyoïde
8	Epiglottis	8	épiglotte (f.)
9	Kehlkopf, Kehle	9	larynx (m.), gorge (f.)
10	Adamsapfel	10	pomme (f.) d'Adam
11	Schildknorpel	11	cartilage (m.) thyroïde
12	Ringknorpel	12	cartilage (m.) cricoïde
13	Taschenband	13	bande (f.) ventriculaire, corde (f.) vocale supérieure
14	Sinus Morgagni	14	ventricule (m.) de Morgagni OU laryngé
15	Stimmband	15	corde (f.) vocale
16	*Stimmritze*	16	*glotte (f.)*
17	*Stimmlippe*	17	*corde (f.) vocale inférieure*
18	Trachea	18	trachée (f.)
19	Trachealbifurkation	19	bifurcation (f.) trachéale
20	Carina tracheae Pleura parietalies	20	éperon (m.) trachéal, carène (f.) plèvre (f.) pariétale
21	Pleura visceralis, Pleuraspalt	21	plèvre (f.) pulmonaire, cavité (f.) pleurale
22	Lunge	22	poumon (m.)
23	Lungenoberlappen	23	lobe (m.) supérieur
24	Mittellappen	24	lobe (m.) moyen
25	Hauptbronchus	25	bronche (f.) souche droite et gauche
26	Unterlappen	26	lobe (m.) inférieur
27	Zwerchfell	27	diaphragme (m.)

Abb. **19** Respirationstrakt

Fig. **19** Appareil (m.) respiratoire

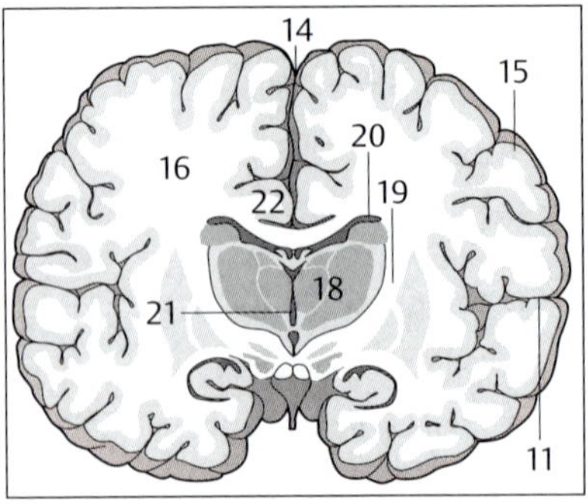

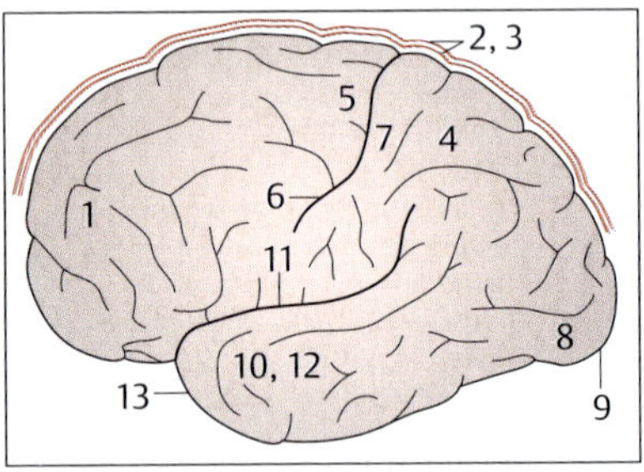

Abb. **20** u. **21** Hirn I, Gehirn I

Fig. **20** et **21** Cerveau (m.)

1 Frontalhirn	1 lobe (m.) frontal
2 Hirnhäute (pl.)	2 méninges (fpl.) crâniennes
3 Dura und Pia mater	3 dure-mère (f.) et pie-mère (f.) crâniennes
4 Parietalhirn	4 lobe (m.) pariétal
5 Präzentralregion	5 circonvolution (f.) frontale
6 Sulcus centralis	6 scissure (f.) de Rolando
7 Postzentralregion	7 circonvolution (f.) pariétale
8 Sehrinde	8 aire (f.) visuelle striée
9 Okzipitalpol	9 pôle (m.) occipital
10 Temporallappen	10 lobe (m.) temporal
11 Fissura lateralis Sylvii	11 scissure (f.) latérale (de Sylvius)
12 Temporalhirn	12 lobe (m.) temporal
13 Temporalpol	13 pôle (m.) temporal
14 Hemisphärenspalt	14 scissure (f.) interhémisphérique
15 Hirnrinde, Kortex	15 écorce (f.) cérébrale, cortex (m.)
16 Marklager	16 centre (m.) médullaire, noyau (m.) central, corps (m.) trapézoïdal
17 *Mittelhirn*	17 *mésencéphale (m.)*
18 Thalamus	18 thalamus (m.), couche (f.) optique
19 Innere Kapsel, Capsula interna	19 capsule (f.) interne
20 Seitenventrikel	20 ventricules (mpl.) latéraux
21 3. Ventrikel	21 3e ventricule (m.)
22 Gyrus cinguli	22 circonvolution (f.) du corps calleux

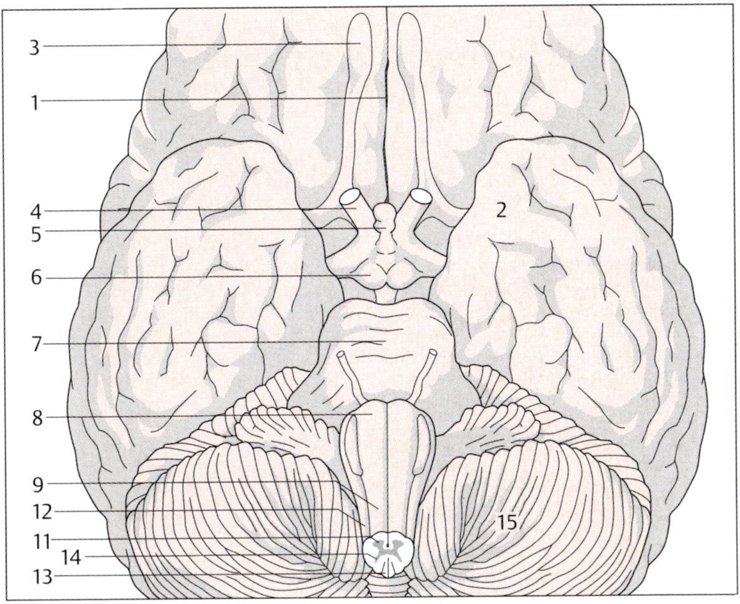

1 Hemisphärenspalt	1 scissure (f.) interhémisphérique
2 Temporallappen	2 lobe (m.) temporal
3 Bulbus olfactorius	3 bulbe (m.) olfactif
4 N. opticus	4 nerf (m.) optique
5 Hypophyse	5 hypophyse (f.)
6 Corpora mamillaria	6 corps (mpl.) tubercules mamillaires
7 Pons Varoli, Brücke	7 protubérance (f.) annulaire, pont (m.) de Varole
8 Medulla oblongata	8 bulbe (m.) rachidien, moelle (f.) allongée
9 Rückenmark	9 moelle (f.) épinière
10 *Pyramidenbahn*	10 *faisceau (m.) pyramidal*
11 Vorderhorn	11 corne (f.) antérieure
12 Seitenstrang	12 cordon (m.) latéral
13 Hinterstrang	13 cordon (m.) postérieur
14 Hinterhorn	14 corne (f.) postérieure
15 Kleinhirn, Zerebellum	15 cervelet (m.), petit cerveau (m.)

Abb. **22** Hirnbasis

Fig. **22** Base (f.) du cerveau

5. Die Mißbildungen – oder: Von Hummerscheren und Wolfsrachen

Mißbildungen sind Störungen, die in der Embryonal- oder Fetalperiode auftreten und zu bleibenden Defekten in der Morphologie und häufig auch in der Funktion führen. Sie können genetisch fixiert sein, wie bei Spalthänden/Spaltfüßen oder komplexen Syndromen (z.B. Goldenhar-Syndrom oder Dysplasia oculo-auriculo-vertebralis), können aber auch durch intrauterine Schädigungen, wie z.B. Intoxikationen und Medikamente (Thalidomid), Virusinfekte (Röteln) oder durch Verwachsungen von Embryo oder Fet mit den Eihäuten verursacht werden (sog. Amnionschnüre mit Amputation von Extremitäten).

Die „Horror-Mißbildungen" sind meistens mit dem Leben nicht vereinbar. Klinisch empfiehlt sich daher eine Unterscheidung zwischen „major malformations" und „minor malformations", wobei letztere als harmlose Anomalien fließende Übergänge zu den anatomischen Varianten und rudimentären Anlagen haben.

Mißbildungen treten am häufigsten in Verwerfungszonen der Organentwicklung auf: Lippen-Kiefer-Gaumen-Spalten (Wolfsrachen), mediane und laterale Halszysten, Choanalatresie sowie die – funktionell bedeutungslose – Uvula bifida sind häufige Mißbildungen im Gesichtsbereich.

Schlußstörungen des Neuralrohres sind Ursache von gravierenden Enzephalo- und Meningomyelozelen, die durch Lähmungen der Sphinkter- und Beinmuskulatur ein dauerndes Siechtum hervorrufen.

Störungen bei der Verwachsung der Endokardkissen und fehlerhafte Septierung des Herzens verursachen schwerere oder leichtere konnatale Vitien: offener AV-Kanal, Transposition der großen Gefäße, Fallot-Tetralogie, hypoplastisches Linksherzsyndrom sowie die unterschiedlichen Varianten von Vorhofseptum- und Ventrikelseptumdefekten.

Agenesien und Hypoplasien wichtiger Organe sind nur dann mit dem extrauterinen Leben vereinbar, wenn nur eines von bilateral angelegten Organen betroffen ist: Die Agenesie einer Niere z.B. wird meist durch die Hyperplasie der anderen kompensiert.

Die unterbliebene Lumenbildung wird als Atresie bezeichnet: Vorwiegend im Gastrointestinaltrakt (Ösophagus-, Duodenal-, Dünndarm- und Rektum-, Analatresien), aber auch in der Urogenitalregion (Ureter-, Vaginal-, Hymenalatresien) treten sie auf und sind nur durch rasche chirurgische Eingriffe zu therapieren.

Mißbildungen und Varianten des Skeletts betreffen vor allem die Wirbelknochen; die (besonders nach der Einnahme von Contergan bekannten) Phokomelien (Stummelgliedrigkeit) und Amelien dagegen sind Mißbildungen der langen Knochen.

5. Les Malformations
– ou: pinces de homard et gueules-de-loup

Survenant pendant la période embryonnaire ou foetale, les malformations sont des troubles entraînant des défauts permanents sur le plan morphologique et souvent aussi fonctionnel. Elles sont liées au patrimoine génétique (dans les pinces de homard et les syndromes complexes, dont p.ex. le syndrome oculo-auriculo-vertébral de Goldenhar). Elles peuvent être provoquées par des lésions intra-utérines, survenir p.ex. à la suite d'intoxications ou après l'ingestion de certains médicaments (p.ex. le thalidomide). Des infections virales comme la rubéole aussi bien que des brides unissant la paroi amniotique à l'embryon ou au foetus (les brides ou adhérences dites amniotiques qui sont à l'origine des amputations congénitales d'un membre ou d'une partie de membre) peuvent également en être la cause.

Les malformations d'»horreur« sont le plus souvent incompatibles avec la vie. Pour cette raison il convient de distinguer cliniquement les malformations majeures des malformations mineures, ces dernières en leur qualité d'anomalies bénignes ne se distinguant pas toujours clairement des variations anatomiques et des bourgeons rudimentaires.

Les malformations se rencontrent le plus souvent dans les zones de »faille« de l'organogénésie: les fentes labio-palatines (les gueules-de-loup), les kystes cervicaux médians et latéraux, l'imperforation choanale et la luette bifide – sans répercussion fonctionnelle – comptent parmi les anomalies fréquentes de la face.

Les défauts de fermeture au niveau du tube neural sont à l'origine de malformations graves, des encéphalocèles et des méningocèles, qui, du fait de la paralysie des muscles sphinctériens et jambiers, provoquent un état maladif permanent.

Les troubles dans le développement des bourrelets endocardiques et les défauts de cloisonnement sont à l'origine de vices congénitaux plus ou moins graves: persistance du canal atrioventriculaire commun (CAV), transposition des gros vaisseaux, tétralogie de Fallot, hypoplasie du coeur gauche et les différentes variétés de communication interauriculaire et interventriculaire.

Les agénésies et les hypoplasies d'organes importants ne sont compatibles avec la vie extra-utérine que dans le cas où seul l'un des organes ébauchés bilatéralement est concerné: l'agénésie d'un rein p.ex. se compense le plus souvent par l'hyperplasie de l'autre rein.

On appelle »atrésie« l'absence d'ouverture d'un canal ou orifice naturel: c'est avant tout dans le système digestif (atrésies oesophagienne, duodénale, de l'intestin grêle, anorectale), mais aussi dans l'appareil urogénital (atrésies urétérale, vaginale et hyménale) qu'elles s'observent. On les traite par l'intervention chirurgicale immédiate.

Ce sont avant tout les vertèbres qui sont atteintes par les malformations et variétés du squelette; les phocomélies (particulièrement connues après l'ingestion de Contergan) et les amélies, par contre, sont des malformations des os longs.

Durch die intrauterine Schädigung zu einem bestimmten Zeitpunkt können mehrere Organe gleichzeitig geschädigt werden; ihre Vulnerabilität besteht jedoch nur in der embryonalen Determinationsperiode. Vorher oder später werden sie durch eine gleichartige Noxe nicht geschädigt.

Größte morphologische Kompensationsmöglichkeiten bestehen in der frühen Embryonalperiode. In dieser entstehen auch Doppelmißbildungen wie die siamesischen Zwillinge (Thorakopagi usw.), Doppelköpfigkeit, akzessorische Gliedmaßen und sog. Sakralparasiten.

Die Früherkennung von kindlichen Mißbildungen ist durch Chorionzottenbiopsie, Fruchtwasseruntersuchungen (α-Fetoprotein usw.), vor allem aber durch die Ultraschalluntersuchung möglich. Das derzeitige Auflösungsvermögen guter Geräte ermöglicht sogar das Erkennen eines überzähligen kleinen Fingers (Hexadaktylie).

Ergänzender Wortschatz

- Pränatale Diagnostik; genetische Beratung; Schwangerschaftsabbruch/Interruptio: legaler Schwangerschaftsabbruch, krimineller Abort,
- Dysostosis craniofacialis/Crouzon-Syndrom, Akrozephalo(poly)syndaktylie,
- Dandy-Walker-Krankheit, Arnold-Chiari-Syndrom,
- Spina bifida,
- Hypertelorismus; Zyklopie; Mikrophthalmie,
- Omphalozele; Laparoschisis; Zwerchfellhernie,
- Diastrophischer Zwergwuchs, chondroektodermale Dysplasie; Chondrodysplasie/Chondrodystrophie/Achondroplasie,
- Klumpfuß: Pes equinus, Pes varus, Pes adductus, Pes cavus,
- Kongenitale Hüftluxation.

L'atteinte intra-utérine à un moment donné peut provoquer à la fois des lésions dans plusieurs organes dont la vulnérabilité est toutefois limitée à la période embryonnaire de détermination. Plus tôt ou tard ils ne seront pas atteints par un agent nocif semblable.

C'est dans la période embryonnaire précoce que les possibilités de compensation sur le plan morphologique sont les meilleures. Mais c'est aussi l'époque où se développent les malformations doubles comme p.ex. les siamois (thoracopages, etc.), les bicéphalités, les membres accessoires et lesdites jumeaux parasites.

Le dépistage précoce de malformations foetales ou embryonnaires est possible grâce à la choriocentèse, l'amniocentèse (alpha-foetoprotéine, etc.), mais surtout grâce à l'échographie. Le pouvoir résolvant actuel de bons appareils rend discernable même un petit doigt surnuméraire (hexadactylie).

Vocabulaire complémentaire

- Diagnostic prénatal; conseil génétique; interruption de grossesse: légale, illégale,
- dysostose crânio-faciale/maladie de Crouzon, acrocéphalo-syndactylie,
- syndrome de Dandy-Walker, malformation d'Arnold-Chiari,
- spina bifida,
- hypertélorisme; cyclopie; microphtalmie,
- omphalocèle; laparoschisis; hernie diaphragmatique,
- nanisme diastrophique, dysplasie chrondro-ectodermique; chondrodystrophie/achondroplasie,
- pied bot: pied bot équin, pied bot varus, pied adductus, pied creux,
- luxation congénitale de la hanche/ malformation subluxante de la hanche.

6. Die Verletzungen – oder: Vom „Butterklumpenradius"

Kasuistik

Ein 28jähriger Mountainbiker stürzte beim Versuch, einen Klettersteig zu fahren, und rutschte an der Böschung 20 m in die Tiefe, wo er abrupt an einem Baumstrunk hängen blieb. Er erlitt erhebliche Hautabschürfungen und spürte einen heftigen stechenden Schmerz an der rechten Brustwandseite. Auch sein Fahrrad war erheblich demoliert. Auf dem Weg zur nächsten menschlichen Ansiedlung vermehrten sich die stechenden Schmerzen über der rechten Brustseite; er versuchte, mit dieser Thoraxseite nicht mehr zu atmen. Es trat eine zunehmende Atemnot auf; ein trockener Husten und Brust-und Bauchschmerzen waren zusätzliche Symptome, als er eine Ausflugsgaststätte erreichte. Dort kollabierte er und starb noch vor Eintreffen eines Arztes.

Diagnose?

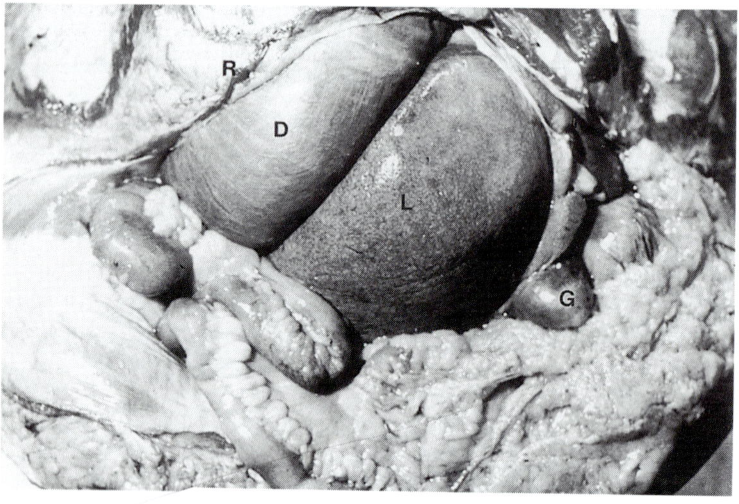

Autoptisch fanden sich eine Fraktur der 7. und 8. Rippe rechts, Anspießung der Pleura und der Lunge, und dadurch die Ausbildung eines Check-valve-Mechanismus und ein exzessiver Spannungspneumothorax rechts (Abb. **23**) mit einer Einflußstauung der inneren Organe. Die übrigen zahlreichen Verletzungen waren nur oberflächlich und nicht lebensbedrohend.

6. Les traumatismes – ou: Tassement de radius en »motte de beurre«

Cas clinique

Un homme âgé de 28 ans essaie de monter à V.T.T. un sentier escarpé et tombe. Après une glissade de 20 m il reste accroché à une souche d'arbre. Il subit des excoriations importantes et éprouve une douleur vive et lancinante au niveau de la paroi thoracique droite. Sa bicyclette, elle aussi, est considérablement démolie. Les douleurs aiguës du côté thoracique droit augmentent lorsqu'il essaie de gagner la localité la plus proche; il tente alors de ne plus respirer avec ce côté thoracique-là. Une dyspnée progressive s'installe; lorsqu'il réussit à gagner une auberge les symptômes sont augmentés d'une toux sèche associée à des douleurs thoraciques et abdominales. Dans la salle de l'auberge il subit un collapsus et meurt avant même l'arrivée d'un médecin.

Le diagnostic?

Abb. **23** Sektionssitus: Das Zwerchfell rechts ist durch den Spannungspneumothorax ballonartig nach abdominal ausgestülpt, seine Konvexität invertiert. Die Leber und die angrenzenden Organe werden hierdurch nach kaudal verdrängt.
D = Diaphragma/Zwerchfell
L = Leber
R = Rippenbogen
G = Gallenblase

Fig. **23** Autopsie: En raison du pneumothorax compressif le diaphragme du côté droit est ballonné vers l'abdomen, sa convexité étant renversée. Le foie et les organes voisins sont refoulés en caudale.
D= diaphragme
L = foie
R = arc costal
G = vésicule biliaire

L'autopsie révèle sur le côté droit du patient les côtes 7 et 8 fracturées et les corticalités pleurale et pulmonaire en contact avec les fragments costaux déchirées, ce qui a entraîné un mécanisme de trapping et un pneumothorax compressif grave (Fig. **23**) avec une congestion des viscères. Les autres lésions nombreuses, mais seulement superficielles, n'ont pas été de nature à mettre en danger la vie du patient.

Verletzungen durch private oder beruflich bedingte Unfälle (Berufsunfälle) sind häufige Ursachen einer Arbeitsunfähigkeit, in selteneren Fällen auch einer Berufsunfähigkeit.

Man unterscheidet offene Verletzungen wie Abschürfungen (Exkoriationen), Ablederungen (Lazerationen), Platzwunden, offene Frakturen von geschlossenen Verletzungen, z.B. Hämatome, Suggillationen und Quetschungen (Prellungen, Kontusionen). Vor allem stumpfe Traumen verursachen gefährliche Rupturen innerer Organe; die große Gefahr für den Patienten (und den Ruf des Arztes) besteht in der Verkennung dieser inneren Verletzungen: Erst nach Stunden oder Tagen zeigt sich eine zunehmende Blutungs- oder Peritonitissymptomatik. Durch Peritoneallavage, evtl. gefolgt von einer Probelaparatomie sind sie gut zu erfassen.

Bei polytraumatisierten Patienten ist neben der Schock- und Schmerzbekämpfung die gründliche Erstuntersuchung unter Einsatz konventioneller Röntgen-, CT- und Ultraschallmethoden nötig. Schädelkalotten- und Schädelbasisfrakturen, Gesichtsschädelfrakturen (Le-Fort-Frakturen), intrazerebrale Hämatome sowie die tückischen subduralen Hämatome, die nicht selten einen protrahierten Verlauf nehmen, finden sich häufig nach Verkehrsunfällen; Thoraxverletzungen, oft mit schmerzhaften Rippenserienfrakturen verbunden, können zu Lungenrissen, gefolgt von Pneumothorax oder Ventil-/Spannungspneumothorax, führen; Abrisse von Plexus brachialis und A. subclavia (mit Ausbildung eines Hämothorax) treten besonders bei Stürzen mit dem Motorrad auf.

Stürze von Haushaltsleitern, Kirschbäumen oder „nur“ über die Kellertreppe sind oft Ursache traumatischer Frakturen und Luxationen: Klavikulafraktur, subkapitale Humerusfraktur, Radiusfrakturen loco typico am distalen Ende betreffen die obere Extremität. Bei Kindern wird dabei manchmal die Kontinuität des Knochens nicht/oder nur wenig getrennt, ein Vorgang, den man als Grünholzfraktur bezeichnet.

Beckenringfrakturen, Wirbelfrakturen oder die harmlosen – wenngleich auch sehr schmerzhaften – Steißbeinfrakturen treten bei Stürzen auf das Gesäß auf.

Die mediale Schenkelhalsfraktur (der alten Leute) wird durch die Osteoporose begünstigt, während Oberschenkelschaftfrakturen, Kniescheibenfrakturen, Unterschenkelfrakturen sowie innere und äußere Knöchelfrakturen häufig unmittelbare Auswirkungen des „gesunden“ Breitensports sind.

Gerade in der Skisaison sind Luxationen der oberen und unteren Sprunggelenke und Rupturen von Menisci und Kreuzbändern des Kniegelenks „an der Tagesordnung“.

Fragen zur speziellen Anamnese

Unfallmeldung

- Wer meldet den Unfall?
- Wo hat er sich ereignet?
- Was ist geschehen/passiert?
- Wie viele Verletzte gibt es?
- Ist jemand eingeklemmt?

Les traumatismes dûs à des accidents professionnels (accidents du travail) ou non sont souvent à l'origine d'une incapacité de travail, plus rarement aussi d'une incapacité professionnelle.

On distingue les lésions ouvertes comme les éraflures/écorchures (excoriations), les lacérations, les plaies, les fractures ouvertes des lésions fermées, comme les hématomes, les sugillations et les contusions/écrasements. Ce sont surtout les traumatismes fermés qui entraînent des ruptures viscérales dangereuses; la méconnaissance de ces traumatismes viscéraux met en danger la vie du patient (et la réputation du médecin): ce n'est qu'après quelques heures ou jours que se manifestent de plus en plus nettement les symptômes d'une hémorragie interne ou d'une péritonite. Ils se découvrent aisément par un lavage péritonéal, éventuellement suivi d'une laparatomie exploratrice.

Chez les polytraumatisés, à côté de la lutte contre le choc et la douleur, un examen initial systématique s'impose utilisant les méthodes de la radiographie classique, de la tomodensitométrie et de l'échographie. A la suite d'accidents de route se rencontrent des fractures de la voûte et de la base crâniennes (fractures de Le Fort), des hématomes intra-cérébraux et sous-duraux, ces derniers étant particulièrement dangereux du fait qu'ils peuvent se présenter tardivement; des traumatismes thoraciques souvent liés à un volet costal douloureux peuvent entraîner des ruptures du parenchyme pulmonaire, suivies d'un pneumothorax ou d'un pneumothorax compressif; des arrachements du plexus brachial et de l'artère sous-clavière (entraînant un hémothorax) surviennent en particulier à la suite d'accidents de moto.

La chute d'une échelle, d'un cerisier ou »seulement« de l'escalier de la cave est souvent à l'origine de fractures et luxations traumatiques: la fracture de la clavicule, celle de l'extrémité supérieure de l'humérus et – localisation typique – celle de l'extrémité inférieure du radius atteignent le membre supérieur. Chez les enfants dans certains cas la continuité de l'os n'est pas ou est peu interrompue; on désigne cette incidence sous la dénomination de fracture en bois vert ou de tassement »en motte de beurre«.

Les fractures de l'anneau pelvien, vertébrales ou du coccyx qui, bien qu'elles soient fort douloureuses, sont bénignes surviennent à la suite de chutes sur les fesses.

La fracture du col de fémur (des gens âgés) est favorisée par l'ostéoporose, tandis que les fractures de la diaphyse fémorale, de la rotule, de la jambe aussi bien que des malléoles interne et externe sont souvent directement dues à la pratique des sports de masse partout recommandés comme excellents pour la santé.

Sont »à l'ordre du jour« surtout pendant la saison de ski les luxations au niveau des articulations tibio-tarsienne et médio-tarsienne aussi bien que les ruptures des ménisques et des ligaments croisés du genou.

Interrogatoire ciblé

Déclaration de l'accident

- Qui signale l'accident?
- Où a-t-il eu lieu?
- Qu'est-ce qui s'est passé?
- Combien de blessés y a-t-il?
- Est-ce qu'il y a des personnes coincées dans la voiture?

Unfallhergang

- Können Sie sich noch an den Unfall erinnern?
- Wie ist der Unfall passiert?
- Sind Sie gestürzt oder haben Sie einen Schlag auf den Kopf bekommen?
- Haben Sie das Bewußtsein verloren? Wie lange waren Sie ohnmächtig?

Unfallfolgen

- Wie lange haben Sie die Verletzung schon?
- Seit wann ist das Handgelenk geschwollen?
- Können Sie die Finger der rechten Hand bewegen?
- Können Sie mir die Hand drücken?
- Tut es Ihnen weh, den Arm
  - zu bewegen?
  - zu heben?
  - zu beugen?
  - auszustrecken?
- Knicken Sie im Knie ein?

Ergänzender Wortschatz

Allgemeines

- Frz. Rettungsdienst,
- Krankenwagen, Rettungswagen,
- Krankentransportfahrer, Rettungssanitäter,
- Erste Hilfe,
- (Schwer-, Leicht-)Verletzter, (schwer, leicht) verletzt,
- Massenunfall.

Weichgewebsverletzungen

- Verstauchung,
- (Bänder-)Zerrung/Distorsion, Überdehnung, Ruptur,
- Schubladenphänomen,
- (Muskel-, Bänder-, Sehnen-)Abriß,
- Verrenkung/Luxation,
- Subluxation,
- Schleudertrauma,
- Gehirnerschütterung,
- Bluterguß/Hämatom,
- Gelenkerguß,
- Schnittwunde,
- (Schlangen-, Hunde-)Biß,
- Verbrennung (1., 2., 3. Grades),
- Verätzung,
- Strommarke; sich verbrühen.

Circonstances de l'accident

- Pouvez-vous rappeler l'accident?
- Comment s'est-il produit?
- Etes-vous tombé(e) ou avez-vous reçu un coup à la tête?
- Avez-vous perdu connaissance? Pendant combien de temps?

Suites de l'accident

- Depuis quand avez-vous cette blessure?
- Depuis quand est-ce que le poignet est enflé?
- Pouvez-vous bouger les doigts de la main droite?
- Pouvez-vous me serrer la main?
- Cela vous fait mal
  - de bouger le bras?
  - de lever le bras?
  - de plier le bras?
  - d'étendre le bras?
- Vous arrive-t-il que vos genoux vous dérobent?

Vocabulaire complémentaire

Généralités

- Service d'Aide Médicale Urgente (S.A.M.U.),
- ambulance, ambulance de réanimation,
- ambulancier, secouriste,
- premier secours,
- blessé (grave, léger) (gravement, légèrement) blessé,e,
- (pop.) »carambolage monstre«.

Lésions des parties molles

- Entorse/(fam.) foulure,
- distorsion, élongation/surdistension, rupture (ligamentaires),
- signe du tiroir;
- désinsertion (d'un muscle, d'un ligament, d'un tendon),
- déboîtement/luxation,
- subluxation,
- syndrome d'accélération et de décélération/ (fam.) coup du lapin,
- commotion cérébrale,
- hématome;
- épanchement articulaire,
- coupure;
- morsure (de serpent, de chien),
- brûlure (du 1er degré, du 2e degré, du 3e degré),
- brûlure chimique;
- brûlure par électricité; s'ébouillanter.

Knochenläsionen

- Quer-, Schräg-, Splitter-/Trümmer-, Spiral-, Schmetterlingsbruch, Abriß-, Kompressionsfraktur,
- eingekeilter Bruch, Bruch ohne Periostläsion, totaler, dislozierter Bruch,
- Blow-out-Fraktur,
- Knochensplitter,
- Epiphysenlösung,
- Knochenknirschen/-reiben,
- Gelenkblockade.

Therapeutische Maßnahmen

- Vitalfunktionen:
  - Mund-zu-Mund-, Mund-zu-Nase-Beatmung,
  - künstliche Beatmung, Handbeatmungsgerät/Ambubeutel,
  - Intubationsbesteck: Tubus,
  - Herzdruckmassage,
  - Infusion; Bluttransfusion, Plasmaexpander, Blutersatzmittel.

- Lokalmaßnahmen:
  - Bandage/Binde/Verband (Druck-, Stütz-, Gipsverband),
  - (Wund-)Verband, Verbandmull, Verbandzeug, Heftpflaster,
  - Zinkleimverband,
  - Nahtmaterial (Nadel, Nadelhalter, Faden: monofil, polyfil, Catgut),
  - Schlinge (Dreieckstuch),
  - Gips, (Unterschenkel-)Gehgips,
  - Halskrawatte/ Schanz-Verband,
  - Einrenkung (einer Luxation)/Einrichtung/Reposition (eines Bruches),
  - Fixierung (der Knochenfragmente),
  - Osteosynthese (Druckschraubenplatte, Fixateur externe, interne), Marknagelung, Verschraubung, Cerclage (Drahtumschlingung),
  - (Draht-)Extension,
  - Ruhigstellung,
  - Schiene,
  - Naht,
  - Amputation.

Konsequenzen

- Kompartmentsyndrom: ischämische Muskelkontraktur/Volkmann-Kontraktur,
- Bewegungstherapie; Rehabilitation.

MERKE

Ambulanz	= frz. **service d'accueil!**
(chir. Ambulanz	= frz. **accueil chir)**
frz. **ambulance**	= Krankenwagen; Feldlazarett

Lésions osseuses

- fractures transversale, oblique, comminutive, spiroïde, en aile de papillon, par arrachement, par tassement/par compression,
- fractures engrenée, sous-périostée, complète, déplacée/avec déplacement,
- fracture du plancher orbitaire/fracture par blow-out,
- esquille osseuse,
- décollement épiphysaire,
- crépitation osseuse,
- blocage articulaire.

Procédés thérapeutiques

- fonctions vitales:
  - bouche-à-bouche, bouche-à-nez,
  - ventilation artificielle, insufflateur manuel/»ambu«,
  - boîte d'intubation: tube,
  - massage cardiaque externe,
  - perfusion; transfusion sanguine, liquide de remplissage plasmatique, succédané du sang.

- Traitement local:
  - bandage (compressif, de fixation, plâtré),
  - pansement, gaze de pansement, trousse de pansement, sparadrap,
  - cataplasme à argile,
  - trousse de suture (aiguille, porte-aiguille, fil: monofil, polyfil, catgut),
  - écharpe (de Mayor),
  - plâtre, botte plâtrée de marche,
  - minerve/collier cervical rigide,
  - réduction,
  - contention,
  - ostéosynthèse (plaque vissée/vis-plaque, fixateurs externe, interne), enclouage, boulonnage, cerclage (au fil),
  - extension (par broche),
  - immobilisation,
  - éclisse,
  - suture,
  - amputation.

Conséquences

- syndrome du compartiment: syndrome de Volkmann,
- kinésithérapie; rééducation.

N.B:	**infusion**	**= dt. Kräutertee, (Früchte-) Teeaufguß!**
	dt. Infusion	**= frz. perfusion!**

7. Die Symptomatologie – oder: Von »chaudepisse« und Katzenschrei

Ärzte werden nicht wegen Krankheiten sondern wegen der Symptome vom Patienten konsultiert; erst aus ihnen und ihrer Kombination werden Rückschlüsse auf die zugrunde liegende Erkrankung gestellt. Deshalb erwarten Patienten vor allem die Beseitigung der Symptome und – insbesondere wenn dies nur durch Einschränkungen in den Lebensgewohnheiten möglich wäre – weniger die kausale Bekämpfung der Krankheit.

Viele Symptome sind auf den ersten Blick zu erfassen: der (schlechte oder gute) Allgemein- und Ernährungszustand, Kachexie oder Fettsucht; die Blässe durch Anämie oder vegetative Dystonie/Hypotonie. Schon das Gesicht des Patienten verrät die Lebensweise:

Landmannshaut/Seemannshaut mit Pigmentierungsstörungen, Elastose und aktinischer Keratose ebenso wie die Blässe des Stubenhockers; die Ringe um die Augen und die schweren Augenlider bei Schlafmangel und nachtbetontem Lebenswandel; das verquollene Gesicht bei Ödemen kardialer oder renaler Genese, aber auch bei bevorstehender Monatsblutung junger Frauen; die trockene Haut des Neurodermitikers.

Auch Hormonstoffwechselstörungen sind in das Gesicht der Patienten geschrieben: die Glotzaugen und das retrahierte Oberlid (Dalrymple-Zeichen) bei Hyperthyreose (Morbus Basedow-Graves), die „gesund" erscheinende Gesichtsröte (Rubeosis faciei) des Diabetes mellitus und der Polycythaemia vera, fehlender Bartwuchs bei männlichem Hypogonadismus; das Auftreten eines Damenoberlippen- und Wangenbarts kann Hinweis auf einen hormonproduzierenden Nebennierenrinden- oder Ovartumor sein oder auch nur die Folge einer klimakterischen und menopausalen Hormonumstellung; die Nebennierenrindeninsuffizienz (Morbus Addison) geht oft mit vermehrter Pigmentierung der lichtausgesetzten aber auch der unbelichteten Haut einher; Vergröberung des Kinns und der Nasenspitze, starke Ausbildung von Augenbrauenwülsten und die dysproportionierte Vergrößerung der Zunge sprechen für eine Akromegalie.

Tophi an den Ohrläppchen und Händen treten ebenso wie das Zipperlein (Podagra) des Großzehengrundgelenks bei Gicht auf und müssen natürlich klinisch durch Laboruntersuchungen von ähnlichen Phänomenen bei rheumatoider Arthritis und Heberden-Arthrose abgegrenzt werden.

Die Gelbsucht (Ikterus) ist am leichtesten im Gesicht zu erkennen: Konjunktiven und Skleren sind gelb oder gelbgrün verfärbt. Glatte, wie poliert glänzende Fingernägel können Hinweise auf einen länger bestehenden Pruritus sein – abgesehen von den Kratzspuren auf der übrigen Haut. Die Zyanose der Haut und Schleimhäute ist ebenfalls am besten im Gesicht zu erkennen.

7. La séméiologie – ou: chaudepisse et cri-de-chat

Ce n'est pas en raison des maladies mais de leurs symptômes que l'on consulte les médecins; et ce n'est qu'à partir de ces symptômes et de leurs combinaisons que l'on déduit la maladie sousjacente. C'est pourquoi les patients attendent du traitement plutôt l'abolition des symptômes que la lutte contre les causes de la maladie – d'autant plus que cette dernière ne serait possible qu'en renonçant à certaines habitudes.

Beaucoup de symptômes sont visibles du premier coup d'oeil: états général et de nutrition (mauvais ou bons), cachexie ou obésité; pâleur due à l'anémie ou à la dystonie neurovégétative. Le visage du patient révèle déjà son mode de vie:

peau de l'agriculteur ou du marin associant des troubles de la pigmentation à l'élastose et à la kératose actinique, pâleur caractérisant le casanier; cernes sous les yeux et paupières lourdes des sujets manquant de sommeil ou menant une vie particulièrement noctambule; visage gonflé des oedèmes dus à une affection cardiaque ou à une maladie rénale, ou annonçant aussi les règles imminentes chez des femmes jeunes; peau sèche des personnes atteintes de névrodermite.

Les troubles métaboliques d'origine hormonale se révèlent également sur le visage des patients: l'exophtalmie et la rétraction de la paupière supérieure (signe de Dalrymple[-Stellwag]) se rencontrent dans l'hyperthyroïdie (maladie de Basedow); la rougeur du visage qui donne l'illusion de la bonne santé du patient s'observe dans le diabète sucré et la polyglobulie vraie, et l'absence de barbe indique l'hypogonadisme mâle; l'apparition de moustaches et de barbe chez la femme peut indiquer une tumeur de la glande cortico-surrénale ou de l'ovaire associée à une production hormonale ou bien elle peut être due à des transformations hormonales dans le climatère et la ménopause; l'hypocorticalisme (la maladie d'Addison) s'accompagne souvent d'une augmentation de la pigmentation de la peau exposée ou non à la lumière; l'hypertrophie du menton et de la pointe du nez, l'épaississement important des arcades sourcilières et l'agrandissement disproportionné de la langue parlent en faveur d'une acromégalie.

Les tophus des lobules et des mains aussi bien que la podagre de l'articulation du gros orteil surviennent dans les cas de la goutte. Ils doivent bien sûr être démarqués cliniquement à l'aide d'examens biologiques, de phénomènes similaires associés à l'arthrite rhumatoïde et l'arthrose interphalangienne distale.

C'est sur le visage que l'ictère s'observe le plus facilement: les conjonctives et les sclérotiques ont une coloration jaune ou verdâtre. Des ongles lisses brillant comme s'ils étaient polis peuvent révéler un prurit persistant depuis longtemps déjà – sans parler des traces de grattage à découvrir sur les autres parties de la peau. C'est également sur le visage que se révèlent le mieux les cyanoses cutanées et muqueuses.

Andere, unmittelbar der körperlichen Untersuchung zugängliche Symptome sind Art und Frequenz der Atmung (schnell, flach, mit oder ohne Stridor), der Puls (regelmäßig, unregelmäßig, flach, fadenförmig, alternierend, schnellend) und die verschiedenen Herztöne, die von den pathologischen Herzgeräuschen in Systole und Diastole abgegrenzt werden. Neben verschiedener Lautstärke ist auch die Klangqualität unterschiedlich: musikalisch, gedämpft usw. sind Ausdrücke zu ihrer Beschreibung.

Die Körpertemperatur kann ein wichtiges Symptom sein: während Untertemperatur nur bei Auskühlung, Schilddrüsenunterfunktion oder einigen Intoxikationen auftritt, kann das Fieber und der Typ der Fieberkurve bereits viele Hinweise geben: Niedriges, undulierendes Fieber (Pel-Epstein-Typ) findet sich bei Morbus Hodgkin. Hohes, zeitlich unregelmäßiges Fieber kann Hauptsymptom einer bakteriellen Endokarditis sein. Das gleichmäßig hohe Fieber (die Continua) ist der klassische Fiebertyp eines Typhus abdominalis. Zyklischer Fieberkurvenverlauf kann Hinweise auf eine Fernreise (und die akquirierte Malaria) geben.

Manche Symptome werden vor allem anamnestisch erfaßt: Obstipationsgefühle, Globusgefühle (der sog. Knödel/Kloß im Hals), Schmerzen unterschiedlicher Qualität (gellend, brennend, bohrend, tief, dumpf); brennende Schmerzen beim Wasserlassen (Urinieren) oft infolge einer banalen Urethritis werden als „heißer Urin“ empfunden.

Aus den Schmerzen resultieren Abwehrspannungen des Abdomens oder Zwangshaltungen von Extremitäten, das Gefühl des steifen Halses und des Hexenschusses. Das sardonische Grinsen (Risus sardonicus) ist ein erstes Zeichen eines Tetanus.

Während neurologische Symptome wie vollständige (Paralyse) und inkomplette (Parese) Lähmungen (Schwere- oder Schwächegefühl der Extremitäten) sowie Sensibilitätsstörungen noch neurophysiologisch durch die Prüfung verschiedener Reflexe objektivierbar sind, können die zahlreichen psychiatrischen Symptome nur durch die Anamnese und das Verhalten des Patienten erfaßt werden: Das Hören von Stimmen, das Gefühl, von außen geleitet zu werden, die koenästhetischen Empfindungsstörungen sind mögliche Symptome einer Schizophrenie.

Halluzinationen sind dagegen bei Intoxikationen und im Delirium nicht selten: Die kleinen weißen Mäuse auf der Bettdecke sind selbst dem Laien als Hinweis auf ein Alkoholdelirium bekannt.

Sprache und Stimme geben nicht nur Aufschlüsse über die Stimmungslage und die psychosoziale Konstitution des Patienten, sondern auch über ganz banale organische Erkrankungen: heisere, belegte Stimme oder Stimmlosigkeit (Aphonie) bei Infekten der oberen Atemwege; rauhe tiefe Stimme – manchmal – bei Akromegalie oder die hohe Stimme bei männlichem Hypogonadismus. Katzenschreiartiges Weinen kleiner Kinder deutet auf zerebrale Störungen oder/und chromosomale Anomalien hin.

Type et fréquence de la respiration (rapide, superficielle, avec/sans stridor), pouls (régulier, irrégulier, petit, filiforme, alternant, bondissant) et les différents bruits du coeur se distinguant des souffles cardiaques au niveau des systoles et diastoles comptent aussi parmi les symptômes décelables directement à l'examen physique. En plus de l'intensité c'est la qualité du son qui change: musical, assourdi, etc. La température du corps peut être un signe important: tandis que l'hypothermie ne survient qu'en cas de refroidissement, d'hypothyroïdie ou à la suite de certaines intoxications, la fièvre et le type de courbe de température peuvent déjà donner beaucoup d'indications: la fièvre peu élevée/basse et ondulante (type de Pel-Epstein) s'observe dans la maladie de Hodgkin. La fièvre importante marquée par des poussées peut être le signe principal d'une endocardite infectieuse. La fièvre élevée en plateau (la fièvre continue) est le type classique de fièvre survenant dans le typhus abdominal. Une courbe de température cyclique peut être la conséquence d'un voyage lointain (et signe que l'on a attrapé le paludisme).

Certains symptômes se découvrent surtout au cours de l'interrogatoire: les sensations de constipation, la boule hystérique (ledit »chat dans la gorge«), les douleurs de différents types (aiguës, brûlantes, térébrantes, profondes, oppressives); les brûlures à la miction, souvent dues à une urétrite banale, sont éprouvées comme de la »pisse chaude«.

Les douleurs entraînent des défenses musculaires au niveau de l'abdomen, les attitudes forcées de certains membres aussi bien que les sensations de raideur de la nuque et de lumbago. Le rire sardonique est un premier signe évocateur du tétanos.

Tandis que l'examen de certains réflexes permet d'objectiver des symptômes neurologiques comme les paralysies et les parésies (sensations de lourdeur et de faiblesse des membres) et les troubles de la sensibilité sur le plan neurophysiologique, les nombreux symptômes psychiatriques ne peuvent être décelés qu'à partir des antécédents et du comportement du patient: l'impression d'entendre des voix, la sensation d'être soumis à l'emprise de forces extérieures, les troubles de la sensibilité cénesthésique peuvent compter parmi les symptômes d'une schizophrénie.

Cependant des hallucinations se rencontrent souvent dans les intoxications et le délire: même le profane sait que les petites souris blanches sur la couverture du lit indiquent un delirium tremens.

La langue et la voix ne fournissent pas seulement des informations sur l'humeur du patient et sa constitution psycho-sociale, mais aussi sur des affections organiques bien banales: la voix enrouée et prise ou la perte complète de la voix (l'aphonie) dans les affections des voies respiratoires supérieures; la voix rauque et basse (quelquefois) dans l'acromégalie ou la voix aiguë dans l'hypogonadisme mâle. Les cris d'enfants petits rappelant le miaulement du chat indiquent des troubles cérébraux et/ou des anomalies chromosomiques.

8. Die Krankheiten

Die generalisierten Stoffwechselkrankheiten – oder: Von Hopfenurin und Bronzediabetes

Stoffwechselkrankheiten sind keineswegs die Folge der Zivilisation: Historische Schriften berichten über Gichtanfälle bei fettleibigen (Louis XIV) und dürren (Friedrich I. von Preußen) alten Königen und von Diabetes mellitus und insipidus bei den alten Chinesen; rachitische Knochen wurden in den Gräbern des Neolithikums gefunden. Auch manche historische Bildnisse lassen pathologische Befunde erkennen: Mutige, tapfere Krieger des alten China wurden meist mit den Stigmata einer Hyperthyreose dargestellt.

Erst in unserer Zeit ist ihre effektive Behandlung möglich; die Patienten leben dadurch länger und vererben ihren Kindern die Anlagen zu den Stoffwechseldefekten; dies hat vor allem beim Diabetes mellitus große klinische und soziale Bedeutung.

Die Diagnose des Diabetes mellitus erfolgt z.B. durch Bestimmung des Blutzuckers im Tagesprofil, bei geringerer Ausprägung auch durch Glucosebelastungstests. Moderne Methoden schließen die Bestimmung des Insulinspiegels und des C-Peptids ebenso ein wie die Glykosylierung des HbA. Daraus resultiert die Unterscheidung von insulinabhängigem und insulinunabhängigem Diabetes mellitus (was im wesentlichen der alten Unterscheidung von juvenilem Diabetes und Altersdiabetes entspricht). Die adäquate Therapie verhindert oder schiebt die Komplikationen der „Zuckerkrankheit" hinaus: die Durchblutungsstörungen durch diabetische Makro- und Mikroangiopathie, die zur Gangrän in Extremitäten und zur diabetischen Retinopathie führen, ebenso wie die schmerzhafte diabetische Polyneuropathie. Auch die diabetische Glomerulosklerose Kimmelstiel-Wilson ist die Spätfolge eines schlecht eingestellten Diabetes.

Eine seltene Form ist der Bronzediabetes: eigentlich die pathologische Eisenspeicherkrankheit (Hämochromatose), die jedoch durch die Einlagerung von Eisensalzen (nur) in die β-Zellen des Inselapparats zum Untergang der insulinbildenden Zellen führt. Die Einlagerung von Eisensalzen in die Haut und eine dadurch gesteigerte Melaninsynthese rufen die charakteristische gelbbraune Hautverfärbung hervor.

Kasuistik 1

Fräulein B., eine 25jährige Bedienung in einem Nachtklub klagt über vermehrte Müdigkeit und unspezifische Allgemeinsymptome. Eine Alkoholanamnese wird von der Patientin verneint. Die Transaminasen sind stark erhöht, die Hepatitisserologie ist negativ. Im Ultraschall Verdacht auf feinknotige Leberzirrhose.

8. Les maladies

Les maladies métaboliques généralisées – ou: Urines à odeur de houblon et diabète bronzé

Les maladies métaboliques ne sont aucunement dues à la civilisation: des écrits historiques rapportent les accès de goutte de vieux rois obèses (Louis XIV) et maigres (Frédéric Ier de la Prusse) et les diabètes sucré et insipide des vieux Chinois; on a trouvé des os rachitiques dans les tombes néolithiques. Quelques portraits historiques, eux aussi, révèlent des états pathologiques: les vaillants guerriers de la vieille Chine ont le plus souvent été représentés avec les stigmates d'une hyperthyroïdie.

Ce n'est qu'à notre époque que l'on peut les traiter efficacement; ce qui fait que les patients vivent plus longtemps tout en transmettant les dispositions aux troubles métaboliques à leur progéniture. Ce qui en ce qui concerne le diabète sucré a d'importantes conséquences sur le plan clinique et social.

Le diagnostic de diabète sucré s'établit par exemple par le dosage de la glycémie à plusieurs moments de la journée (glycémie fractionnée), et aussi en cas d'hyperglycémie moins élevée par les épreuves de tolérance au glucose/l'HPGO. Les méthodes modernes comprennent le dosage des taux d'insuline et de peptide C aussi bien que la glycolysation du HbA. Elles permettent la distinction entre les diabètes sucrés insulinodépendant et non insulinodépendant (ce qui correspond dans le fond à la vieille différence entre le diabète juvénile et le diabète de l'adulte). Le traitement adéquat empêche ou bien retarde les complications du diabète sucré: troubles de la circulation dus aux macro et microangiopathies diabétiques aboutissant à la gangrène de certains membres et à la rétinopathie diabétique aussi bien que polyneuropathie diabétique douloureuse. La glomérulosclérose de Kimmelstiel-Wilson, elle aussi, compte parmi les suites tardives d'un diabète mal équilibré.

Le diabète bronzé est une forme de diabète rare; il s'agit en effet de l'affection caractérisée par une surcharge ferrique (l'hémochromatose), dans laquelle le stockage de sels ferriques dans les cellulles β de l'appareil insulaire conduit toutefois à la mort des cellules produisant l'insuline. Le stockage de fer dans la peau et l'augmentation de la formation de mélanine sont reponsables de la coloration brun jaunâtre caractéristique.

Cas clinique 1

Mademoiselle B., âgée de 25 ans, serveuse dans une boîte de nuit se plaint d'une lassitude constante et de symptômes généraux non spécifiques. La patiente nie d'être alcoolique. Les transaminases sont très élevées, les tests sérologiques orientant le diagnostic vers une hépatite sont négatifs. A l'échographie soupçon d'une cirrhose du foie micronodulaire.

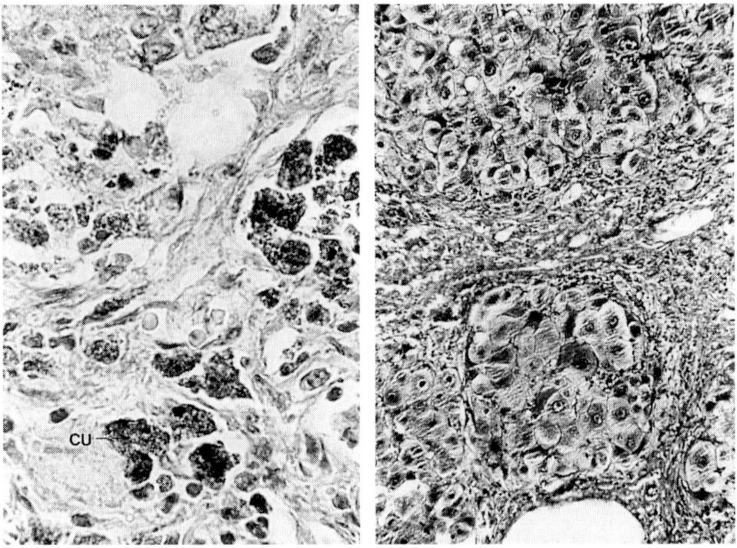

Im folgenden Jahr phasenweise Verschlechterung des Zustands; Auftreten einer Glykosurie und Aminoazidurie; leichter einseitiger Intentionstremor der oberen Extremität. Eine intensive erneute Anamnese ergibt, daß sie Kind einer Verwandtenehe ist, und eine Tante in sehr jungen Jahren an einer Lebererkrankung verstarb.

Die jetzt erweiterte Diagnostik weist eine vermehrte Kupferausscheidung im Urin nach. Das Serumkupfer und der Zäruloplasminspiegel sind niedrig. Die vorderen Augenabschnitte zeigen bei der Spaltlampenuntersuchung einen Kayser-Fleischer-Kornealring.

Leberbiopsie: Feinknotige, aktive Leberzirrhose mit ausgeprägter intranukleärer Glykogenspeicherung der vergrößerten histiozytoiden Hepatozyten. In Spezialfärbungen Nachweis von reichlich Kupfergranula im Zytoplasma (Abb. **24a** u. **b**).

Diagnose: Morbus Wilson (hepatolentikuläre Degeneration).

Therapie: Mit Chelatbildnern (D-Penicillamin) und Zink wird unter der Therapie eine Ausschwemmung des Kupfers erreicht; der Zustand der Patientin konsolidiert sich.

Kasuistik 2

Herr C. ist ein übergewichtiger Metzgermeister. Er klagt über schmerzende Beine bei offensichtlicher Varikose und einem phasenweisen schmerzlosen, oft jedoch heftige Schmerzen hervorrufenden Knoten an der Großzehe.

Laborwerte: Harnsäure 12 mg/100 ml; Blutzucker 90 mg/100 ml; Lipide erhöht.

Beurteilung: Hyperurikämie, chronische Gicht.

Der Tophus an der Großzehe wird reseziert (Abb. **25–27**). Eine urikosurische Therapie mit Probenecid wird eingeleitet.

Abb. **24 a** u. **b** Komplette feinknotige Leberzirrhose mit intranukleärer Glykogenspeicherung der Hepatozyten und Kupfergranula im Zytoplasma bei Morbus Wilson.
CU = Kupfer

Fig. **24 a** et **b** Cirrhose du foie micronodulaire complète avec dépôts intranucléaires de glycogène dans les hépatocytes et pigments de cuivre d'allure granuleuse dans le cytoplasme.
CU = cuivre

L'année suivante aggravation par phases de l'état de la patiente; apparition d'une glycosurie et d'une aminoacidurie; tremblement léger d'intention et d'action unilatéral du membre supérieur. L'interrogatoire systématique repris trouve dans les antécédents familiaux de la patiente que cette dernière est issue d'un mariage entre proches parents et qu'une de ses tantes était morte d'une maladie du foie dans sa jeunesse.

Les examens diagnostiques maintenant élargis révèlent une augmentation de l'excrétion de cuivre dans l'urine. Le cuivre sérique et le taux de céruléoplasmine sont diminués. A l'examen à la lampe à fente on observe un anneau de Kayser-Fleischer dans les parties antérieures de l'oeil.

Biopsie du foie. Cirrhose du foie micronodulaire active avec dépôts intranucléaires de glycogène importants des hépatocytes histoïdes augmentés de volume; les colorations spéciales témoignent la présence de pigments de cuivre d'allure granuleuse dans le cytoplasme (Fig. **24a** u. **b**).

Diagnostic. Maladie de Wilson (dégénérescence hépato-cérébrale).

Traitement: Grâce à un traitement de chélateurs (pénicillamine D) et de zinc le cuivre est éliminé; l'état de la patiente se consolide.

Cas clinique 2

Monsieur C. est un boucher obèse. Il se plaint de jambes douloureuses dans une varicose manifeste et d'une nodosité au niveau du gros orteil qui, par instants indolore, provoque souvent de vives douleurs.

Résultats/valeurs biologiques: Acide urique sanguin 12 mg/100 ml; glycémie 90 mg/100 ml; hyperlipidémie.

Diagnostic: Hyperuricémie, goutte chronique.

Le tophus du gros orteil est réséqué (Fig. **25–27**). Un traitement uricosurique avec de la probénécide est entrepris.

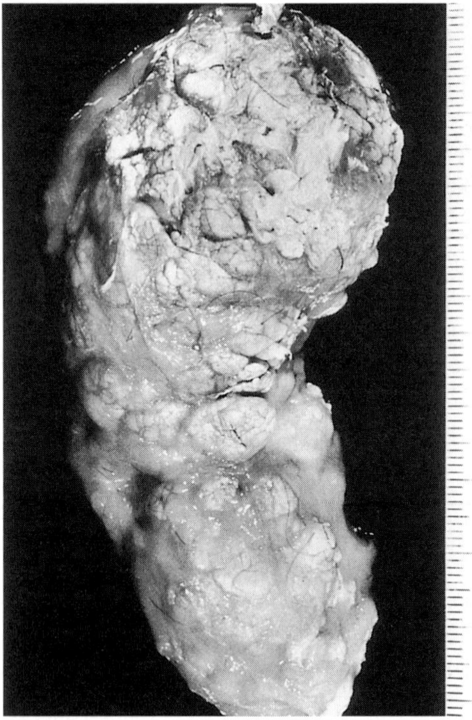

Abb. **25** Gichttophus: gipsartige weiße Uratmassen eingelagert in verquollenes periartikuläres Bindegewebe

Fig. **25** Tophus goutteux: masses d'urée blanchâtres et crayeuses en dépôt dans le tissu conjonctif péri-articulaire oedémateux.

Ergänzender Wortschatz

Aminosäurestoffwechselstörungen

- Alkaptonurie/Ochronose,
- Ahornsirupkrankheit,
- kongenitale Hydroxybuttersäureazidurie: nach Hopfen riechender Urin,
- Phenylketonurie/Fölling-Syndrom.

Purinstoffwechselstörungen

- Gicht,
- Porphyrie(n),
- Lesch-Nyhan-Syndrom.

Kohlenhydratstoffwechselstörungen

- Glykogenosen (I-VI): Gierke-Krankheit, Pompe-Syndrom, Forbes-Cori-Syndrom,
- Mucopolysaccharidosen: Pfaundler-Hurler-Syndrom,
- Fructoseintoleranz: Galaktosämie.

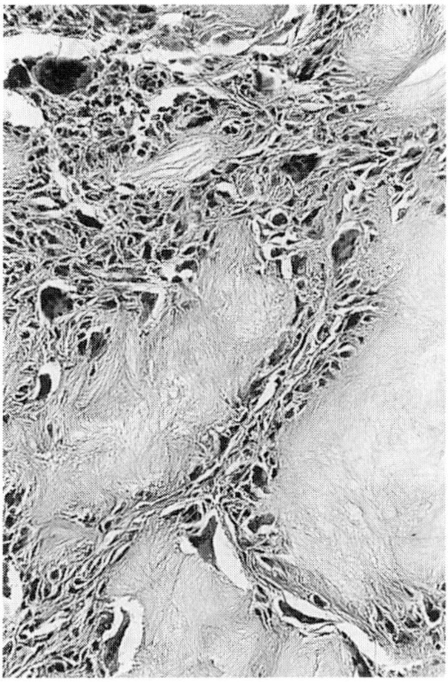

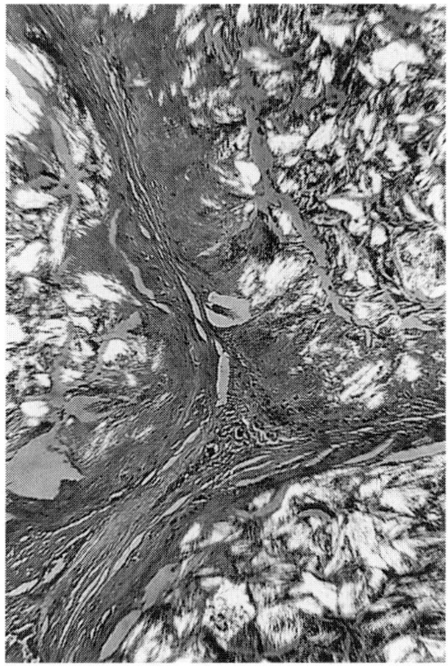

Abb. 26 u. 27 Histologie des Gichttophus: feinfibrinäre Matrix, umgeben von zahlreichen Fremdkörperriesenzellen; polarisationsoptischer Nachweis der Uratkristalle.

Fig. **26** et **27** Histologie du tophus goutteux: matrice intercellulaire entourée de nombreuses cellules géantes à corps étrangers; mise en évidence des cristaux d'urate en lumière polarisée.

Vocabulaire complémentaire

Troubles du métabolisme des acides aminés

- alcaptonurie/ochronose,
- leucinose/maladie des urines à odeur de sirop d'érable,
- acidurie hydroxybutyrique congénitale: urines à odeur de houblon,
- phénylcétonurie (PCU).

Troubles du métabolisme des purines

- goutte,
- porphyrie,
- syndrome de Lesch et Nyhan.

Troubles du métabolisme glucidique

- glycogénoses (types I-VI): maladie de von Gierke, maladie de Pompe, maladie de Forbes,
- mucopolysaccharidoses: maladie de Hurler,
- intolérance héréditaire au fructose: galactosémie.

Fettstoffwechselstörungen

- Hyperlipoproteinämie, Hypercholesterinämie,
- Sphingolipidosen: Morbus Gaucher, Tay-Sachs-Syndrom/-Idiotie, Morbus Niemann-Pick, metachromatische Leukodystrophie.

Troubles du métabolisme lipidique

- hyperlipoprotéinémie, hypercholestérolémie,
- sphingolipidoses: maladie de Gaucher, maladie de Tay-Sachs,
- maladie de Niemann-Pick, leucodystrophie métachromatique.

Die Organerkrankungen – oder: Von Orgelpfeifen im Abdomen

Der Simulant
Der Arzt kommt am Morgen auf die Station. Die diensthabende Schwester stürzt ihm aufgeregt entgegen: „Herr Doktor, Herr Doktor, der Simulant von Zimmer 12 ist heute nacht gestorben."
Darauf der Arzt: „Jetzt übertreibt er aber wieder maßlos."

Herz- und Gefäßkrankheiten – oder: Wenn einer in die Äpfel fällt ...

Kasuistik

3 Uhr morgens. Herr D. verspürt plötzlich ein Beklemmungsgefühl, eine zunehmende Atemnot und retrosternale Schmerzen, die in den linken Oberarm und in die linke Schulter ausstrahlen. Seit längerem hat er leichtere Schmerzen, die mit Nitropräparaten behandelt werden. Bei der Aufnahme ist der leicht adipöse Patient kaltschweißig und von blaß-livider Gesichtsfarbe. Die Schmerzen und die Symptomatik haben in der letzten halben Stunde trotz Einnahme von 2 Nitrolingualtabletten weiter zugenommen.
Die körperliche Untersuchung ergibt einen raschen, unregelmäßigen Puls mit unterschiedlicher Intensität; das notfallmäßig durchgeführte EKG zeigt insbesondere in den Brustwandableitungen V1 bis V3 sowie in Ableitung I breite ST-Hebungen; die R-Zacken sind reduziert. Die erst später eintreffenden Werte aus dem Notfallabor zeigen eine mäßige Leukozytose (13000 Leukos/mm^3); Kreatinkinase (CK) und die CK-MB sind deutlich erhöht und weisen in den nachfolgenden Stunden eine weitere Zunahme auf. Eine Lysebehandlung und Antikoagulation sowie eine mäßige Sedierung und Schmerzbekämpfung werden eingeleitet. Die kontinuierliche Monitorüberwachung des Patienten zeigt zunehmende Extrasystolen, teils vom ventrikulären, teils vom atrialen Typ. Die Einflußstauung der Halsvenen nimmt zu. Auskultorisch zeigen sich zunehmende Rasselgeräusche, vor allem über den Lungenunterlappen und dorsal; perkutorisch lassen sich Pleuraergüsse beidseits und im Echokardiogramm ein Perikarderguß nachweisen. Trotz der anfänglichen Besserung verschlechtert sich der Zustand des Patienten. Eine Koronarangiographie und perkutane transluminale Angioplastie (PCTA/Ballondilatation) werden erwogen. Noch bevor die notwendigen Schritte eingeleitet werden können, verstirbt der Patient an elektromechanischer Entkoppelung.

Die Angehörigen stimmen einer Sektion zu. Dabei findet sich eine ausgeprägte allgemeine Arteriosklerose mit aufgebrochenen Atherombeeten sowohl in der Aorta thoracica als auch in der Aorta abdominalis. Die Nierenarterienabgänge sind durch Plaques eingeengt. Es besteht eine hochgradige Koronarsklerose (3-Stamm-Erkrankung): Der Hauptstamm der linken Kranzarterie ist exzentrisch auf ein Restlumen von 10%, der R. interventricularis anterior (RIVA) erheblich

Les Organopathies – ou: Tuyaux d'orgue dans l'abdomen

Le simulateur
Le médecin arrive dans le service. L'infirmière de garde se précipite vers lui affolée: »Docteur, docteur! Le simulateur de la chambre 12 est décédé pendant la nuit.« Répond le médecin: »Cette fois-ci, il pousse trop loin la plaisanterie.«

Les affections cardiaques et vasculaires – ou: Quand on tombe dans les pommes ...

Cas clinique

Trois heures du matin. Monsieur D. éprouve brusquement une sensation constrictive, une dyspnée progressive et des douleurs rétro-sternales irradiant dans le bras et dans l'épaule gauches. Depuis un certain temps déjà il se plaint de douleurs peu intenses qui sont traitées par des dérivés nitrés. A son admission à l'hôpital le patient légèrement obèse est couvert de sueurs froides, son teint est pâle et livide. Les douleurs et les symptômes ont augmenté pendant la demi-heure précédente malgré l'ingestion de deux comprimés de Nitrolingual.
L'examen physique révèle un pouls accéléré et irrégulier dont l'intensité varie. L'ECG effectué en urgence révèle particulièrement dans les dérivations thoraciques/précordiales V_1 à V_3 et dans la dérivation D I un sus-décalage large du segment ST; les ondes R sont réduites. Les résultats biologiques remis plus tard par le laboratoire d'urgence font apparaître une leucocytose sanguine modérée (GB 13000/mm^3) et des taux de créatine phosphokinase (CPK) et de MB CPK (CK.MB) nettement élevés qui augmentent pendant les heures suivantes. Un traitement est entrepris comportant la fibrinolyse, l'anticoagulation et une sédation et analgésie modérées. Le monitorage continu du patient note progressivement l'apparition d'extrasystoles, en partie sous forme d'extrasystoles ventriculaires, en partie sous forme d'extrasystoles auriculaires. La turgescence jugulaire (TJ) augmente. L'auscultation découvre des râles croissants particulièrement au niveau des lobes pulmonaires inférieurs et postérieurs. La percussion met en évidence des épanchements pleuraux bilatéraux, l'échographie révèle un épanchement du péricarde. Après une amélioration passagère l'état du patient s'aggrave. On envisage à effectuer une coronarographie et une angioplastie transluminale percutanée (dilatation artérielle par une sonde à ballonnet). Avant que les mesures nécessaires puissent être mises en oeuvre, le patient meurt d'un découplage électromécanique.

La famille consent à l'autopsie, qui révèle une artériosclérose généralisée disséminée avec des plaques d'athéromes ulcérées/détachées au niveau des aortes thoracique et abdominale. Les artères rénales sont rétrécies par des plaques. L'athérosclérose coronarienne est très avancée (insuffisance coronarienne tritronculaire/maladie des trois vaisseaux): le tronc de l'artère coronaire gauche est considérablement rétréci de manière excentrique, la lumière résiduelle étant de 10 % de la normale; l'intraventriculaire antérieure, elle aussi considérablement

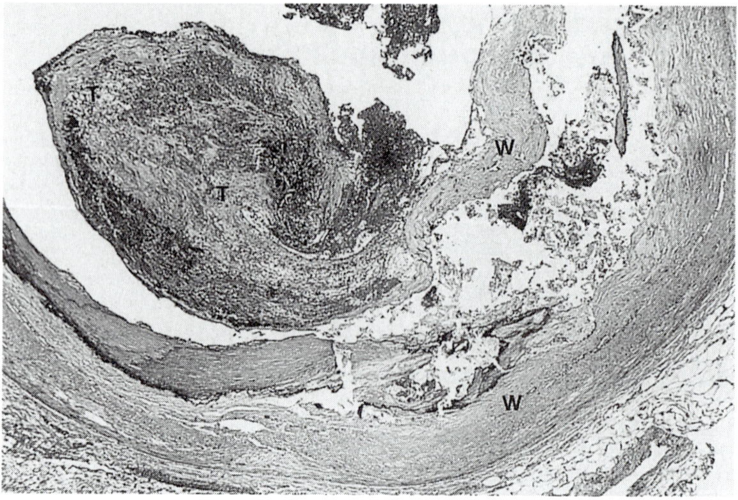

Abb. **28** Hochgradig kalzifizierte Koronararteriensklerose, Atheromaufbruch und Thrombose.
W = Gefäßwand
T = Thrombose

Fig. **28** Athérosclérose coronarienne calcifiée disséminée, détachement d'athéromes et thrombose.
W = paroi vasculaire
T = thrombose

stenosiert; eine frische Thrombose über eine Länge von 2 cm verschließt sein Lumen (Abb. 28). Die Vorderwand des linken Ventrikels ist in einem Areal von 4 × 3 cm abgeblaßt, die Schnittfläche verquollen sowie von geringen streifenförmigen Einblutungen durchsetzt. Deutliche Dilatation des linken Ventrikels; histologisch frische Myokardnekrosen (Abb. **29**). Die A. coronaria dextra ist in ihrem distalen Anteil alt thrombotisch verschlossen. An der Hinterwand des linken Ventrikels findet sich ein alter, vernarbter Myokardinfarkt mit Ausdünnung der vernarbten Wand und einer deutlichen Aneurysmabildung. Die Lungen weisen neben einer mäßigen Pulmonalarteriensklerose aufgrund der lange bestehenden Linksherzinsuffizienz ein ausgeprägtes intraalveoläres Lungenödem auf.

Fragen zur speziellen Anamnese

Herzanamnese

- Seit wann haben Sie Herzbeschwerden (Probleme mit dem Kreislauf)?

Merke **Seit wann ist Ihnen übel/schlecht?**

- Sind bei Ihnen Herzkrankheiten bekannt?
- Hatten Sie früher einen hohen (niedrigen) Blutdruck?
- Haben Sie manchmal Nasenbluten?

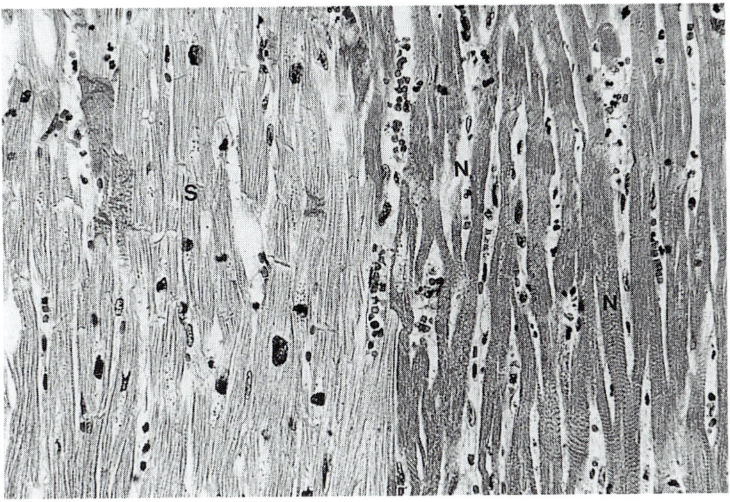

Abb. 29 Frische Myokardfasernekrosen (N) und hydropische Myokardfaserschwellung (S)

Fig. **29** Nécroses (N) récentes de fibres musculaires et turgescene hydropique fibromusculaire myocardique (S)

sténosée, est obstruée par une thrombose récente dans les deux premiers centimètres (Fig. **28**). La paroi antérieure du ventricule gauche (V.G.) présente des tissus exsangues/pâles dans une région de 4 à 3 cm, au niveau de la coupe du sang s'extravase du tissu gonflé. Le ventricule gauche (V.G.) est nettement dilaté (Fig. **29**). L'artère coronaire droite est dans sa partie distale oblitérée par un thrombus ancien. La paroi postérieure du ventricule gauche (V.G.) présente un infarctus du myocarde ancien cicatrisé avec amincissement de la paroi cicatrisée et formation nette d'un anévrisme. Les poumons révèlent, en dehors d'une sclérose modérée de l'artère pulmonaire, un oedème pulmonaire intra-alvéolaire marqué dû à l'insuffisance ventriculaire gauche prolongée.

Interrogatoire ciblé

Antécédents cardiologiques

- Depuis quand vous plaignez-vous du coeur (avez-vous des problèmes de tension)?

N.B. **Depuis quand avez-vous mal au coeur?**

- A-t-on déjà constaté chez vous une maladie cardiaque?
- Avez-vous déjà eu de l'hypertension (de l'hypotension) dans le passé?
- Avez-vous tendance à saigner du nez?

- Nehmen Sie regelmäßig blutdrucksenkende (blutdruckhebende) Mittel ein?
- Sind Sie wetterfühlig?

Kopfschmerzen usw.

- Haben Sie des öfteren
  - Kopfschmerzen?
  - Schwindelgefühl?
  - Ohnmachtsanfälle?
- (Umgangssprache: Kippen Sie öfters um?)

Schmerzen

- Haben Sie Schmerzen
  - in der Brust?
  - nach Belastung?
  - in Ruhe?
  - bei Kälte?
  - atemabhängig?
- Strahlen die Schmerzen (in den linken Arm, die Schulter, den Kiefer) aus?

Atembeschwerden

- Leiden Sie unter Atemnot?
- Geraten Sie (beim Treppensteigen, beim Gehen oder schon ihn Ruhe) leicht außer Atem?

Rhythmusstörungen

- Schlägt Ihr Herz unregelmäßig?
- Bemerken Sie manchmal Herzrasen?
- Wie viele Kissen benötigen Sie zum Schlafen?

Ödeme

- Haben Sie abends geschwollene Beine?
- Wie oft müssen Sie nachts auf Toilette?
- Sind die Augenlider verquollen?

Ergänzender Wortschatz

Allgemeines

- Blutdruck (systolisch, diastolisch),
- Herzgröße,
- Sportherz,
- Herz-Thorax-Quotient,
- Herzneurose.

- Prenez-vous régulièrement des médicaments pour baisser (augmenter) la tension?
- Etes-vous sensible au temps?

Maux de tête, etc.

- Avez-vous souvent
  - des migraines/maux de tête?
  - des vertiges?
  - des syncopes?/Est-ce que vous perdez souvent connaissance?
- (fam. Cela vous arrive souvent de tomber dans les pommes comme ça?)

Douleurs

- Avez-vous des douleurs
  - à la poitrine?
  - après un effort physique?
  - lorsque vous êtes au repos?
  - lorsqu'il fait froid?
  - en rapport avec la respiration?
- Est-ce que les douleurs se propagent dans le bras gauche (jusqu'à l'épaule, dans la mâchoire)?

Troubles respiratoires

- Manquez-vous de souffle?
- Vous essoufflez-vous vite (en montant les escaliers, en marchant ou même au repos)?

Troubles du rythme cardiaque

- Votre coeur batte-t-il de façon irrégulière?
- Avez-vous parfois des palpitations?
- Avec combien d'oreillers dormez-vous?

Oedèmes

- Avez-vous les jambes enflées le soir?
- Combien de fois allez-vous aux toilettes pendant la nuit?
- Les paupières sont-elles enflées?

Vocabulaire complémentaire

Vocabulaire général

- Tension/pression artérielle (pressions systolique et diastolique),
- dimension du coeur,
- coeur d'athlète,
- rapport cardiothoracique,
- névrose cardiaque.

Herzfunktionen und -funktionsprüfungen

- Herzvolumen,
- HMV (= Herzminutenvolumen),
- enddiastolisches, endsystolisches Volumen,
- Ejektionsfraktion,
- Herzindex,
- Blutvolumen,
- Anspannungs- und Austreibungszeit,
- enddiastolischer Ventrikeldruck rechts, links,
- Pulmonalkapillardruck,
- systolischer und diastolischer Druck,
- Phonokardiogramm (PKG),
- Apexkardiogramm (AKG),
- Karotispulskurve (CPK),
- Jugularispulskurve,
- Rechts- und Linksherzkatheter(-isierung),
- Angiokardiogramm,
- Sonogramm/Echokardiogramm,
- Myokard- und Ventrikelszintigramm,
- Doppler-Echokardiographie,
- Holter-Monitoring.
- EKG:
  - U- und T-Welle,
  - PQ-/PR- und QT-Dauer,
  - Q-, R-, S-Zacke, QRS-Komplex, ST-Strecke,
  - Belastungs-EKG.

Rhythmusstörungen

- Atrial:
  - Sinustachykardie,
  - Sinusbradykardie,
  - Sinusarrhythmie (respiratorische Arrhythmie),
  - Vorhofflimmern,
  - Vorhofflattern.
- Ventrikulär:
  - ventrikuläre Extrasystolen (VES),
  - paroxysmale supraventrikuläre, ventrikuläre Tachykardie: WPW-/ Wolff-Parkinson-White-Syndrom, Kammerflimmern, Kammerflattern.
- Erregungsleitungsstörung:
  - AV-Block (= atrioventrikulärer Block), Adams-Stokes-Syndrom,
  - Linksschenkelblock,
  - Rechtsschenkelblock.

Fonctions cardiaques et explorations cardiaques fonctionnelles

- Volume cardiaque,
- débit cardiaque/volume cardiaque minute (Q_c),
- volume télédiastolique, volume télésystolique,
- fraction d'éjection,
- index cardiaque,
- volume sanguin,
- périodes présphygmique/de mise en tension et d'expulsion,
- pression télédiastolique ventriculaire droite (P.T.D.V.D.), pression télédiastolique ventriculaire gauche (P.T.D.V.G.),
- pression capillaire pulmonaire (P.C.P.),
- pressions systolique et diastolique,
- phonocardiogramme (P.C.G.),
- apexogramme,
- carotidogramme (Ctg),
- jugulogramme,
- cathéterismes cardiaques droit et gauche,
- angiocardiogramme (A.C.G.),
- échocardiogramme,
- scintigrammes myocardique et ventriculaire,
- échocardiographie à Doppler,
- test de Holter.
- ECG:
  - Ondes U et T,
  - espaces PR et QT,
  - ondes Q,R,S, onde QRS, segment ST,
  - ECG après épreuve d'effort.

Troubles du rythme cardiaque

- Auriculaire:
  - Tachycardie sinusale,
  - bradycardie sinusale,
  - arythmie sinusale (arythmie respiratoire),
  - fibrillation auriculaire (F.A.),
  - flutter auriculaire.
- Ventriculaire:
  - extrasystoles ventriculaires,
  - tachycardies paroxystique supraventriculaire, ventriculaire: syndrome de Wolff-Parkinson-White, fibrillation ventriculaire, flutter ventriculaire.
- Trouble de conduction:
  - Bloc auriculo-ventriculaire (B.A.V.), syndrome de Stokes-Adam,
  - bloc de branche gauche (B.B.G.),
  - bloc de branche droit (B.B.D.).

Kreislaufparameter und -tests

- Kreislaufzeiten, Schellong-Stehversuch, 2-Stufen-Test, Fahrradergometer, Ratschow-Lagerungs-, Faustschlußprobe,
- Trendelenburg- und Perthes-Versuch.

Herz-und Gefäßerkrankungen

- Koronare Herzkrankheit, Koronarsklerose, Koronarinsuffizienz: Angina pectoris, Belastungsangina,
- pulmonale Hypertonie: chronisches Cor pulmonale, akutes Cor pulmonale,
- Rechtsherzinsuffizienz, Globalinsuffizienz,
- Aortenaneurysma, Aneurysma dissecans, Bauchaortenaneurysma,
- Vitien:
  - Mitralstenose, Mitralinsuffizienz, erworbene Aortenstenose, Aorteninsuffizienz, Trikuspidalstenose,
  - rheumatisches Fieber, bakterielle Endokarditis,
- akute Perikarditis (Perikardreiben), chronische Perikarditis,
- Panzerherz, Herzbeuteltamponade,
- Claudicatio intermittens,
- Unterschenkelödem.

Therapeutische Maßnahmen

- Herzschrittmacher,
- Klappenersatz (Kugel-, Kippscheiben-, Bioprothese),
- Herztransplantation,
- Bypass (aortokoronarer Venenbypass – ACVB).

Erkrankungen des Verdauungstrakts – oder: Wohl dem, der einen Straußenmagen besitzt

Der Verdauungstrakt umfaßt Mundhöhle, Pharynx, Speiseröhre, Magen, Dünn- und Dickdarm sowie die anhängenden großen und kleinen Speicheldrüsen und die Leber; ihre Erkrankungen rangieren als Todesursache in der Standardmortalitätsrelation (SMR) noch vor den Krankheiten des Kreislaufsystems und der Atmungsorgane, auch wenn sich in den letzten Jahrzehnten erhebliche Häufigkeitsverschiebungen bei den einzelnen Erkrankungen ergeben haben: so zeigen die Magenkarzinome in den letzten Jahrzehnten eine deutliche Häufigkeitsabnah-

Paramètres et tests de la circulation

- Vitesse circulatoire, épreuve d'orthostatisme/épreuve de Schellong, test des 2 marches/»two-step-test« de Master, bicyclette ergométrique, épreuve posturale de Ratschow, épreuve du poing fermé,
- manoeuvres de Trendelenburg et de Perthes.

Maladies cardiaques et vasculaires

- Maladie coronarienne, athérosclérose coronarienne, insuffisance coronarienne: angine de poitrine (A.P.), angor d'effort,
- hypertension artérielle pulmonaire (H.T.A.P.): coeur pulmonaire chronique (C.P.C.), coeur pulmonaire aigu (C.P.A.).
- insuffisance ventriculaire droite (I.V.D.), insuffisance cardiaque globale (I.C.G.),
- anévrisme de l'aorte: anévrisme disséquant, anevrisme aortique abdominal.
- cardiopathies valvulaires:
  - rétrécissement mitral (R.M.), insuffisance mitrale (I.M.), rétrécissement aortique acquis (R.A.), insuffisance aortique (I.A.), rétrécissement tricuspidien,
  - rhumatisme articulaire aigu (R.A.A.), endocardite bactérienne (E.B.).
- péricardite aiguë (frottement péricardique), péricardite chronique constrictive,
- péricardite calcifiante, tamponade,
- claudication intermittente/ insuffisance artérielle des membres inférieurs (I.A.M.I.),
- oedème des membres inférieurs (O.M.I.).

Procédés thérapeutiques

- Stimulateur cardiaque/pace-maker,
- valvuloplastie (valve de Starr, valve de Björk, bioprothèse),
- greffe du coeur,
- bypass (pontage aorto-coronarien).

Les maladies de l'appareil digestif – ou: Heureux qui possède un estomac d'autruche

L'appareil digestif comprend la cavité buccale, le pharynx, l'oesophage, l'estomac, l'intestin grêle, le côlon, les glandes salivaires et le foie; leurs affections se situent en tant que cause de décès dans la relation standard de mortalité devant les maladies des appareils cardiovasculaire et respiratoire même s'il y a eu ces dernières décennies des décalages importants relatifs à la fréquence de chaque affection: on note par exemple une importante diminution de la fréquence des cancers de l'estomac; la fréquence élevée des cancers du côlon, du pancréas et de l'oesophage observée pendant la même période peut dépendre de la modification des habitudes de consommation. La meilleure efficacité des diagnostics

me; die zur gleichen Zeit beobachtete Zunahme von Kolon-, Pankreas- und Ösophaguskarzinomen mögen mit den geänderten Konsumgewohnheiten zusammenhängen. Auch eine effektivere Frühdiagnose und -therapie hat die Mortalität dieser Erkrankungen herabgesetzt.

Ein wesentlicher Aspekt ist aber auch die Sichtweise der Ärzte. Als leuchtendes Beispiel hierfür steht die aufregende Geschichte des Helicobacter pylori, der inzwischen die gesamte Magen- und Duodenalpathologie beherrscht: obwohl schon zu Beginn des Jahrhunderts von alten Pathologen unter dem Mikroskop gesehen, wurde er erst in den letzten Jahren als pathogenes Agens (über-)gebührlich gewertet: als Ursache der chronischen aktiven Gastritis ebenso wie in seiner Rolle als mögliche Vorbedingung für die Entstehung eines Magenkarzinoms oder -lymphoms vom MALT-Typ. Auch die Entstehung von Duodenalulzera auf dem Wege von gastraler Heterotopie mit Helicobacterbesiedelung soll ein Werk des gekrümmten Bakteriums sein.

Akute und chronische Gastroenteritiden durch Salmonellen (infolge Nahrungsmittelvergiftung), Shigellen und Viren erleben gerade in den Frühjahrs- und Sommermonaten eine Hausse. Davon abgegrenzt werden die großen idiopathischen Darmentzündungen: Morbus Crohn und Colitis ulcerosa. Ihre Entstehung ist trotz einer Vielzahl experimenteller und klinischer Untersuchungen noch ungeklärt; ihre Basis ist vermutlich autoimmunologisch. Patienten weißer Hautfarbe in Westeuropa und Nordamerika sind am häufigsten betroffen; eine klare Vererbung besteht nicht.

Kasuistik 1

Vor langer Zeit hatte der Patient ein peptisches Magenulkus, das vollständig abgeheilt war. Bei der Aufnahmeuntersuchung klagt er über Geschmacksstörungen: In den letzten Monaten habe er eine zunehmende Apathie gegen Fleisch, Bier und Zigaretten entwickelt. Diese hätten einen faden Beigeschmack. Er verzeichnet eine leichte Gewichtsabnahme. Sein Stuhl ist unauffällig. Schluckbeschwerden bestehen nicht. Der röntgenologische Breischluck weist keinerlei Auffälligkeiten im Ösophagus auf; seine Motilität ist regelhaft. In der Doppelkontrastdarstellung des Magens findet sich eine Vergröberung des Magenschleimhautreliefs in Korpus und Antrum sowie ein flaches Ulkus an der kleinen Kurvatur. Die Endoskopie zeigt beim Zurückziehen des Endoskops eine regelhafte Papilla Vateri und eine unauffällige Duodenalschleimhaut. Der Pylorus ist leicht geöffnet; die Antrumschleimhaut gerötet; insgesamt erscheint die Motilität der Magenwand reduziert. Die kleine Kurvatur ist wandstarr, an einer Stelle ein flaches Ulkus mit abruptem Faltenabbruch. Die Korpusschleimhaut zeigt auch im Magenfundus eine leichte Vergröberung des Schleimhautreliefs. Leichte Rötung der Schleimhaut an der Kardia, unauffälliger Ösophagus. Aus dem Antrum, der Ulzeration und dem Korpus werden gezielte (Zangen-)Biopsien entnommen. An der kleinen Kurvatur wird zudem eine Knopflochbiopsie gewonnen und in 10%igem neutralem (oder gepuffertem) Formalin fixiert.

Histologie: Die Korpusschleimhaut weist eine chronische aktive Gastritis (Aktivitätsgrad II, spärlich Helicobacter pylori) auf; daneben in einzelnen Partikeln eine intestinale Metaplasie; ausgedehnte intestinale Metaplasien, fokale foveoläre Hyperplasien und Antrumdrüsenatrophien in der Korpusschleimhaut; im Ulkus der Antrumschleimhaut neben Detritusmaterial und Sproßpilzen eine Regenerationsschleimhaut; die Foveolen sind von dunkelkernigen, mehrreihig angeordneten

et des traitements précoces a pu également diminuer le taux de la mortalité des sujets atteints de ces maladies.

La façon qu'ont les médecins d'attaquer certains problèmes représente un aspect non négligeable. Citons dans ce contexte l'intéressante histoire de l'Hélicobacter pylori, agent pathogène dominant entre temps l'ensemble des pathologies de l'estomac et du duodénum: quoiqu'il ait été déjà observé au microscope par les anciens anatomo-pathologistes, on ne l'a considéré à juste titre sinon de façon excessive en tant qu'agent pathogène que ces dernières années: en tant que cause de gastrite chronique active aussi bien que dans son rôle de condition préalable susceptible de provoquer un cancer de l'estomac ou un lymphome gastrique type MALT. La bactérie crochue est de même soupçonnée de provoquer les ulcères du duodénum à la suite d'une hétérotopie gastrique associée à une infestation d'hélicobacters.

Les gastroentérites aiguës et chroniques dues aux salmonelles (à la suite d'intoxications alimentaires), aux shigellas et aux virus augmentent particulièrement pendant les mois de printemps et d'été. Elles se différencient des grandes inflammations intestinales idiopathiques, maladie de Crohn et colite ulcéreuse, dont l' origine reste obscure en dépit d'une multitude d'études expérimentales et cliniques; leur origine est probablement d'ordre autoimmunologique. Les malades à peau claire d'Europe occidentale et d'Amérique du Nord sont le plus fréquemment atteints. Le rôle de l'hérédité n'est pas prouvé.

Cas clinique n°1

Dans les antécédents personnels du patient on retient qu'il a autrefois subi un ulcère gastrique qui était complètement guéri. A son admission à l'hôpital le patient se plaint de troubles du goût: Au cours des mois précédents il a développé un dégoût croissant pour la viande, la bière et les cigarettes qui auraient un arrière-goût fade. Il note une perte de poids modérée. Les selles sont normales. Il n'y a pas de dysphagie. Le TOGD (= transit oesogastroduodénal) ne montre pas d'anomalies au niveau de l'oesophage; la motilité oesophagienne est sans particularité notable. La radio(graphie) en double contraste révèle un relief à contours grossiers dans les régions du corps et de l'antre gastrique et un ulcère plan au niveau de la petite courbure. L'endoscopie montre au retrait de l'endoscope une ampoule de Vater et une muqueuse duodénale sans particularité. Le pylore est légèrement ouvert; la muqueuse antrale est érythémateuse; dans l'ensemble, la motilité de la paroi gastrique semble réduite. La paroi de la petite courbure est rigide et présente un ulcère plan vers lequel se perdent les plis gastriques. La muqueuse corporéale décèle également au niveau de la grosse tubérosité un épaississement modéré. La muqueuse cardiale est légèrement érythémateuse, l'oesophage sans particularité notable. Des biopsies ciblées à la pince sont pratiquées aux niveaux de l'antre, de l'ulcération et du corps gastrique. De plus, au niveau de la petite courbure est effectuée une biopsie à l'anse, dont le matériel est fixé avec du formol à 10 % en solution aqueuse neutre (ou tamponnée).

Histologie: La muqueuse du corps révèle une gastrite chronique active (type II, Hélicobacter pylori en quantité faible); occasionnellement avec images de métaplasie intestinale; au niveau de la muqueuse corporéale métaplasies intestinales étendues, hyperplasies fovéolaires en foyer et glandes antrales atrophiées; au niveau de l'ulcération (sur la muqueuse antrale) en dehors de débris fibrinoleu-

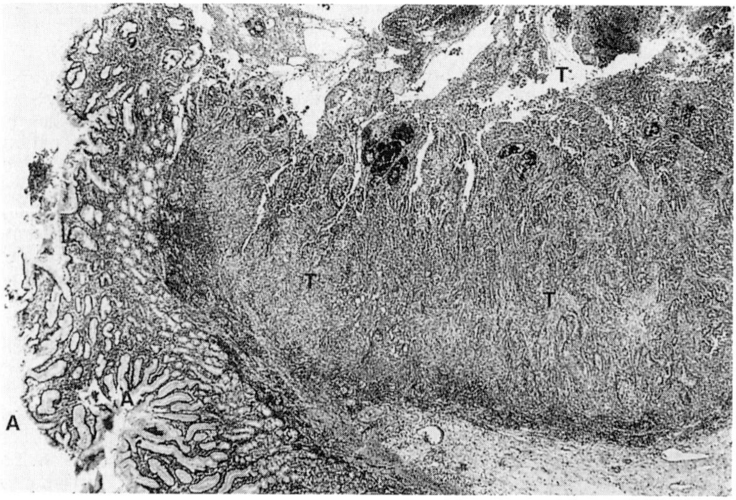

Abb. **30** Siegelringzellkarzinom des Magenfrühkarzinoms Typ IIc: eingesenkter Tumor (T) ohne Einbruch in die Muscularis propria; erhaltene Antrumschleimhaut (A)

Fig. **30** Carcinome de cellules en bague/carcinome mucipare de l'estomac, type IIc: infiltration intramuqeuse de la tumeur (T) sans infiltration de la muscularis mucosae; muqueuse de l'antre (A) conservée.

Epithelien überkleidet. In der Tiefe Siegelringzellen, zumeist einzeln, seltener in kleinen Gruppen gelagert.

Pathologisch-anatomische Beurteilung: Siegelringzellkarzinom des Magens (diffuser Typ nach Laurén, infiltrativer Typ nach Ming).
Kurz darauf erfolgte die Resektion – aufgrund der Lage des Tumors wurde einer kompletten Gastrektomie der Vorzug vor einer 2/3- oder B-II-Resektion gegeben. Die Aufarbeitung des Resektionspräparats weist ein Magenfrühkarzinom Typ IIc auf; Lymphknotenmetastasen sind nicht vorhanden (Abb. **30** u. **31**).

Kasuistik 2

Ein Fall von „Ernährungsfehler":
Um 11 Uhr 30 pflegt in Erlangen die klinisch-pathologische Konferenz stattzufinden. Der Kliniker berichtet angesichts der Organe die Krankheitsgeschichte: Patient mit schwerem nutritiv-toxischem Diätfehler (Potator strenuus/Quartalsäufer/ε-Trinker) im Alter von 35 Jahren; serologisch Hinweise auf eine lange zurückliegende Infektion mit Hepatitis-B-Virus; seit Jahren bekannte feinknotige Leberzirrhose; jetzt akute Verschlechterung: Ösophagusvarizenblutungen, die zunächst erfolgreich sklerosiert wurden. Massive Ausbildung von Aszites; ausgeprägte Blutgerinnungsstörungen; am 4. Tag nach der Klinikaufnahme bot der Patient zunehmende Verwirrtheitszustände und Halluzinationen, die als Delirium tremens gedeutet wurden; danach wiederum massive gastrointestinale Blutungen.

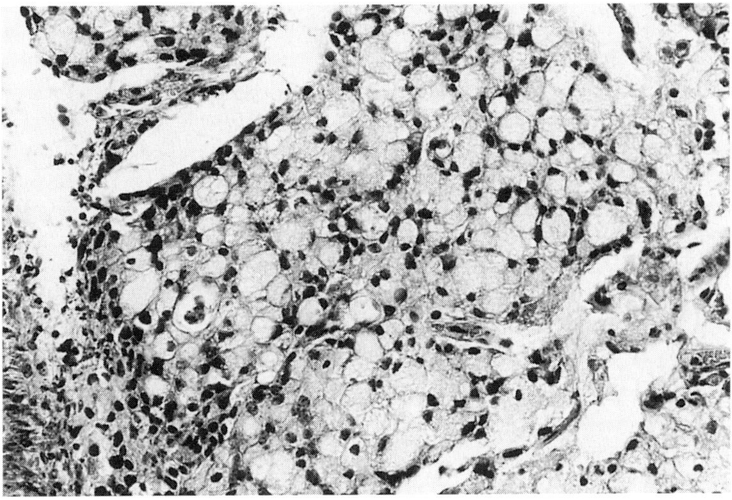

Abb. **31** Submembranös verdrängte Zellkerne, intrazelluläre Verschleimung der Tumorzellen (Siegelringzellen)

Fig. **31** Au niveau de la sous-muqueuse noyaux cellulaires excentrés, vacuoles de mucus intracytoplasmiques (cellules en bague à chaton).

cocytaires et blastomycètes muqueuse régénérative; fovéoles revêtues de plusieurs couches épithéliales superposées à noyaux cellulaires sombres; en profondeur cellules en bague à chaton le plus souvent isolées, plus rarement en petits groupes.
Evaluation anatomopathologique: Carcinome de cellules en bague/carcinome mucipare (type diffus selon Laurén, type infiltrant selon Ming).
Le résection a été effectuée peu de temps après l'établissement du diagnostic; à cause du siège tumoral on a préféré la gastrectomie totale à la gastrectomie partielle des 2/3 inférieurs/à l'operation de Billroth II. L'étude de la pièce réséquée révèle un cancer précoce de l'estomac type IIc. Il n'y a pas de métastases ganglionnaires (Fig. **30** et **31**).

Cas clinique n°2

Un cas de »malnutrition«:
A 11 heures et demie a lieu à Erlangen la confrontation anatomoclinique. Le clinicien décrit l'histoire de la maladie (HDLM) face aux organes du défunt: sujet âgé de 35 ans avec écart de régime nutritif-toxique grave (gros buveur/dipsomane/alcoolique type épsilon); sérologiquement indications d'une hépatite B très ancienne; cirrhose micronodulaire du foie connue depuis plusieurs années; actuellement détérioration aiguë de l'état du patient: hémorragies digestives dues à la rupture de varices oesophagiennes qui ont été sclérosées avec succès, du moins au début; ascite abondante; troubles marqués de la coagulation. Le 4e jour après l'admission le patient a présenté progressivement des signes de confusion mentale et des hallucinations, interprétés comme des manifestations de delirium tremens; ensuite nouveaux saignements gastro-intestinaux massifs.

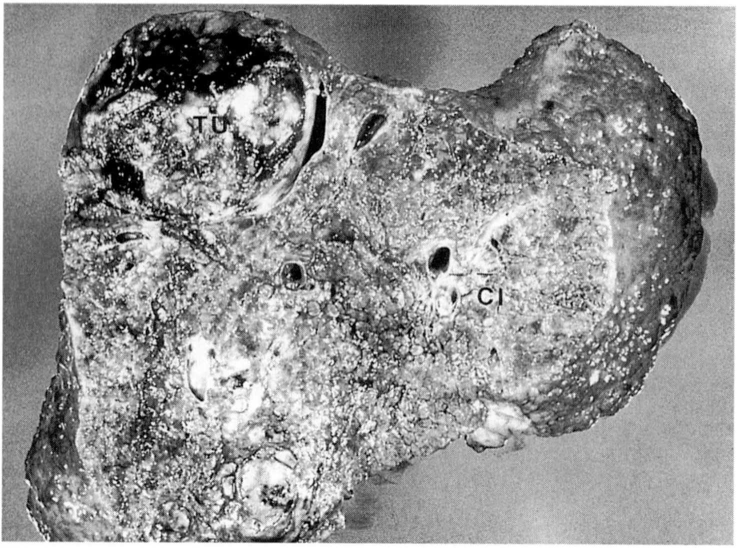

Abb. **32** (Komplette) feinknotige Leberzirrhose; im rechten Leberlappen das eingeblutete Karzinom mit bunter Schnittfläche. CI = Zirrhose

Fig. **32** Cirrhose micronodulaire du foie; au niveau du lobe droit remaniement hémorragique intratumorale avec niveau de coupe polychrome. CI = cirrhose

Die Sektion zeigt eine ausgeprägte feinknotige (feingranuläre) Leberzirrhose (Abb. **32** u. **33**). Daneben findet sich im rechten Leberlappen ein im Durchmesser 10 cm großes bröckelig zerfallenes und eingeblutetes Leberzellkarzinom; Infiltration des Tumors in die erweiterte und sklerosierte Portalvene; ein frischer okkludierender Thrombus verschließt ihr Lumen; Ausläufer dieses Thrombus reichen bis in die Mesenterialvenen. Es besteht eine Splenomegalie von 500 g. Die Ösophagusvarizen sind mäßig ausgebildet, einzelne Varizen nach der Sklerosierungsbehandlung thrombosiert. Mehrere große Venen am gastroösophagealen Übergang breit eröffnet; partiell hämatisiertes Blut (ca. 2 l) in Magen, Dünn- und Dickdarm; Abblassung der inneren Organe; massiver bernsteinfarbener Aszites.

Geringgradiger allgemeiner Ikterus der Skleren, der Haut und der inneren Organe; akutes globales Herzversagen; Dilatation des rechten und linken Ventrikels.

Weitere Befunde (Nebenbefunde): Im Pankreaskopf nach abgelaufener chronischer tryptischer Pankreatitis eine im Durchmesser 3,5 cm große weitgehend gereinigte Pseudozyste.

Alte Kontusionsherde des Gehirns nach einem Sturz vor 5 Jahren; geringgradige Hämosiderose der Leptomeningen.

L'autopsie révèle une cirrhose micronodulaire du foie (Fig. **32** et **33**). De plus, au niveau du lobe droit se trouve un épithelioma hépatocellulaire de 10 cm de diamètre émietté et hémorragique; infiltration tumorale dans la veine porte dilatée et sclérosée dont le calibre est oblitéré par un thrombus récent; des filaments/prolongements du thrombus s'étendent jusqu'aux veines mésentériques. Splénomégalie de 500 g; les varices oesophagiennes dont quelques-unes sont oblitérées par des thrombus à la suite d'un traitement de sclérose endoscopique sont peu marquées. Quelques grandes veines au niveau du cardia sont dilatées. Du sang en partie hématisé (dans les 2 l) dans l'estomac, l'intestin grêle et le côlon; viscères exsangues/pâles; ascite abondante ambrée.

Ictère généralisé discret des sclérotiques, de la peau et des viscères; insuffisance globale aiguë; dilatation des ventricules droit et gauche.

Observations secondaires: Au niveau de la tête du pancréas un pseudokyste évacué de 3,5 cm de diamètre dû à une pancréatite chronique évoluée.

Anciens foyers de contusion cérébrale dus à une chute 5 ans auparavant, hémosidérose discrète des leptoméninges.

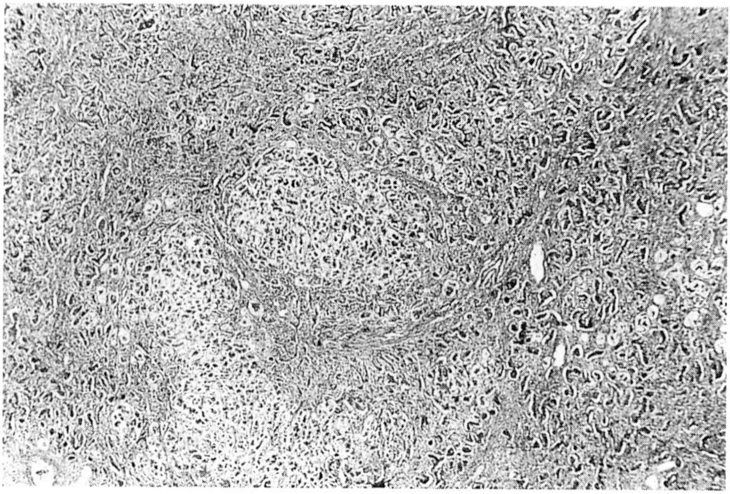

Abb. **33 a** Feinknotige Leberzirrhose, Tumorzapfen in der V. portae; frischerer thrombotischer Verschluß.

Fig. **33 a** Cirrhose micronodulaire du foie, compression de la veine porte par la tumeur, oblitération artérielle suraiguë par un thrombus.

Dünn- und Dickdarm

Während im Dünndarm Atresien zu den häufigeren Mißbildungen gehören, bleiben Atresien des Kolons vor allem auf das Colon sigmoideum, das Rektum und den Anus beschränkt. Häufigere Mißbildungen sind totale oder segmentale Aplasien des Plexus mesentericus und des Plexus submucosus, die als Morbus Hirschsprung oder bei kompletter Agenesie als (Jirásek-) Zuelzer-Wilson-Syndrom bekannt sind.

Kasuistik

23jähriger Patient; geringgradige gastrointestinale Blutungen, positiver Hämocculttest; die übrigen Laboruntersuchungen unauffällig.

Inspektion: Multiple enorale und labiale bis 3 mm große braune Flecken;

Koloskopie: Zahlreiche sowohl im terminalen Ileum als auch im Colon ascendens, transversum und Colon descendens lokalisierte feingliedrige Polypen.

Differentialdiagnose: Hier werden hamartomatöse Polypen, juvenile Polypen oder Adenome in Betracht gezogen.

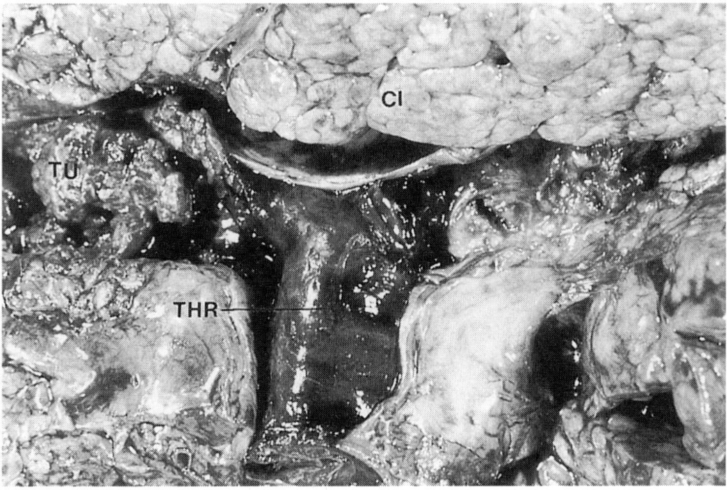

Abb. **33 b** Feinknotige Leberzirrhose, Tumorzapfen in der V. portae; frischerer thrombotischer Verschluß.
TU = Tumor
CI = Zirrhose
THR = Thrombose

Fig. **33 b** Cirrhose micronodulaire du foie, compression de la veine porte par la tumeur, oblitération artérielle suraiguë par un thrombus.
TU = tumeur
CI = cirrhose
THR = thrombose

L'intestin grêle et le côlon

Alors que les atrésies comptent parmi les malformations relativement fréquentes de l'intestin grêle, les atrésies du côlon sont limitées particulièrement au côlon sigmoïde, au rectum et à l'anus. Des malformations plus fréquentes sont les aplasies totales ou segmentaires des plexus mésentérique et sous-muqueux connues comme maladie de Hirschsprung ou comme syndrome de Jirásek-Zuelzer-Wilson en cas d'une agénésie complète.

Cas clinique

Un homme de 23 ans; hémorragies digestives mineures, Hémocult positif. Autres examens biologiques normaux.

Inspection: Multiples taches brunes au niveau de la muqueuse buccale et des lèvres, d'un diamètre pouvant aller jusqu'à 3 mm.

Coloscopie: Multiples polypes grêles au niveau de l'iléon terminal, du côlon ascendant, transverse et descendant.

Diagnostic différentiel: Polypes hamartomateux, polypes juvéniles, adénomes.

Histologie:

- ♦ Hamartomatöse Polypen Typus Peutz-Jeghers,
- ♦ Effloreszenzen an der Lippe: Lentigines.

Dickdarm

Häufigste Tumoren des Kolons sind hyperplastische Polypen sowie die tubulären, tubulovillösen und villösen Adenome. Über eine schwere Dysplasie können sie in Adenokarzinome des Kolons und des Rektums übergehen (Adenom-Karzinom-Sequenz). Prädisponierende Faktoren sind neben dem Alter – 90% der Erkrankten sind älter als 50 Jahre – und einer ballaststoffarmen Ernährung auch langwierige chronische Entzündungen des Darmes wie die Colitis ulcerosa und in wesentlich geringerem Ausmaß der Morbus Crohn. Bakterielle und virale Colitiden stehen nicht in Korrelation mit dem kolorektalen Karzinom; parasitäre Kolitiden (z.B. Schistosomiasis) induzieren gelegentlich neben entzündlichen Strikturen auch Karzinome.

Fragen zur speziellen Anamnese

Gastroenterologische Anamnese

- ♦ Sind Sie schon früher einmal wegen
  - – Magen- oder Darmbeschwerden,
  - – eines Magengeschwürs ,
  - – Gallensteinen behandelt worden?

Schmerzen

- ♦ Haben Sie öfter Magenschmerzen
  - – vor oder nach dem Essen?
  - – nach Alkohol- oder Kaffeegenuß?
  - – nach fettem Essen?

Appetit

- ♦ Haben Sie (wenig) Appetit?
- ♦ Essen Sie regelmäßig? Wie viele Mahlzeiten?
- ♦ Hat Ihr Appetit in letzter Zeit nachgelassen?

Gewicht

- ♦ Ist Ihr Gewicht in den letzten Monaten konstant geblieben? Haben Sie zu- oder abgenommen? Wieviel?

Empfindlicher Magen

- ♦ Können Sie alles essen?
- ♦ Vertragen Sie manche Speisen schlecht oder gar nicht? Welche?

Examen histologique:

- polypes hamartomateux type Peutz-Jeghers-Touraine
- efflorescences au niveau des lèvres: lentigos.

Le côlon

Les tumeurs du côlon les plus fréquentes sont les polypes hyperplasiques et les adénomes tubulaires, tubulo-villeux et villeux. Partant d'une dysplasie grave ils peuvent dégénérer en adénocarcinomes du côlon et du rectum (l'histoire naturelle du cancer). En dehors de l'âge – 90 % des personnes atteintes ont plus de 50 ans – et d'un régime pauvre en fibres alimentaires les inflammations chroniques de longue durée comme p.ex. la colite ulcéreuse et beaucoup moins fréquemment la maladie de Crohn sont des affections prédisposantes. Il n'existe pas de corrélation entre les colites d'origine bactérienne ou virale et le cancer colorectal; en dehors de rétrécissements inflammatoires, les colites d'origine parasitaire (dont p.ex. la schistosomiase) provoquent parfois des cancers.

Interrogatoire ciblé

Antécédents gastro-entérologiques

- Avez-vous déjà subi un traitement
  - pour l'estomac ou pour les intestins,
  - contre un ulcère de l'estomac,
  - contre des calculs biliaires?

Douleurs

- Avez-vous souvent des douleurs d'estomac
  - avant ou après les repas?
  - après avoir bu de l'alcool ou du café?
  - après avoir mangé des aliments gras?

Appétit

- Avez-vous de l'appétit (peu d'appétit/ un appétit d'oiseau)?
- Mangez-vous régulièrement? Combien de repas prenez-vous par jour?
- Manquez-vous d'appétit ces derniers temps?

Poids

- Votre poids est-il stable ces derniers mois? Avez-vous perdu ou pris du poids/ Avez-vous maigri ou grossi? Combien de kilos?

Estomac fragile

- Pouvez-vous manger de tout?
- Y a-t-il des aliments que vous digérez mal ou pas du tout? Lesquels?

- (Umgangssprache: Er hat einen Magen wie ein Pferd; kann alles essen, verträgt alles)
- Müssen Sie häufig nach dem Essen aufstoßen?
- (Kinder: Bäuerchen machen)
- Haben Sie
  - Sodbrennen?
  - Magenkrämpfe?
  - Schluckbeschwerden?
  - Schluckauf (Singultus)?

Brechreiz

- Empfinden Sie Ekel oder Brechreiz beim Anblick bestimmter Speisen?
- Müssen Sie sich nach dem Essen übergeben?
- Wie sieht das Erbrochene aus? Verdaute, unverdaute Nahrung, Galle, mit Blut vermischt?

Stühle

- Neigen Sie zu Verstopfung (Durchfall)?
- Haben Sie Stuhldrang?
- Haben Sie regelmäßig Stuhlgang? Einmal, mehrmals pro Tag?
- Ist der Stuhl
  - normal?
  - hart?
  - dünnflüssig?
  - hell?
  - schwarz?
- Haben Sie Blut im Stuhl?
- Nehmen Sie (regelmäßig) Abführmittel?

Hämorrhoiden

- Jucken Ihre Hämorrhoiden?

Ergänzender Wortschatz

Ösophagus

- Traktions-, Zenker-Divertikel,
- spontane Ösophagusruptur/Boerhaave-Syndrom, Ösophagusperforation, Mallory-Weiss-Syndrom,
- Ösophaguskarzinom, Ösophagitis,
- gastroösophagealer Reflux,
- Hiatushernie, Gleithernie,
- Ösophagusachalasie/Kardiospasmus,
- obere gastrointestinale Blutung

- (fam.: Il a un estomac d'autruche.)
- Eructez-vous souvent après avoir mangé?
- (Enfants: faire son rot)
- Avez-vous
  - des brûlures/des aigreurs d'estomac?
  - des crampes d'estomac?
  - des problèmes/des difficultés à avaler?
  - le hoquet?

Nausées

- Eprouvez-vous des haut-le-coeur ou des nausées à la vue de certains plats?
- Vomissez-vous souvent après les repas?
- Comment est le vomi? Les aliments sont-ils déjà digérés ou non? Vomissez-vous de la bile? Est-ce que le vomi est mêlé de sang?

Selles

- Etes-vous plutôt constipé (avez-vous plutôt la diarrhée)?
- Avez-vous des besoins urgents d'aller à la selle?
- Allez-vous régulièrement à la selle? une fois, plusieurs fois par jour?
- Est-ce que vos selles sont
  - normales?
  - dures?
  - [très] liquides?
  - claires?
  - noires?
- Avez-vous des traces de sang/du sang dans vos selles?
- Prenez-vous (régulièrement) des laxatifs?

Hémorroïdes

- Vos hémorroïdes vous démangent-elles?

Vocabulaire complémentaire

Oesophage

- Diverticule de traction, diverticule pharyngo-oesophagien/diverticule de Zenker,
- rupture spontanée de l'oesophage/syndrome de Boerhaave, rupture traumatique de l'oesophage, syndrome de Mallory-Weiss,
- cancer l'oesophage, oesophagite,
- reflux gastro-oesophagien,
- hernie hiatale, hernie par glissement,
- achalasie de l'oesophage/cardiospasme,
- hémorragie digestive haute (HDH)

- Ösophagoskopie, Ösophagusmanometrie, pH-Metrie,
- Bougierung.

Magen

- Akute Gastritis, Streßulkus, Reizmagen,
- Ulcus duodeni,
- Morbus Ménétrier, Zollinger-Ellison-Syndrom,
- Dumpingsyndrom, Syndrom der zuführenden Schlinge, Syndrom der blinden Schlinge, Magenstumpfkarzinom,
- Magensekretionsanalyse, Gastrinbestimmung.

Dünndarm

- Mechanischer, paralytischer Dünndarmileus,
- stehende Schlingen,
- Karzinoid,
- Mesenterialinfarkt, Angina abdominalis,
- Malabsorptionssyndrom: Glutenenteropathie, Lactoseintoleranz, Morbus Whipple, Syndrom des kurzen Darms,
- Meckel-Divertikel,
- D-Xylose-Test, Lactosetest.

Kolon

- Obstipation, Colon irritabile,
- Diarrhö, Laxanzienenteropathie,
- ischämische Kolitis, pseudomembranöse Kolitis,
- Divertikulose, Divertikulitis,
- Polypen,
- Analfistel, Analfissur, Rektumprolaps, Proktitis, Analekzem, Analkarzinom,
- akute, chronische Appendizitis (McBurney-Punkt), Appendektomie,
- Proktorektosigmoidoskopie, Koloileoskopie.

Leber

- Funktionsprüfungen:
  - Gesamteiweiß,
  - Eiweißelektrophorese,
  - Immunglobuline,
  - Glutamat-Oxalacetat-Transaminase (GOT)/Aspartat-Aminotransferase (ASAT),
  - Glutamat-Pyruvat-Transaminase (GPT)/ Alanin-Aminotransferase (ALAT),
  - Gamma-Glutamyl-Transferase (Gamma-GT),

- oesophagoscopie, manométrie oesophagienne, pHmétrie,
- bougirage.

Estomac

- Gastrite aiguë, ulcère de stress, estomac irritable,
- ulcère du duodénum,
- maladie de Ménétrier, syndrome de Zollinger-Ellison,
- dumping syndrome, syndrome de l'anse afférente, syndrome de l'anse borgne, cancer sur moignon gastrique,
- analyse de la sécrétion gastrique, détermination du dosage de la gastrine sérique.

Intestin grêle

- Occlusion intestinale par obstruction, iléus paralytique,
- images en tuyaux d'orgue,
- syndrome carcinoïde,
- infarctus mésentérique, angor intestinal,
- syndrome de malabsorption: maladie coeliaque/intolérance au gluten, intolérance au lactose, maladie de Whipple, syndrome du grêle court,
- diverticule de Meckel,
- épreuve au D-xylose, test de tolérance au lactose.

Côlon

- Constipation, côlon irritable/côlon hyperspasmodique,
- diarrhée, colite de laxatifs,
- colite ischémique, colite pseudo-membraneuse,
- diverticulose colique, diverticulite;
- polypes,
- fistule anale, fissure anale, prolapsus du rectum, proctite, eczéma de l'anus, cancer du canal anal,
- appendicite aiguë, chronique (point de McBurney), appendicectomie,
- proctorectosigmoïdoscopie, coloiléoscopie.

Foie

- Explorations fonctionnelles:
  - protéines totales,
  - électrophorèse des protéines,
  - immunoglobulines,
  - transaminase glutamique oxaloacétique (TGO)/aspartate-amino-transférase (ASAT),
  - transaminase glutamique pyruvique (TGP)/alanine aminotransférase (ALAT),

- Cholinesterase (CHE),
- alkalische Phosphatase (AP),
- Serumbilirubin.

♦ Lebererkrankungen:
- Fettleber, Hepatitis, Leberzirrhose, primär biliäre Zirrhose,
- Leberzelladenom,
- noduläre Hyperplasie,
- Leberkarzinom,
- Leberkoma: Leberausfallskoma, Leberzerfallskoma,
- hepatische Enzephalopathie,
- portale Hypertension.

♦ Gallenwegserkrankungen:
- akute und chronische Cholezystitis, Cholezystolithiasis,
- Cholangitis, Gallenwegsdyskinesie, Gallengangskarzinom,
- Papillitis, Choledocholithiasis, Papillenkarzinom, Verschlußikterus.

Pankreas

♦ Akute und chronische Pankreatitis,

♦ Pankreaskopfkarzinom, Pankreasschwanzkarzinom, Inselzelltumor,

♦ Mukoviszidose,

♦ ERCP (= endoskopisch-retrograde Cholangiopankreatographie), Alpha-Amylase,

♦ Pankreolauryltest, Sekretin-Pankreozymin-Test.

Nierenkrankheiten und urogenitale Erkrankungen

Erkrankungen der Nieren sind häufig. 1% der Bevölkerung leidet an einer einseitigen Nierenagenesie oder Entwicklungsstörungen der Nieren wie Kuchennieren und Hufeisennieren; sie sind zumeist gut mit dem Leben vereinbar. Die Prognose der Zystennieren ist dagegen meist schlechter und im einzelnen vom Subtyp der Zystenniere abhängig; zum chronischen Nierenversagen kommt es entweder bereits in früher Jugend oder im mittleren Erwachsenenalter.

Häufigere Gründe eines dialysepflichtigen chronischen Nierenversagens sind chronische Pyelonephritiden und Glomerulonephritiden; in selteneren Fällen ist die Niereninsuffizienz Folge einer Stoffwechselerkrankung wie der Glomerulosklerose Kimmelstiel-Wilson bei Diabetes mellitus, der Gichtniere oder bei der Nierenamyloidose.

Untersuchungen des Urins am Morgenurin oder am frischen Urin, Untersuchungen der Serumkonzentrationen von Harnstoff, Harnstoff-Stickstoff, Kreatinin,

- gamma-glutamyl transférase (gamma-GT/GGT),
- cholinestérase,
- phosphatase alcaline (PA),
- taux sérique de la bilirubine.

♦ Affections du foie:
- stéatose du foie, hépatite, cirrhose du foie, cirrhose biliaire primitive,
- adénome solitaire du foie,
- hyperplasie nodulaire,
- cancer primitif du foie,
- coma hépatique: coma par défaillance hépatique, coma par dégénérescence hépatique,
- encéphalopathie hépatique,
- hypertension portale.

♦ Maladies des voies biliaires:
- cholécystites aiguë et chronique, cholécystolithiase,
- cholangite, dyskinésie/dystonie biliaire, cancer des voies biliaires,
- papillite, cholédocholithiase, cancer papillaire, ictère par obstruction.

Pancréas

♦ Pancréatites aiguë et chronique,

♦ cancer de la tête du pancréas, cancer de la queue du pancréas, insulinome,

♦ mucoviscidose,

♦ cholangio-pancréaticographie rétrograde endoscopique (CPRE), alpha-amylase,

♦ test de pancréolauryl, épreuve de la sécrétine-pancréozyme.

Les maladies rénales et urogénitales

Les affections du rein sont courantes. 1% de la population souffre d'une agénésie rénale unilatérale ou de troubles du développement des reins, dont p.ex.les reins en éponge et les reins en fer à cheval; dans la plupart des cas ces malfaçons sont tout à fait compatibles avec la vie, tandis que le pronostic des reins polykystiques est le plus souvent plus sombre en fonction du type de la polykystose rénale en question; la maladie évolue vers l'insuffisance rénale chronique qui survient ou dans la première jeunesse ou vers l'âge adulte moyen.

L'insuffisance rénale chronique qui impose le recours à la dialyse est plus souvent provoquée par les pyélonéphrites et les glomérulonéphrites; plus rarement l'insuffisance rénale est due à une maladie métabolique comme p.ex. le syndrome de Kimmelstiel et Wilson survenant dans le diabète sucré, comme le rein goutteux ou l'amylose rénale.

L'examen des urines effectué sur l'urine du matin ou l'urine fraîchement émise, les dosages de concentration sanguine d'urée, d'azote d'urée, de créatinine et d'albumine et la clairance de substances injectées mesurent le niveau de la

Albumin und die Clearance injizierter Substanzen lassen das Ausmaß der Nierenrestfunktion erkennen. Einfache Untersuchungen sind die Untersuchungen des Urins auf die Anwesenheit von Glucose, Granulozyten, Bakterien und Erythrozyten, die quantitativ oder semiquantitativ durch Stäbchentests erfaßt werden. Die Bestimmung erfolgt dabei aus Sammelurin, Morgenurin oder einmaliger Urinabgabe; für die bakteriologische Untersuchung des Urins empfiehlt sich der Mittelstrahlurin.

Die mikroskopische Urinanalyse auf die Anwesenheit von hyalinen Zylindern, granulierten Zylindern, Erythrozytenzylindern sowie Kristallausfällungen werden am Nativurin vorgenommen.

Kasuistik

Frau G., 62 Jahre, verheiratet, 2 erwachsene Kinder. In den letzten drei Monaten zunehmende Abgeschlagenheit, Blutsenkung erhöht; mäßige Polyglobulie, geringe Leukozytose; Harnstoff, Kreatinin sowie übrige Nierenparameter unauffällig; einige Erythrozyten im Urin/Mikrohämaturie; die detaillierte zytologische Untersuchung von Urinsediment und -filtrat läßt aktivierte Urothelien der mittleren und oberen Urothellagen erkennen; keine Tumorzellen.

Im Ultraschall der rechten Niere ein im Durchmesser 5 cm großer, die Nierenoberfläche buckelig vorwölbender und bis unter das Nierenbecken drängender Tumorknoten; ein ähnlicher Befund auch im Ausscheidungsurogramm und in der Nierenangiographie.

Die peritoneale Nephrektomie ergibt ein in die Nierenkapsel, nicht jedoch in die Gerota-Faszie eingewachsenes klarzelliges, kompaktes Nierenkarzinom/hypernephroides Nierenkarzinom (veraltet: Grawitz-Tumor). Nierenbecken und Nierenvenen werden durch den Tumor verdrängt. Hieraus ergibt sich das morphologische UICC-Stadium pT3pN0pMXG2. (Abb. **34** u. **35**).

Fragen zur speziellen Anamnese

Dysurie

- Seit wann haben Sie Nieren-(Blasen-)Schmerzen?

Merke **Haben Sie Rückenschmerzen?**

- Haben Sie brennende Schmerzen beim Wasserlassen?
- Verspüren Sie ständig Harndrang?
- Wie oft am Tag müssen Sie Wasser lassen?
- Müssen Sie nachts aufstehen, um Wasser zu lassen?
- Kommt ein ordentlicher Strahl oder tröpfelt es nur?
- Geht unfreiwillig Wasser ab?
- Wieviel Flüssigkeit trinken Sie täglich?

fonction rénale résiduelle. L'examen portant sur la recherche de glucose, de granulocytes, de bactéries et d'hématies présents dans les urines est simple: ces substances sont dépistées quantitativement ou semi-quantitativement par des bandelettes réactives. La détermination s'effectue sur l'urine des 24 heures, l'urine du matin ou l'urine émise spontanément; pour l'examen bactériologique l'utilisation de l'urine du milieu du jet est recommandée.

L'examen microscopique recherchant la présence de cylindres hyalins, granuleux, hématiques/érythrocytaires et de cristaux est pratiqué sur l'urine émise spontanément.

Cas clinique

Mme G., âgée de 62 ans, mariée, 2 grands enfants. Fatigue croissante depuis 3 mois; VS (= vitesse de sédimentation) accélérée; polyglobulie modérée, petite leucocytose; paramètres rénaux, dont l'urée et la créatinine, dans les limites de la normale; présence de quelques hématies dans l'urine/hématurie microscopique. L'examen cytologique détaillé du sédiment et du filtrat urinaire révèle des urothéliums activés des couches urothéliales moyennes et supérieures; pas de cellules tumorales.

A l'échographie du rein droit tumeur de 5 cm de diamètre, bombant la surface rénale et poussant jusqu'au dessous du bassinet. Résultat corroboré par ceux de l'urographie intraveineuse (UIV) et de l'angiographie rénale.

La néphrectomie péritonéale révèle un hypernéphrome/cancer du rein à cellules claires solide (dénomination obsolète: tumeur de Grawitz) ayant envahi la capsule rénale sans avoir infiltré la fascia. Le bassinet et les veines rénales sont comprimés par la tumeur. C'est-à-dire le stade morphologique UICC est de pT3pN0pMXG2. (Fig. **34** et **35**).

Interrogatoire ciblé

Dysurie

- Depuis quand avez-vous des douleurs rénales (mal à la vessie)?

N.B. Depuis quand avez-vous mal aux reins?

- Avez-vous des brûlures lorsque vous urinez?
- Est-ce que vous ressentez constamment le besoin d'uriner?
- Combien de fois par jour avez-vous le besoin d'uriner?
- Est-ce que vous vous levez la nuit pour aller uriner?
- Le jet d'urine est-il fort ou est-ce qu'il s'effectue par gouttes?
- Etes-vous incontinente?/Souffrez-vous d'incontinence?
- Buvez-vous beaucoup pendant la journée? Combien de litres environ?

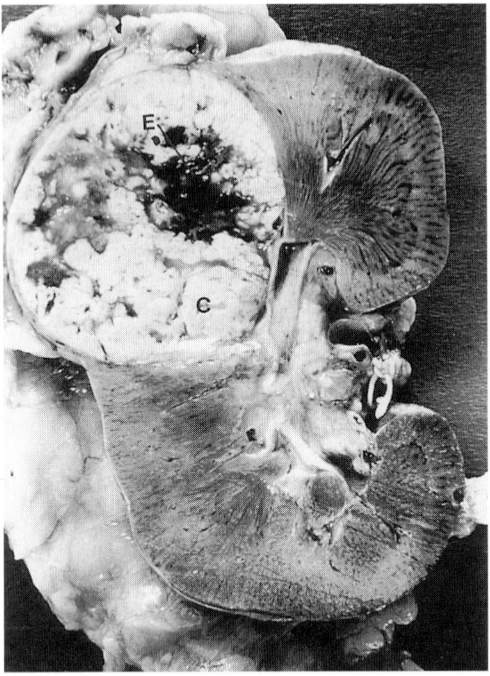

Abb. **34** Klarzellig kompaktes Nierenkarzinom: gelb-bunte Schnittfläche, fokale Einblutung.
C = Nierenkarzinom
E = Einblutung

Fig. **34** Cancer du rein à cellules claires solide: niveau de coupe chamois, extravasation localisée.
C = cancer du rein
E = extravasation

- Hat der Urin eine ungewöhnliche Farbe,
  - dunkel?
  - blutig?
  - trüb?
- Hat der Urin einen außergewöhnlichen Geruch?

Frühere urologische Erkrankungen

- Hatten Sie schon früher einmal Probleme mit der Niere (der Blase, einen Harnwegsinfekt)
  - in der Kindheit?
  - in der Schwangerschaft?
  - nach Geschlechtsverkehr?

Dispositionen

- Leiden Sie an Gicht (Diabetes, Bluthochdruck)?
- Sind Sie familiär mit Nierenkrankheiten belastet?
- Hatten Sie schon einmal eine Geschlechtskrankheit?

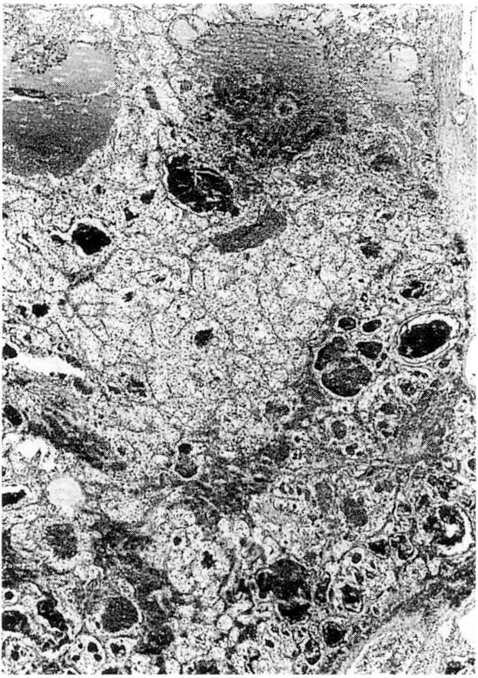

Abb. **35** Histologie: Tumor, Einblutungen

Fig. **35** Histologie: tumeur, extravasations

- Est-ce que vos urines ont une couleur anormale,
  - foncées?
  - avec du sang?
  - troubles?
- Ont-elles une odeur anormale?

Antécédents urologiques

- Avez-vous déjà eu dans le passé des problèmes rénaux (des troubles de la vessie, une infection urinaire)?
  - dans votre enfance?
  - pendant une grossesse?
  - après des rapports sexuels?

Prédispositions

- Avez-vous la goutte? (du diabète? Est-ce que vous faites de l'hypertension?)
- Est-ce qu'il y a des cas de maladies rénales connus dans votre famille?
- Avez-vous déjà fait une maladie vénérienne?

Ergänzender Wortschatz

Nierenfunktion und ihre Untersuchungsmethoden

- Pollakisurie, Dysurie, Polyurie, Oligurie, Anurie, Nykturie,
- Harndrang, Restharn, Harnverhaltung,
- Albuminurie, Proteinurie,
- Pyurie,
- (initiale, terminale) Hämaturie,
- Urat-, Oxal-, Phosphaturie,
- Harngrieß.

- Untersuchungsmethoden:
  - Konzentrationsprobe,
  - Indigokarminprobe,
  - glomeruläre Filtration(srate), tubuläre Sekretion(srate),
  - Nierenszintigraphie, Isotopennephrographie, Isotopenclearanceverfahren,
  - Restharnbestimmung, Verweilkatheter, suprapubische Blasenpunktion, Urethrozystoskopie, Ureterenkatheterismus,
  - Abdomenleer-/Abdomenübersichtsaufnahme, retrograde Pyelographie, Zystographie, Urethrographie, Veratmungspyelogramm, Digitale Subtraktionsangiographie, Lymphographie, Nieren-, Blasen-, Prostatasonographie,
  - „stumme" Niere.

Nierenerkrankungen

- Nierenstein, Nierenkolik,
- einseitige Kreuzschmerzen,
- Zystektasie, Ureterektasie, Nierenkelcherweiterung,
- Hydronephrose,
- Wanderniere, Senkniere,
- akute primäre (sekundäre) Pyelonephritis, eitrige Nephritis, Nierenabszeß, perirenaler Abszeß,
- chronische Pyelonephritis,
- Ausgußstein, Ureterstein,
- Urothelpapillom des Nierenbeckens,
- Nierenbeckenkarzinom,
- akute primäre Urozystitis, Blasenstein,
- Urethritis,
- Harnblasenkarzinom,
- Harnblasenpapillom, „Reizblase".

Urogenitalerkrankungen

- Urogenitaltuberkulose: Urotuberkulose, Genitaltuberkulose,
- Phimose, Balanoposthitis, Paraphimose/spanischer Kragen,

Vocabulaire complémentaire

Fonction rénale et méthodes d'exploration fonctionnelle du rein

- pollakiurie, dysurie, polyurie, oligurie, anurie, nycturie,
- besoin mictionnel/besoin d'uriner, urine résiduelle, rétention de l'urine,
- albuminurie, protéinurie,
- pyurie,
- hématurie (initiale, terminale),
- uraturie, oxalurie, phosphaturie,
- sable urinaire/gravelle.

- Méthodes d'exploration:
  - Épreuve de concentration,
  - épreuve à la phenolsulfonephtaléine,
  - filtration glomérulaire, sécrétion tubulaire,
  - scintigraphie rénale, néphrographie radio-isotopique, clearance-isotopique,
  - mesure de l'urine résiduelle, sonde à demeure, ponction sus-pubienne de la vessie, cysto-urétroscopie, cathétérisme urétéral,
  - radiographie de l'abdomen sans préparation (= ASP, abdomen sans préparation), pyélographie rétrograde, cystographie, urétrographie, urographie inspiratoire/expiratoire, soustraction angiographique digitale, angiographie lymphatique, échographie des reins, de la vessie, de la prostate,
  - rein »muet«.

Maladies des reins

- Calcul rénal/lithiase rénale, colique néphrétique,
- lombalgies unilatérales,
- cystectasie, urétérectasie, dilatation des calices du rein,
- hydronéphrose,
- rein mobile, ptose rénale,
- pyélonéphrite primaire (secondaire) aiguë, néphrite purulente, abcès du rein, périnéphrite/phlegmon périnéphrétique,
- pyélonéphrite chronique,
- calcul coralliforme, calcul urétéral,
- papillome du bassinet,
- carcinome du bassinet,
- cystite primaire aiguë, lithiase vésicale,
- urétrite,
- carcinome de la vessie,
- papillome de la vessie, »vessie irritable«.

Maladies urogénitales

- Tuberculose urogénitale: tuberculose urinaire, tuberculose génitale,
- phimosis, balano(-)posthite, paraphimosis,

- Peniskarzinom,
- eitrige Prostatitis, Prostataabszeß,
- chronische Prostatitis,
- benigne noduläre Prostatahyperplasie (BNPH) (veraltet: Prostataadenom),
- Prostatakarzinom,
- Hodenatrophie, Orchitis, Hodentorsion,
- Seminom,
- Teratokarzinom,
- Chorionepitheliom,
- Epididymitis.

Therapeutische Maßnahmen

- Steinauflösung, extrakorporale Stoßwellenlithotripsie (ESWL),
- Nephrektomie, Zystektomie, Kastration, Orchiektomie.

Gynäkologische Erkrankungen – oder: Von Rosen und Kohlköpfen

Das weibliche Genitale unterscheidet sich von anderen Organen durch seine starke Abhängigkeit von Alter und Hormonstatus, sowohl was Morphologie und Funktion, aber auch was Krankheiten anbelangt. Die wichtigsten Eckpunkte sind die Menarche als Scheidepunkt zwischen Kindheit und reproduktionsfähigem Alter und die Menopause zwischen der reproduktiven Phase und dem Senium. Der Menopause ist eine unterschiedlich lange Zeit des Klimakteriums vorgelagert.

Im Kindesalter treten nur selten gynäkologische Beschwerden auf; meistens handelt es sich um harmlose Entzündungen der Vulva und der Vagina (Vaginitis) durch Bakterien, Schmutzinfektionen oder eingewanderte Oxenterobius- (Oxyuren-) Larven. Sehr selten ist das aggressive Sarcoma botryoides mit seinen gallertigen und leicht blutenden rasch wachsenden Tumormassen in der Vagina. Abgesehen von einer Pubertas praecox werden Entwicklungsstörung und Mißbildungen des inneren Genitales erst aufgrund der ausgebliebenen Menarche klinisch erfaßt. Atresien des Hymens und Vaginalaplasien sind die eine Seite, Doppelmißbildungen bedingt durch eine Funktionsstörung der Müller-Gänge die andere Seite des Mißbildungsspektrums.

Bei Frauen im geschlechtsreifen Alter sind Entzündungen der Vulva selten. Mykosen, in fortgeschrittenem Alter die Craurosis vulvae (Lichen sclerosus et atrophicus) und die Entzündung der Bartholin-Drüsen (Bartolinitis) sind ebenso wie das Auftreten von Feigwarzen (Condylomata acuminata) die häufigsten Erkrankungen in der Reproduktionsphase der Frau. Plattenepithelkarzinome der Vulva sowie ihre Vorstufen treten dagegen erst in der Menopause und im fortgeschrittenen Senium auf.

- cancer du pénis,
- prostatite aiguë, abcès de la prostate,
- prostatite chronique,
- adénome prostatique,
- carcinome de la prostate,
- atrophie testiculaire, orchite, torsion testiculaire,
- séminome,
- tératoblastome,
- chorioépitheliome,
- épididymite.

Procédés thérapeutiques

- litholyse, lithotritie extra-corporelle (LEC),
- néphrectomie, cystectomie, castration, orchidectomie.

Les maladies gynécologiques – ou: Roses et choux

L'appareil génital de la femme se distingue d'autres organes du fait qu'il dépend de l'âge et de l'état hormonal non seulement sur le plan morphologique et fonctionnel mais aussi sur le plan pathologique. Les points de repère les plus importants sont l'apparition des premières règles en qualité de point de séparation entre l'enfance et l'âge de la procréation et la ménopause comme point de séparation entre la phase reproductrice et la vieillesse. La ménopause est précédée par le climatère dont la durée est variable.

Dans l'enfance des troubles gynécologiques ne surviennent que rarement; dans la plupart des cas il s'agit d'inflammations bénignes de la vulve et du vagin ([vulvo-]vaginite) provoquées par des bactéries, des souillures ou des larves d'oxyures infestant la région vulvaire. Le sarcome botryoïde agressif du vagin, dont les masses tumorales d'aspect gélatineux et à prolifération très active saignent facilement, est très rare. En dehors de la puberté précoce les troubles du développement et les malformations des organes génitaux internes (OGI) ne se manifestent cliniquement qu'en cas de la non-apparition des règles après 18 ans. L'éventail des malformations s'étend de l'imperforation de l'hymen et de l'absence congénitale du vagin aux doubles malformations dues à un trouble fonctionnel des canaux de Muller.

Chez les femmes en âge de procréer les inflammations de la vulve sont rares. En dehors des condylomes acuminées (crêtes de coq), les affections les plus fréquentes de la phase reproductrice de la femme sont les mycoses et, à un âge plus avancé, le lichen scléro-atrophique et l'inflammation des glandes de Bartholin (bartholinite). Les carcinomes épidermoïdes de la vulve et leurs lésions précancéreuses n'apparaissent qu'à la ménopause et à un stade avancé de la vieillesse.

Erkrankungen von Portio und Zervix dagegen betreffen zumeist Frauen im jüngeren geschlechtsreifen Alter: Die gesteigerte Zervixektopie und damit oft verbunden eine chronische Zervizitis äußern sich häufig durch vermehrten Ausfluß mit fischartig übelriechendem Geruch und Kontaktblutungen bei und nach Geschlechtsverkehr.

Kasuistik 1

Frau H. ist 35 Jahre alt, II para II gravida. Bei der Vorsorgeuntersuchung vor einem halben Jahr fanden sich Dysplasien der mittleren und tiefen Schichten (Papanicolaou-Gruppe/PAP-Gruppe IIID); in der Kontrolluntersuchung nach 3 Monaten PAP-Gruppe IVA. Zur histologischen Klärung wird eine Messerkonisation der Zervix angefertigt; Elektrokonisationen sind wegen der thermischen Artefakte hierzu wenig geeignet.

Histologie: Plattenepitheliales Carcinoma in situ, großzelliger Typ: Zervixquadranten 0 bis 3 Uhr und 3 bis 6 Uhr; reichlich HP-Virus Typ 16 in der DNA-In-situ-Hybridisierung der Koilozyten nachweisbar (Abb. **36**).

Da ein weiterer Kinderwunsch bei Frau H. besteht, werden zunächst halbjährliche zytologische Kontrollen vorgeschlagen.

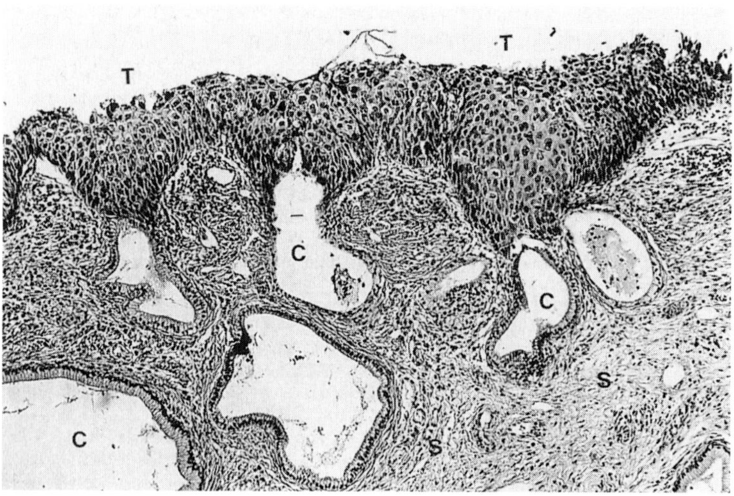

Kasuistik 2

Frau I. ist eine 56jährige adipöse Patientin. Vor 15 Jahren Resektion der rechten Tuba uterina wegen einer Tubargravidität; gleichzeitige Tubenligatur der anderen Seite zur Sterilitätsinduktion; die letzte Regelblutung war vor 5 Jahren. Die regelmäßig durchgeführten Vorsorgeuntersuchungen waren stets ohne Besonderheiten. Keine Hormoneinnahmen.

Dans la plupart des cas, les affections de l'exocol et du col de l'utérus touchent des femmes en âge de procréer moins avancé: l'ectopie cervicale accrue souvent associée à une cervicite chronique se manifeste souvent par une leucorrhée abondante d'odeur désagréable rappelant celle de poissons putrides et par des saignements au contact lors et à la suite des rapports sexuels.

Cas clinique n°1

Mme H. est âgée de 35 ans et mère de deux enfants (GII PII). Les frottis cervico-vaginaux de dépistage effectués 6 mois plus tôt ont décélé des dysplasies au niveau des couches moyennes et profondes (test de Papanicolaou: classe IIID); les frottis de contrôle pratiqués 3 mois plus tard sont classés PAP IVA; en vue d'un diagnostic histologique précis une conisation par bistouri du col utérin est effectuée. Dans ce cas la méthode d'électroconisation est déconseillée en raison d'artéfacts thermiques qu'elle peut provoquer.

Résultats histologiques: Épithélioma intra-épithélial à grandes cellules dans les quadrants cervicaux 0 à 3 heures et 3 à 6 heures; de nombreux Papilloma virus type 16 (VPH 16) mis en évidence par l'hybridation in situ des coïlocytes (Fig **36**).

Mme H. désirant encore d'autres enfants, on lui conseille de subir des examens cytologiques de contrôle tous les 6 mois en attendant.

Abb. **36** Histologie: Plattenepitheliales Carcinoma in situ mit vollständig aufgehobener Schichtung in der gesamten Epithelbreite, erhaltener Kern-Plasma-Relation und zapfenartigem Einwachsen in die Zervixdrüsenführungsgänge; CIN-Grad III (= cervical intraepithelial neoplasia – Grad III); HGSIL (= high grade squamous intraepithelial lesion).
T = Carcinoma in situ
C = Zervixdrüsen
S = zervikales Stroma

Fig. **36** Histologiquement un épithélioma intra-épithélial avec désorganisation architecturale complète sur toute la hauteur de l'épithélium, rapport nucléo-cytoplasmique conservé et pénétration du collet des glandes cervicales (CIN III; HGSIL).
T = épithélioma intra-épithélial
C = glandes cervicales
S = stroma cervical

Cas clinique n°2

Mme I. est une patiente obèse âgée de 56 ans. Il y a 15 ans, ablation de la trompe utérine droite en raison d'une grossesse tubaire; en même temps ligature et résection d'un segment tubaire isthmique de l'autre côté à des fins de stérilisation; les dernières règles datent de 5 ans. Les examens de dépistage effectués régulièrement ont toujours été sans particularité notable. Pas de prises hormonales.

Seit 3 Monaten klagt die Patientin über zunehmend häufige postmenopausale Schmierblutungen. Der Uterus ist mäßig deszendiert; die Kolposkopie zeigt eine Leukoplakie der Portio; palpatorisch und im Ultraschall findet sich ein retroflektierter, unregelmäßig vergrößerter Uterus. Die Adnexe palpatorisch unauffällig. Im Ultraschall ein ausgeweitetes, von dicker Schleimhaut ausgekleidetes Cavum uteri; plumpe Knotenbildungen im Myometrium.

Vor der Totaloperation wird ein fraktioniertes Abradat gewonnen; darinnen ein gut differenziertes glanduläres Adenokarzinom des Endometriums.

Nach Ausschluß eines Zervixkarzinoms, das eine Wertheim-Operation erfordern würde, wird eine Hysterektomie durchgeführt; nur das linke Ovar wird in situ belassen.

Morphologischer Befund: Auf das Endometrium beschränktes, gut differenziertes endometroides Adenokarzinom des Endometrium (pT1pNXpMXG1). Zahlreiche intramurale Leiomyome des Fundus; einzelne intramurale Adenomyosis-(Endometriose-)Herde. Unauffällige Tuben und parametrale Abtragungsränder beidseits; im rechten Ovar neben zahlreichen Corpora albicantia eine kleine Follikelzyste.

Empfängnisverhütung
Arme Bauernfamilie. Jedes Jahr ein Kind. Der Bauer meint, so könne das nicht weitergehen und schlägt seiner Frau vor, sie solle, damit nicht jedes Jahr neuer Kindersegen ins Haus stehe, im Schlafzimmer bleiben, während er zum Schlafen unters Dach gehe. Darauf die Bäuerin: „Ja, wenn du meinst, es hilft. Dann probier's doch 'mal aus. Wenn's hilft, dann komm' ich zum Schlafen auch unters Dach."

Fragen zur speziellen Anamnese

Regel- und Sexualanamnese

Früher ...

- In welchem Alter hatten Sie Ihre erste Regelblutung?
- Wann hatten Sie Ihre letzte Regelblutung?
- Bekommen Sie Ihre Periode regelmäßig? Wie lange dauert sie?
- Haben Sie Zwischenblutungen?
- Verspüren Sie im Scheiden- oder Schambereich Juckreiz?
- Haben Sie Ausfluß?
  - weißen, bräunlichen?
  - schaumigen, wäßrigen?
  - übelriechenden?
- Haben Sie beim Geschlechtsverkehr Blutungen (Schmerzen)?

Dans les 3 mois précédant la consultation la patiente se plaint d'hémorragies minimes post-ménopausiques, qui deviennent de plus en plus fréquentes. Descente de l'utérus modérée; la colposcopie montre une leucoplasie sur l'exocol. La palpation et l'échographie révèlent un utérus en rétroflexion irrégulièrement augmenté de volume. Palpation des annexes sans particularité notable; l'échographie montre une cavité utérine élargie revêtue d'une muqueuse épaisse; nodules grossiers au niveau du myomètre.

Avant que l'hystérectomie soit effectuée on pratique un curetage; l'examen histologique des débris ramenés de la cavité utérine révèle un adénocarcinome bien différencié de l'endomètre.

Après l'élimination d'un cancer du col qui imposerait l'opération de Wertheim, on effectue une hystérectomie simple; seul l'ovaire gauche est conservé in situ.

Diagnostic morphologique: adénocarcinome bien différencié in situ de l'endomètre (pT1pNXpMXG1). Nombreux leiomyomes interstitiels au niveau du fond; quelques foyers d'adénomyose (d'endométriose interne). Trompes et bords de résection paramétraux des deux côtés sans particularité; au niveau de l'ovaire gauche en dehors de nombreux corpus albicans un petit kyste folliculaire.

Contraception
Famille de paysans pauvre. Un enfant chaque année. Le paysan se dit que cela ne peut pas continuer ainsi et propose à sa femme de rester dans la chambre pendant que lui-même va dormir dans le grenier. Répond la paysanne: »Si tu penses que cela peut être une solution. Il n'y a qu'à essayer. Si ça peut aider je te rejoins dans le grenier pour dormir«.

Interrogatoire ciblé

Règles et vie sexuelle

De la patiente en âge de procréer...

- A quel âge avez-vous eu vos premières règles?
- Quelle est la date de vos dernières règles?
- Vos règles viennent-elles régulièrement? Combien de jours durent-elles?
- Avez-vous des pertes de sang en dehors de vos règles?
- Avez-vous des démangeaisons au niveau du vagin ou des lèvres?
- Est-ce que vous avez des pertes?
  - blanchâtres, brunâtres?
  - mousseuses, aqueuses?
  - nauséabondes?
- Avez-vous des saignements (des douleurs) lors des rapports?

oder später ...

- Seit wann tritt Ihre Zyklusblutung in unregelmäßigen Abständen auf?
- Haben Sie den Eindruck, Ihre Monatsblutung ist im Gegensatz zu früher verlängert, schwächer oder stärker ausgeprägt?
- Treten vor oder während der Periode krampfartige Schmerzen auf?
- Haben Sie weniger Bedürfnis nach Geschlechtsverkehr als früher?
- Haben Sie Hitzewallungen, Schweißausbrüche, Schwindel, Herzjagen?
- Fühlen Sie sich in letzter Zeit deprimiert, gereizt, nervös?

Mamma

- Wann haben Sie den Knoten zum ersten Mal bemerkt?
- Haben Sie zyklusabhängige Brustschmerzen?
- Haben Sie Absonderungen aus der Brustwarze?
- Näßt die Brustwarze?
- Haben Sie gestillt?

Schwangerschaft

- Wie lange ist Ihre Regelblutung schon ausgeblieben?
- Sind wann besteht bei Ihnen Kinderwunsch?
- Wie oft haben Sie wöchentlich Geschlechtsverkehr?
- Nehmen Sie die Pille oder sonstige Hormone?
- Wie lange besteht die Schwangerschaft schon?
- Haben Sie einen Schwangerschaftstest gemacht?
- Sind Sie gegen Röteln geimpft?
- Wie viele Kilogramm haben Sie seit Beginn der Schwangerschaft zugenommen?
- Wann haben Sie zum ersten Mal Kindsbewegungen gespürt?
- Seit wann verspüren Sie keine Kindsbewegungen mehr?
- Wie lange haben Sie schon Wehen?
- Haben Sie den Eindruck, daß die Wehen immer stärker werden?
- Wie oft waren Sie schon schwanger?
- Gab es bei Schwangerschaften oder Geburten Komplikationen?

Ergänzender Wortschatz

Untersuchungsmethoden

- Zervix- und Vaginalabstrich, Schiller-Jodprobe, Vaginaluntersuchung,
- Gynäkologischer Untersuchungsstuhl,
- (Vaginal-)Spekulum,
- Watteträger,
- Objektträger (für zytologische Ausstriche).

ou à partir de la ménopause ...

- Depuis quand avez-vous des règles irrégulières?
- Est-ce que vous avez l'impression que vos règles sont plus longues, plus faibles, plus abondantes que dans le passé?
- Avez-vous des douleurs ou des spasmes avant ou pendant vos règles?
- Avez-vous moins envie d'avoir des rapports sexuels qu'avant?
- Cela vous arrive-t-il d'avoir des bouffées de chaleur, des sueurs, des vertiges, des palpitations?
- Vous sentez-vous déprimée, énervée, nerveuse ces derniers temps?

Seins

- Quand est-ce que vous avez remarqué ce nodule pour la première fois?
- Avez-vous des douleurs à la poitrine/aux seins au moment de vos règles?
- Avez-vous déjà remarqué un écoulement par le mamelon?
- Est-ce que le mamelon suinte?
- Avez-vous allaité vos enfants?

Grossesse

- Depuis quand n'avez-vous plus eu vos règles?
- Depuis quand désirez-vous des enfants?
- A quelle fréquence avez-vous des rapports par semaine?
- Prenez-vous la pilule ou d'autres traitements hormonaux?
- Depuis quand êtes-vous enceinte?
- Avez-vous fait un test de grossesse?
- Etes-vous vaccinée contre la rubéole?
- Combien de kilos avez-vous pris depuis le début de votre grossesse?
- Quand avez-vous senti votre bébé bouger pour la première fois?
- Depuis quand ne ressentez-vous plus de mouvements?
- Depuis quand ressentez-vous des contractions (utérines)?
- Avez-vous l'impression que ces contractions deviennent de plus en plus fortes?
- Combien de grossesses est-ce que vous avez déjà eues?
- Avez-vous eu des grossesses ou des accouchements à complications?

Vocabulaire complémentaire

Méthodes d'exploration

- Frottis cervical et vaginal, test de Schiller, toucher vaginal,
- fauteuil gynécologique,
- spéculum (vaginal),
- porte-coton,
- lame (pour des frottis cytologiques).

Endokrinologie und Fertilität:

- Hirsutismus, Virilismus,
- Frigidität, Vaginismus, Dyspareunie,
- Infertilität: Anovulation, Ovulationsstörung, Ovulationsauslösung,
- Amenorrhö, Dysmenorrhö, prämenstruelles Syndrom,
- Menorrhagie, Metrorrhagie,
- Scheidendiaphragma, Spirale/Intrauterinpessar.

Geburtshilfe

- HCG-Test,
- Mutterpaß,
- Schwangerschaftserbrechen, EPH-Gestose (essentielle, Propfgestose), Prä-, Eklampsie,
- Frühgeburt, vorzeitiger Blasensprung,
- fetale Wachstumsretardierung,
- intrauteriner Fruchttod: fetomaternale Rhesusinkompatibilität, Placenta praevia, vorzeitige Plazentalösung, retroplazentares Hämatom,
- Hinterhauptslage: linke vordere, rechte hintere, Beckenend-/Steiß-, Querlage,
- Nabelschnurvorfall, Nabelschnurumschlingung, Nabelschnurknoten,
- Uterusruptur, Zervix-, Dammriß,
- Wehenschwäche,
- Bauchhöhlenschwangerschaft, Blasenmole,
- eineiige/zweieiige Zwillinge,
- Drillinge,
- Vierlinge usw.,
- Übertragung,
- äußere Wendung, Episiotomie, Saugglocke, Zange(ngeburt), Schnittentbindung/Sectio (caesarea).

(P.S. In Frankreich werden die Babys nicht vom Storch gebracht, Jungen kommen in einem Kohlkopf, Mädchen in einer Rose zur Welt.)

Gynäkologische Erkrankungen

- Retroversio uteri, Retroflexio uteri,
- Uterusmyom (intramural, subserös, submukös): Ovarialzyste/Ovarialkystom (serös, muzinös),
- Ovarialfibrom,
- Ovarialkarzinom,
- Genitaltuberkulose.

Endocrinologie et fertilité

- Hirsutisme, virilisme,
- frigidité, vaginisme, dyspareunie,
- stérilité: anovulation, dysovulation, induction de l'ovulation,
- aménorrhée, dysménorrhée, syndrome prémenstruel,
- ménorragie, métrorragie,
- diaphragme, stérilet/dispositif intra-utérin (DIU).

Obstétrique

- Test dexaméthasone-gonadotrophines chorioniques/test de stimulation freinage (HCG),
- livret de maternité,
- vomissement gravidique, toxémie gravidique (pure, surajoutée), prééclampsie, éclampsie,
- accouchement prématuré, rupture prématurée des membranes,
- hypotrophie foetale/retard de croissance in utero (R.C.I.U.),
- mort du foetus in utero: incompatibilité rhésus foeto-maternelle, placenta praevia, décollement prématuré du placenta, hématome rétro-placentaire,
- présentation du sommet: [présentation] occipito-iliaque gauche antérieure (O.I.G.A.), [présentation] occipito-iliaque droite postérieure (O.I.D.P.), présentations du siège, transversale,
- procidence du cordon, circulaire du cordon, noeud du cordon,
- rupture utérine, déchirure du col utérin, déchirure périnéale,
- inertie utérine,
- grossesses abdominale, môlaire/môle hydatiforme,
- des vrais jumeaux/des jumeaux univitellins, des faux jumeaux,
- triplés,
- quadruplés etc.
- grossesse prolongée,
- version par manoeuvres externes, épisiotomie, ventouse, (accouchement aux fers/au) forceps, césarienne.

(P.S. En France ce ne sont pas les cigognes qui apportent les bébés, mais les garçons naissent dans les choux et les filles dans les roses.)

Maladies gynécologiques

- Rétroversion utérine, rétroflexion utérine,
- fibromyome utérin (interstitiel, sous-séreux, sous-muqueux), kyste de l'ovaire (séreux, mucoïde),
- fibrome de l'ovaire,
- cancer de l'ovaire,
- tuberculose génitale.

Mamma

- Mammographie, Xeroradiographie, Sonographie, Thermographie,
- Fibroadenom, Mammakarzinom (duktal, lobulär, szirrhös, Morbus Paget, inflammatorisches Karzinom, atypische Hyperplasien),
- Mastektomie, Lumpektomie, Quadrantenresektion,
- Axillenausräumung, axilläre Lymphknoten,
- Chemotherapie.

Atemwegserkrankungen – oder: Von Blutsturz und von Mottenburgen

Erkrankungen der oberen und unteren Atemwege gehören zu den häufigsten Erkrankungen, die in einer Allgemeinpraxis behandelt werden: In Herbst- und Wintermonaten grassieren banaler Schnupfen, verschiedenste Virusinfekte, angefangen von Adenoviren bis Rhinoviren und natürlich die echte, oft komplikationsbehaftete Virusgrippe, die in ihren Unterformen endemisch vorkommt und in mehrjährigem Abstand jeweils pandemisch die ganze Welt umfaßt. Rhinitis, Konjunktivitis, Angina und Bronchitiden nehmen einen selbstlimitierenden Verlauf. Volkswirtschaftlich gesehen sind diese banalen Infekte von eminenter Bedeutung. Sie belasten den Staat durch krankheitsbedingten Arbeitsausfall mit sehr hohen Kosten.

Die akute Bronchitis ist meist viral bedingt: Rhinoviren, Koronaviren ebenso wie die Viren der Influenzagruppe sind die primären Erreger. Bakterielle Superinfektionen treten häufig auf. Seltener wird die akute Bronchitis durch Mykoplasmen und Bakterien wie Bordetella pertussis – bei Keuchhusten – und Corynebacterium diphtheriae – bei Diphtherie – hervorgerufen.

Chronizität einer Bronchitis besteht definitionsgemäß bei länger als 3 Monate dauerndem Husten in mindestens 2 aufeinanderfolgenden Jahren. Bronchoskopisch findet sich dabei eine hyperämische Schleimhaut mit strickleiterartig vorspringenden Trabekeln der glatten Muskulatur; histologisch sind die Drüsen der Bronchialschleimhaut und Becherzellen vermehrt, die Lamina propria mucosae verbreitert. Häufig besteht dabei eine asthmoide Komponente (asthmoide Bronchitis) mit spastischem Geräusch in der Auskultation sowie Curschmann-Spiralen und Charcot-Leyden-Kristallen im eosinophilenreichen Sputum.

Klinisch werden akute und chronische Lungenentzündungen unterschieden; Pneumonien heilen dabei meistens – wenn sie überlebt werden – folgenlos aus; die dabei häufig auftretenden Begleitpleuritiden können zu Ergüssen, Verwachsungen und Recessusbildungen führen. Chronische Pneumonien – sowohl die unspezifischen als auch die spezifischen (Tuberkulose, Sarkoidose) hinterlassen mehr oder minder ausgedehnte Fibrosen der Lunge. Die Hilusdrüsen (Lymphknoten am Lungenhilus und der Trachealbifurkation) sind dabei oft stark

Seins

- Mammographie, xéroradiographie, échographie, thermographie,
- adénofibrome, cancer du sein (canalaire, lobulaire, squirrheux, maladie de Paget, mastite carcinomateuse, hyperplasies atypiques),
- mammectomie, tumorectomie, quadrantectomie,
- curage ganglionnaire axillaire, chaîne lymphatique axillaire,
- chimiothérapie.

Les maladies respiratoires – ou: Cracher le sang, partir en sana

Les affections des voies aériennes supérieures et inférieures comptent parmi les maladies les plus fréquentes à traiter dans un cabinet de médecine générale: c'est dans les mois d'automne et d'hiver que sévissent le rhume banal, différentes infections virales dont le spectre des agents pathogènes s'étend des adéno aux rhinovirus, et bien sûr la véritable grippe virale, souvent associée à des complications, qui, endémique dans ses sous-groupes, touche le monde entier toutes les quelques années sous une forme pandémique. La rhinite, la conjonctivite, l'angine et les bronchites se limitent elles-mêmes dans leur évolution. Du point de vue économique ces infections banales sont d'une importance essentielle. En raison de l'absentéisme elles coûtent très cher à la nation.

Dans la plupart des cas la bronchite aiguë est provoquée par/due à des virus. Les rhinovirus, les coronavirus et la famille des virus grippaux en sont les agents infectants primaires. Les surinfections bactériennes sont fréquentes. Plus rarement, une bronchite aiguë est provoquée par des mycoplasmas et des bactéries dont p.ex. Bordetella pertussis – dans la coqueluche – et Corynebacterium diphtheriae – responsable de la diphtérie.

Une bronchite est dite chronique si une toux survenant la plupart du temps pendant un minimum de 3 mois par an apparaît au moins pendant deux années consécutives. Dans ces conditions la bronchofibroscopie révèle une muqueuse hyperémique, les faisceaux musculaires lisses rappellant un aspect d' »échelle de corde«; histologiquement les glandes bronchiques muqueuses et séreuses et les cellules caliciformes sont multipliés, la lamina propria mucosae est élargie. Fréquemment un facteur asthmatiforme est associé (bronchite asthmatiforme), se manifestant à l'auscultation sous forme de sibilances spastiques et à l'examen cytologique par la présence de spirales de Curschmann et de cristaux de Charcot-Leyden dans les crachats riches en polynucléaires éosinophiles.

Cliniquement on distingue les pneumonies aiguës des pneumonies chroniques; dans la plupart des cas les pneumonies aiguës – sauf cas mortels – guérissent sans laisser de séquelles; mais quelquefois les pleurésies fréquemment associées provoquent des épanchements, des adhérences ou des culs-de-sac pleuraux. Les pneumonies chroniques – spécifiques (tuberculose, sarcoïdose) ou non – laissent

vergrößert. Bei klassischen Pneumonien ist die Art des Auswurfs von der Krankheitsdauer abhängig: In den ersten 3 Tagen hat er eine pfirsichbrühartige Farbe; danach nimmt seine Konsistenz zu, es kommt zu Auswurf von eitrigem Material um den 10. Krankheitstag; im Stadium der Lyse werden voluminöse Mengen von putridem Material ausgehustet. Die Atemnot – Dyspnoe und Orthopnoe – läßt nach der Krise nach, das Fieber fällt abrupt ab.

Ungewöhnliche Pneumonien mit zunehmender Bedeutung sind interstitielle Viruspneumonien und die interstitielle Plasmazellpneumonie durch Pneumocystis carinii, die ursprünglich nur als Neugeborenenpneumonie größere Bedeutung erreichte. Bei Patienten mit Immunmangelsyndrom (AIDS) stellt sie sowohl ein diagnostisches Kriterium als auch eine ernste Komplikation dar.

Kasuistik 1

Herr K. ist ein 54 Jahre alter Mann mit stark reduziertem Allgemein- und Ernährungszustand; das Hautkolorit ist fahlgrau. Er ist ein starker Raucher (5 Schachteln Zigaretten pro Tag). Seit Jahren ein voluminöser graukörniger morgendlicher Auswurf; seit einem Vierteljahr bemerkt er einen Gewichtsverlust von insgesamt 5 kg, in den letzten Wochen geringe Hämoptysen, zunehmende atemabhängige Schmerzen über der Brustwand sowie erhebliche Atemnot.

Körperliche Untersuchung: Vermehrtes atemabhängiges Reibegeräusch über dem linken Lungenoberfeld sowie ein leichtes Giemen und Brummen. Starke, lagerungsabhängige Dämpfung über dem linken Unterlappenfeld.

Laborwerte: Die Blutsenkungsgeschwindigkeit ist erhöht (30/60 mm nach Westergren), es besteht eine Leukozytose von $13000/mm^3$.

Röntgen: Polyzyklische homogene Verschattung und Verbreiterung des Lungenhilus links ohne eindeutige Abgrenzbarkeit nach medial. Verschattung des linken Unterlappens; teilweise gekammerter Pleuraerguß der linken Lunge. In Lungenschichtaufnahmen eine deutlich gespreizte Trachealbifurkation und der Verschluß eines linken Unterlappensegmentbronchus. Dies bestätigt sich auch in der nachfolgend durchgeführten Bronchoskopie. Die zytologische Untersuchung der Bronchialbürstung und des abgelassenen Pleuraergusses ergeben Tumorzellen eines kleinzelligen Lungenkarzinoms. Der gleiche Tumorzelltyp findet sich in den Bronchialbiopsien und in transbronchial entnommenen Biopsien des Bifurkationslymphknotens.

Da der Patient sowohl von der Tumorausdehnung als auch vom Tumortyp her inoperabel ist, wird eine kombinierte Strahlen- und Zytostatikatherapie angewandt; die Symptomatik bildet sich zunächst zurück. Nach 18 Monaten verstirbt der Patient an einer Hirnmetastase. Die Sektion wird gestattet (Abb. **37–39**).

Kasuistik 2

Herr L. leidet seit Jahren unter chronischem Husten und zunehmender Atemnot. Als Kind erkrankte er an einer inzwischen vollständig ausgeheilten Lungentuberkulose; Primärkomplex mit kleinherdiger Parenchymverkalkung und Kalkablagerungen am Lungenhilus sowie einem verstrichenen Kostodiaphragmalwinkel infolge der abgelaufenen Pleuritis sind röntgenologische Residuen dieser Erkrankung. Daneben zeigt das Lungenröntgenbild eine Rarifizierung der Lungenstrukturen und einen beidseitigen Zwerchfelltiefstand. Keine Herdschatten. Die Lungenfunktion zeigt eine erhöhte Vitalkapazität, eine Vermehrung der Resistance

des fibroses pulmonaires plus ou moins marquées. Les ganglions des pédicules pulmonaires ont souvent un volume nettement augmenté. Dans les pneumonies classiques l'expectoration est en fonction de la durée de la pneumonie: dans les trois premiers jours elle est liquide de couleur pêche; ensuite de consistance plus solide; l'expectoration purulente apparaît vers le 10e jour de la maladie. A la lyse d'importants volumes putrides sont expectorés. Les troubles respiratoires – dyspnée et orthopnée – disparaissent après la crise, la fièvre tombe brusquement.

Les pneumonies interstitielles virales et les pneumonies interstitielles plasmacytaires à Pneumocystis carinii (PCP) sont des pneumonies extraordinaires: d'abord d'une certaine importance dans les pneumonies des nouveau-nés seulement, elles comptent dernièrement non seulement parmi les critères diagnostiques chez les sujets en état de carence immunitaire (SIDA) mais en constituent aussi une complication grave.

Cas clinique n°1

Monsieur K. est un homme de 54 ans dans un état de délabrement général et nutritif au teint terreux. C'est un grand fumeur (5 paquets de cigarettes par jour). Depuis quelques années crachat matinal volumineux »en grains gris«; dans les 3 mois précédents perte de poids de 5 kg au total; dans les semaines précédentes hémoptysies discrètes, douleurs progressives au niveau de la paroi thoracique liées à la respiration, associées à une dyspnée importante.

Examen clinique: Au niveau du champ pulmonaire supérieur gauche frottement augmenté rythmé par la respiration, associé à des ronchus discrets. Diminution importante déclive au niveau du champ pulmonaire inférieur gauche.

Résultats biologiques: VS augmentée (30 mm), leucocytose à 13000/mm^3.

Exploration radiologique: Opacités polycycliques homogènes et augmentation de volume de l'hile gauche aux limites floues en médial. Opacité du lobe inférieur gauche; épanchement pleural en partie cloisonné du poumon gauche. A la tomographie élargissement de la carène et oblitération d'un bronchus segmentaire au niveau du lobe inférieur G (gauche). Ce qui est confirmé par la bronchoscopie effectuée par la suite. L'examen cytologique du brossage bronchique et de l'épanchement pleural vidé révèle des cellules tumorales d'un carcinome microcellulaire du poumon. Le même type de cellules tumorales est mis en évidence dans les biopsies bronchiques et les prélèvements parenchymateux transbronchiques du ganglion lymphatique de la bifurcation.
Du fait que le patient est inopérable en raison du type de la tumeur et de son étendue on pratique une radiothérapie associée à un traitement cytostatique. Les symptômes régressent au début. 18 mois plus tard le patient meurt d'une métastase cérébrale. La famille du défunt consent à l'autopsie (Fig. **37–39**).

Cas clinique n°2

Depuis quelques années Monsieur L. souffre d'une toux chronique et d'une dyspnée progressive. Enfant, il a été atteint d'une tuberculose pulmonaire qui a complètement guéri; le complexe primaire avec calcifications parenchymateuses en forme de chancre d'inoculation et calcifications au niveau de l'hile pulmonaire aussi bien que l'évanouissement du cul-de-sac costodiaphragmatique pleuralisé comptent parmi les séquelles radiologiques de cette affection. De plus, la radio(graphie) révèle une raréfaction parenchymateuse et un aplatissement des coupoles diaphragmatiques. Pas d'opacités en foyer. L'épreuve fonctionnelle

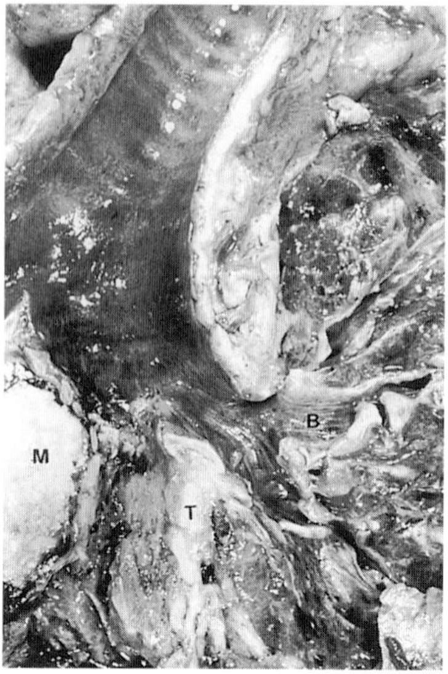

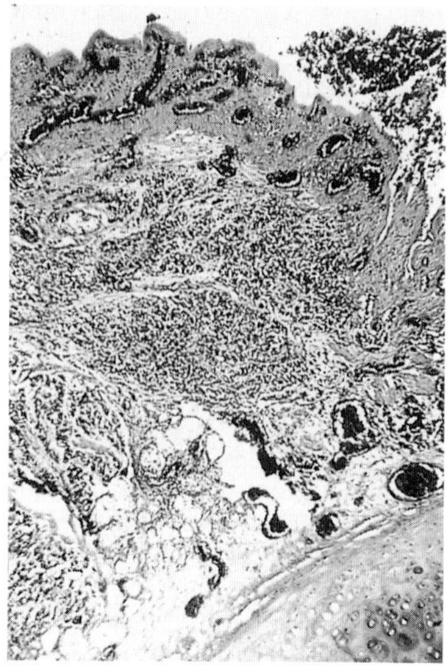

Abb. **37** Ausgedehnter Tumor eines Segmentbronchus des linken Lungenunterlappens. Lymphknotenmetastase an der Trachealbifurkation; ausgeprägte Längsriffelung der Schleimhaut bei chronischer Bronchitis.
T = Tumor
M = Bifurkationsmetastase
B = chronische Bronchitis

Fig. **37** Tumeur étendue d'une bronche segmentaire du lobe pulmonaire inférieur gauche: métastase ganglionnaire au niveau de la bifurcation trachéale; aspect en raille de la muqueuse avec bronchite chronique.
T = tumeur
M = métastase ganglionnaire au niveau de la bifurcation
B = bronchite chronique

und der dynamischen Compliance; die Sekundenkapazität (FEV_1) ist im Tiffeneau-Test erniedrigt. Es besteht eine mäßige arterielle Hypoxie ($paO_2\downarrow$) und geringe Hyperkapnie ($paCO_2\uparrow$), der pH-Wert ist ausgeglichen. Zytologische und bakteriologische Untersuchung des zähglasigen Sputums sind unergiebig.

Klinische Diagnose: Chronische obstruktive Lungenerkrankung (COLD = chronic obstructive lung disease) und ausgeprägtes, wohl zentroazinäres Lungenemphysem.

Fragen zur speziellen Anamnese

Husten, Schnupfen, Heiserkeit

- Seit wann husten Sie?
- Husten Sie vorwiegend nachts (tagsüber, morgens beim Aufstehen)?

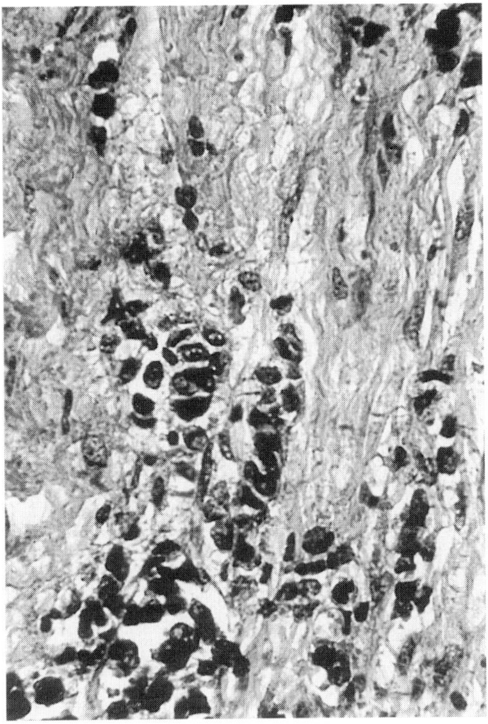

Abb. **38** u. **39** Kleinzelliges Lungenkarzinom: diffuse Infiltration der Schleimhaut; kleine Tumorzellen mit hyperchromatischen Zellkernen und minimalem Zytoplasmasaum.

Fig. **38** et **39** Carcinome bronchique microcellulaire: infiltration diffuse de la muqueuse; petites cellules tumorales à noyaux cellulaires hyperchromatiques et à cytoplasme peu abondant.

pulmonaire révèle une capacité vitale élevée, une résistance et une compléance dynamique accrues; le VEMS (= volume expiratoire maximal seconde) au test de Tiffeneau est abaissé. Il y a une hypoxie ($paO_2\downarrow$) et une hypercapnie ($paCO_2\uparrow$) modérées. Le pH est équilibré. Les examens cytologique et bactériologique du crachat glaireux ne donnent pas de résultats concrets.

Diagnostic: B.P.C.O. (= broncho-pneumopathie chronique obstructive) et emphysème pulmonaire marqué, vraisemblablement emphysème centro-acinaire.

Interrogatoire ciblé

Toux, rhume, enrouement

- Depuis quand toussez-vous?
- Toussez-vous surtout la nuit (dans la journée, le matin au lever)?

- Haben Sie trockenen Husten oder wieviel Auswurf haben Sie?
- Wie sieht der Schleim aus
  - grau?
  - körnig?
  - rötlich?
  - blutig?
- Haben Sie ständigen Hustenreiz (Hustenanfälle)?
- Sind Sie häufig erkältet? Sind Sie des öfteren heiser?
- Haben Sie Nachtschweiß?
- Wachen Sie manchmal schweißgebadet auf?
- Sind Sie in letzter Zeit weniger leistungsfähig als früher?
- Leiden Sie unter Atemnot
  - beim Treppensteigen?
  - in Ruhe?
- Seit wann haben Sie diese Asthmaanfälle?

Risikofaktoren

- Wird in Ihrer Familie geraucht? Rauchen Sie selbst? Wie viele Zigaretten am Tag?
- Sind Sie beruflich starkem Staub oder Reizgasen ausgesetzt?
- Sind Familienangehörige lungenkrank?

Ergänzender Wortschatz

Lungenfunktion (LuFu) und -prüfung

- Total- (TC), Vital- (VC), funktionelle Residual- (FRC), Diffusionskapazität (D_LCO),
- Residual- (RV), exspiratorisches und inspiratorisches Reserve-(ERV und IRV), Atemzugvolumen (AV), Atemstoßtest (FEV_1),
- statische Lungen-(C_{Lst}), statische Thorax-(C_{Wst}), statische Total (C_{totst}), spezifische Compliance (C_{spez}),
- Atemarbeit in Ruhe (W), Atemwegswiderstand (R_{aw}), Atemwegsconductance (G_{aw}),
- respiratorischer Quotient (QR), Ventilations-Perfusions-Quotient $\dot{V}A/\dot{Q}$
- Sauerstoff- und Kohlensäurepartialdruck/-spannung (p_aO_2, p_aCO_2), Sauerstoffsättigung (SaO_2), pH/Wasserstoffionenkonzentration, Bicarbonat,
- Spirographie, Pneumotachographie, Body-/Ganzkörperplethysmographie, Lungenszintigraphie, Blutgasanalyse,
- Zyanose/Blausucht, Polyglobulie.

Lungen- und Bronchialkrankheiten

- Akute Bronchopneumonie,
- Lungenabszeß,
- Bronchiektasie,

- Avez-vous une toux sèche ou expectorez-vous beaucoup?
- Quel est l'aspect de vos crachats
  - grisâtre?
  - granuleux?
  - rougeâtre?
  - avec du sang?
- Avez-vous envie de tousser en permanence (Avez-vous des quintes/des accès de toux)?
- Etes-vous souvent enrhumé(e)? Avez-vous souvent la gorge prise?
- Transpirez-vous la nuit?
- Vous réveillez-vous parfois en nage?
- Etes-vous aussi performant(e) qu'avant?
- Manquez-vous souvent de souffle
  - lorsque vous montez les escaliers?
  - au repos?
- Depuis quand avez-vous ces crises d'asthme?

Facteurs de risque

- Avez-vous des fumeurs dans votre famille? Fumez-vous? Combien de cigarettes par jour?
- Dans votre travail, êtes-vous très exposé(e) à la poussière ou à des gaz irritants?

Y a-t-il des cas de maladies respiratoires dans votre famille?

Vocabulaire complémentaire

Fonction pulmonaire et explorations fonctionnelles respiratoires

- Capacités totale (C.P.T./C.T.), vitale (C.V.), résiduelle fonctionnelle (C.R.F.), de transfert pulmonaire (DLCO),
- volumes résiduel (V.R.), de réserve expiratoire et inspiratoire (V.R.E. et V.R.I.), courant (V.C.), expiratoire maximal à la première seconde (V.E.M.S.),
- compliances pulmonaire statique (C pulm stat), thoracique statique (C thor stat), totale statique (C tot stat), spécifique (C spéc),
- puissance au repos (W), résistance des voies aériennes (Raw/R.V.A.), conductance des voies aériennes (Gaw),
- quotient respiratoire (QR), rapport ventilation/perfusion ($\dot{V}A/\dot{Q}c$).
- pressions partielles de l'oxygène et du gaz carbonique (PaO_2 et $PaCO_2$), saturation en oxygène (SaO_2), pH, bicarbonates,
- spirographie, pneumotachographie, pléthysmographie, scintigraphie pulmonaire, gazométrie/analyse des gaz du sang,
- cyanose, polyglobulie.

Maladies broncho-pulmonaires

- broncho-alvéolite aiguë,
- abcès du poumon,
- dilatation des bronches/bronchectasie,

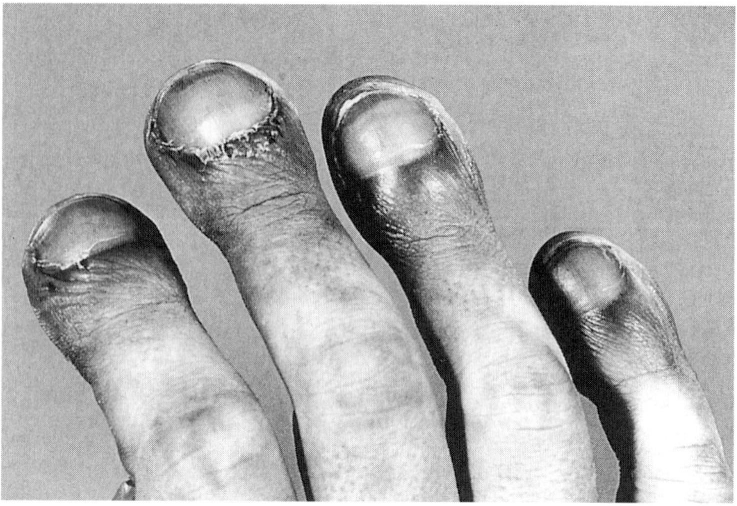

- Aspergillose,
- Asthma bronchiale: Asthmaanfall, Status asthmaticus,
- (interstitielles, intraalveoläres, akutes) Lungenödem, ARDS-Syndrom/ Schocklunge,
- Lungenembolie: Embolus,
- akute und chronische respiratorische Insuffizienz, Trommelschlegelfinger (Abb. **40**),
- Pickwick-Syndrom,
- Tuberkulose
  - Tuberkelbazillus, Tuberkulinreaktion, Tuberkulintest: Stempeltest (Tine-Test), Mendel-Mantoux-Probe,
  - Primäraffekt, Primärkomplex,
  - Miliartuberkulose,
  - Kaverne,
  - BCG-Impfung,
  - Lungensanatorium (fam. Mottenburg), tuberkulostatische Therapie, Kombinationstherapie.
- Pneumokoniosen/Staublungenerkrankungen
  - Asbestose, Berylliose, Silikose, Silikotuberkulose,
  - Mischstaubfibrosen, Siderose, Barytose,
  - Farmerlunge,
  - Plattenepithelkarzinom, Riesenzellkarzinom, Adenokarzinom der Lunge, bronchioloalveoläres Karzinom,
  - Bronchuskarzinoid, adenoidzystisches Karzinom, Mukoepidermoidkarzinom.

Abb. **40** Trommelschlegelfinger

Fig. **40** Hippocratisme digital

- aspergillose,
- asthme bronchique: crise d'asthme, état de mal asthmatique,
- oedème pulmonaire (interstitiel, intraalvéolaire, aigu/oedème aigu du poumon (OAP)), syndrome de détresse respiratoire aiguë (S.D.R.A.) /insuffisance respiratoire aiguë idiopathique/poumon de choc,
- embolie pulmonaire: embol,
- insuffisances respiratoires aiguë et chronique (I.R.A. et I.R.C.), hippocratisme digital (Fig. **40**),
- syndrome de Pickwick,
- tuberculose
  - bacille de Koch (B.K.), réaction cutanée tuberculinique (R.C.T.), test à la tuberculine: test par multipunctures, test/intradermo-réaction de Mantoux (I.D.R.),
  - primo-infection tuberculeuse, complexe primaire,
  - tuberculose miliaire,
  - caverne,
  - vaccination BCG,
  - sanatorium (fam. sana), traitement antituberculeux, association d'antibacillaires.
- pneumoconioses
  - asbestose, berylliose, silicose, silicotuberculose,
  - fibroses à poussières mixtes, sidérose, barytose,
  - poumon du fermier,
  - carcinome épidermoïde/à cellules squameuses, carcinome à grandes cellules, adénocarcinome bronchique, carcinome bronchiolo-alvéolaire,
  - tumeur carcinoïde des bronches, cylindrome/carcinome adénocystique, tumeur muco-épidermoïde.

Hauterkrankungen – oder: Blumenkohl und Rebhuhnaugen – keine kulinarische Einführung

Hauterkrankungen sind der unmittelbaren Beobachtung zugänglich. Ihr Erscheinungsbild setzt sich dabei aus der Summation von Primär- und Sekundäreffloreszenzen zusammen:

Primäreffloreszenzen sind der Fleck (Makula), das Knötchen (Papula), der Knoten (Nodulus), Plaques, das Bläschen (Vesicula) und die Blase (Bulla), die Pustel (Pustula), die Teleangiektasie sowie die Quaddel.

Die Sekundäreffloreszenzen sind Folge(-stadien) der Primäreffloreszenzen: Schuppen, Krusten, Erosionen und Ulzera. Die Lichenifikation ist eine Verdikkung der Epidermis, die vorwiegend beim chronischen Ekzem auftritt, die Narbe eine Reaktionsweise des Coriums.

Kasuistik

Frau M. ist eine 56 Jahre alte, blondhaarige Kleinbäuerin, die stets einer starken Sonnenbestrahlung ausgesetzt war. Sie klagt über eine brennende Rötung des Gesichts, die seit 3 Wochen besteht. Die Inspektion der Haut ergibt zahlreiche unterschiedliche Effloreszenzen: in der Mitte des Gesichts, vor allem über den Wangen, aber auch über der Nase und den Nasenflügeln ein schmetterlingsförmiges Erythem; an den Rändern Teleangiektasien, in den zentralen Anteilen Papeln und Pusteln; es besteht ein mäßiges Rhinophym. Die Haut des Handrükkens ist unregelmäßig pigmentiert. Fokal ein im Durchmesser 5 cm großer teils nässender, teils von dicken Hornlamellen überzogener Knoten.

Aus dem Gesicht wird eine Hautstanze entnommen; der Knoten des Handrükkens wird exzidiert.

Die Haut in den unbelichteten Arealen der Patientin ist unauffällig; einige kleine Leberflecken (Nävi, Molen).

Pathohistologische Befunde:

- Hand: schichtungsgestörtes Epithel mit schweren Dysplasien und Hyperchromasien der Zellkerne: plattenepitheliales Carcinoma in situ der Haut (Morbus Bowen).
- Gesicht: ausgeprägte Follikulitis und Dermatitis; kleine Epitheloidzellgranulome in der Dermis; die Talgdrüsen ausgeweitet und von Demodex-folliculorum-Larven besiedelt.

Beurteilung: Floride Rosazea. Kein Anhalt für Lupus erythematodes.

Unter einer Breitspektrumantibiotikatherapie mit Tetracyclinen kommt es zu einem raschen Abheilen der Rosazea.

Les maladies cutanées –
ou: Choux-fleurs et oeils-de-perdrix – rien à avoir avec la cuisine

Les maladies de la peau sont accessibles à l'observation immédiate. Leur aspect se compose de l'addition de lésions élémentaires primaires et secondaires:

La tache (macule), la papule, la nodosité, la plaque, la vésicule, la bulle (fam. la cloque, l'ampoule), la pustule, la téléangiectasie et la papule oedémateuse comptent parmi les efflorescences primaires.

Les lésions élémentaires secondaires dont les squames (pellicules), les croûtes, les érosions et les ulcérations surviennent toujours à la suite d'efflorescences primaires. La lichénification est un épaississement de l'épiderme survenant particulièrement dans les eczémas, la cicatrice une réaction du derme.

Cas clinique

Madame B., âgée de 56 ans est une petite cultivatrice blonde qui a toujours été très exposée au soleil. Elle se plaint d'une rougeur brûlante de la face persistant depuis 3 semaines. L'inspection de la peau révèle de nombreuses efflorescences différentes: au milieu du visage un érythème en papillon localisé particulièrement au niveau des joues, mais aussi sur le dos et les ailes du nez; des téléangiectasies aux bordures, des papules et pustules au niveau des parties centrales; on observe/il y a un rhinophyme discret. La peau du dos de la main est irrégulièrement pigmentée. Foyer d'une nodosité de 5cm de diamètre en partie suintante, en partie revêtue de lamelles cornées épaisses.

Un prélèvement de tissu est effectué au niveau de la face; la nodosité du dos de la main est excisée.

La peau des zones non exposées à la lumière est sans particularité notable; occasionnellement de petits grains de beauté (naevus pigmentaires).

Résultats histopathologiques:

- main: épithélium dystrophique, l'ordre des couches non respecté, avec dysplasies et hyperchromatisme marqués des noyaux; épithélioma épidermoïde in situ de la peau (maladie de Bowen)
- visage: folliculite et dermite marquées; de petits granulomes épithéloïdes au niveau du derme; glandes sébacées dilatées et infestées par des larves de Demodex folliculorum

Diagnostic: Acné rosacée floride. Aucune indication qui puisse faire songer à un lupus érythémateux.

L'acné rosacée guérit vite sous l'antibiothérapie à tétracyclines à large spectre.

Fragen zur speziellen Anamnese

Dermatologisch-venerologische Eigenanamnese

- Hatten Sie schon früher einmal Hautprobleme? Welche? Wie wurden Sie behandelt?
- Hatten Sie schon einmal eine Geschlechtskrankheit?
- Ist bei Ihnen schon einmal ein Muttermal entfernt worden?
- Ist dieser Fleck Ihrer Meinung nach in letzter Zeit größer geworden? Hat er geblutet?
- Wann sind die Knötchen (Bläschen, Quaddeln, ist die Schwellung, etc.) erstmals aufgetreten?

Ausdehnung der Läsion

- Ist der Ausschlag auf diese Körperregion beschränkt oder sind auch andere Körperstellen davon betroffen? Ellenbogen, Kniekehlen, Gelenke?

Reizzustände

- Verspüren Sie Juckreiz?
- Verspüren Sie in letzter Zeit ein Brennen auf der Zunge, im Rachen, an den Händen?
- Schuppt sich Ihre Haut leicht?

Allergien

- Hat man bei Ihnen schon einmal einen Allergietest durchgeführt? Wann? Welchen? Mit welchem Ergebnis? Worauf sind Sie allergisch? Auf Gräser-, Baumpollen (bestimmte Nahrungsmittel, Tierhaare, Hausstaub, Milben, Schimmelpilze usw.)?
- Welche Medikamente nehmen Sie?
- Tragen Sie vernickelte Ohrringe?
- Tritt der Ausschlag vorwiegend im Frühjahr oder Sommer auf? Ist dann auch ihre Nase verstopft, tränen Ihre Augen, und haben Sie Hals-, Kopf- und Gelenkschmerzen? Leiden Sie dabei auch unter asthmatischen Anfällen?

Durchblutungsstörungen

- Seit wann haben Sie Krampfadern?
- Hatten Sie schon einmal ein offenes Bein?

Haarausfall

- Seit wann leiden Sie unter Haarausfall?

Familiäre Disposition

- Sind Ihnen aus Ihrer Familie Fälle von Hauterkrankungen (Geschlechtskrankheiten) bekannt?

Interrogatoire ciblé

Antécédents dermato-vénériens

- Est-ce que vous avez déjà eu des problèmes de peau? Lesquels? Quels traitements avez-vous eus?
- Avez-vous déjà eu une maladie vénérienne?
- Vous a-t-on déjà enlevé un grain de beauté?
- D'après vous, cette tache a-t-elle grossi ces derniers temps? A-t-elle saigné?
- Quand avez-vous eu pour la première fois des nodules (des vésicules, des papules oedémateuses, le gonflement etc.)?

Étendue de la lésion

- N'avez-vous cette éruption qu'à cet endroit ou est-ce que vous en avez eu d'autres ailleurs? Au niveau du coude, du pli du genou, des articulations?

Irritations

- Est-ce que vous ressentez des démangeaisons?
- Est-ce que vous avez ressenti ces derniers temps des brûlures sur la langue, dans la gorge, aux mains?
- Est-ce que vous pelez facilement?

Allergies

- Avez-vous déjà subi un test d'allergie? Quand? Lequel? Quel a été le résultat? A quoi êtes-vous allergique? Au pollen de graminées, d'arbres (à certains aliments, aux poils d'animaux, à la poussière, aux acariens, aux moisissures, etc.)?
- Quels médicaments prenez-vous?
- Portez-vous des boucles d'oreille nickelées?
- Est-ce que l'éruption survient plutôt au printemps ou en été? Est-ce que vous avez alors le nez bouché, est-ce que vos yeux pleurent et avez-vous mal à la gorge, des maux de tête et des douleurs articulaires? – Est-ce que vous avez aussi dans ce contexte des crises d'asthme?

Troubles de la vascularisation

- Depuis quand avez-vous des varices?
- Avez-vous déjà eu un ulcère à la jambe?

Chute des cheveux

- Avez-vous des chutes de cheveux? Depuis quand?

Prédisposition dans la famille

- Est-ce qu'il y a des cas de maladies cutanées (maladies vénériennes) connus dans votre famille?

Ergänzender Wortschatz

Funktionstests, allgemeine Therapie

- Epikutan-/Läppchen-/Patch-Test, Prick-Test, Scratch-Test, Intrakutantest, Konjunktivaltest, RAST; Tzanck-Test, Nikolski-Phänomen,
- Hautsalbe, Gesichtscreme, Körperlotion, Puder, Badezusatz.

Entzündliche Hauterkrankungen

- Kontaktdermatitis, (allergisches) Kontaktekzem, endogenes Ekzem/atopische Dermatitis/Neurodermitis constitutionalis,
- Atopie,
- Lichen ruber planus,
- Lupus erythematodes disseminatus (SLE= systemischer Lupus erythematodes),
- Alopezie,
- Erythrasma, Erysipeloid/Rotlauf (Schweinerotlauf),
- Dermatophytie, Tinea (corporis, capitis, inguinalis, barbae), Soor, Athletenfuß/Tinea pedis,
- Pedikulose/Läusebefall (Kopflaus, Kleiderlaus, Filzlaus, Nissen), Flohbiß, Zeckenbiß, Wanzenstich, Krätze/Skabies,
- Sonnenbrand, Sonnencreme, Sonnenschutzfaktor,
- Psoriasis/Schuppenflechte: seborrhoisches Ekzem, Pityriasis rosea,
- Lupus vulgaris/Hauttuberkulose,
- Parapsoriasis en plaques/ Morbus Brocq.

Bullöse Dermatosen

- Pemphigus, Pemphigoid, Schleimhautpemphigoid, Dermatitis herpetiformis Duhring,
- Lyell-Syndrom.

Vaskuläre Dermatosen

- Purpura, Pigmentpurpura,
- Ulcus cruris venosum.

Hauttumoren

- Klavus/Hühnerauge,
- Warze, Verruca vulgaris, Feigwarze/spitzes Kondylom,
- seborrhoische Keratose, Basaliom,
- aktinische Keratose, Morbus Bowen, Plattenepithelkarzinom,
- Naevus araneus/ Sternchennävus, Naevus flammeus (Sturge-Weber-Syndrom); Haemangioma cavernosum,

Vocabulaire complémentaire

Épreuves fonctionnelles, traitement général

- Test épicutané/épidermoréaction, prick test, scratchtest/test de grattage, test intradermique, test conjonctival, RAST; cytodiagnostic de Tzanck, signe de Nikolski,
- pommade dermique, crème pour le visage, lotion pour le corps, poudre, produit pour le bain.

Maladies cutanées inflammatoires

- Dermite de contact, eczéma de contact (allergique), eczéma atopique/ eczéma constitutionnel/dermite atopique/névrodermite constitutionnelle,
- atopie,
- lichen plan,
- lupus érythémateux disséminé (LED)/lupus érythémateux systémique,
- alopécie,
- érythrasma, érysipéloïde (rouget de porc),
- dermatophytie, teigne (corporelle, favique, inguinale, de la barbe), muguet, »pied d'athlète«/teigne du pied,
- pédiculose (pous de tête, de corps, pubien, lentes), piqûres de puce, de tique, de punaise, gale,
- coup de soleil, crème de soleil, degré de protection,
- psoriasis: eczéma séborrhéique, pityriasis rosé,
- lupus tuberculeux,
- parapsoriasis en plaques (de Brocq).

Dermatoses bulleuses

- Pemphigus, pemphigoïde, pemphigoïde cicatricielle/pemphigus bénin des muqueuses, dermatite herpétiforme de Duhring,
- syndrome de Lyell.

Dermatoses vasculaires

- Purpura pétéchial, purpura pigmentaire,
- ulcère de jambe variqueux.

Tumeurs cutanées

- Cor/oeil de perdrix,
- verrue, verrue vulgaire, condylome acuminé/crête de coq/choufleur/verrue-figue,
- verrue séborrhéique, maladie de Bowen, carcinome épidermoïde,
- angiome stellaire, angiome plan/naevus flammeus/tache de vin, envie syndrome de Sturge-Weber), angiome caverneux,

- Kaposi-Sarkom, Hämangiosarkom,
- Pigmentzellnävus/Nävuszellnävus (NZN), Spitztumor/Spindelzellnävus, malignes Melanom,
- Pseudolymphom, Mycosis fungoides, Sézary-Syndrom, T-Zell-Lymphom.

Erkrankungen des HNO-Bereichs

Verdacht auf juveniles Nasen-Rachen-Fibrom (Brief eines HNO-Arztes an den überweisenden Kollegen).

Der 18jährige Patient stellt sich erneut in unserer Praxis vor wegen einer seit Jahren bestehenden, aber seit 2-3 Monaten akuter werdenden behinderten Nasenatmung. Er hat z.Z. etwas Schnupfen und rezidivierende Epistaxis re.

An der Nase besteht ein Eingangsekzem, die Schleimhaut ist beidseits gering livide, re. mehr als li. Im unteren Nasengang rechts befindet sich ein glasiges Ödem, was abgesaugt wird, wobei eine Blutung geringen Ausmaßes entsteht.

Im Nasen-Rachen-Raum findet sich eine Schleimhautveränderung am rechten Epipharynxdach. Sie ist glatt und plump vorgewölbt, darunter ein rötlicher Tumorknoten. Auf eine Biopsie wird wegen der Blutungsgefahr verzichtet.

Beide Trommelfelle sind otoskopisch reizlos und intakt. Die Mundhöhle ist bei Zustand nach TE reizlos, die Gaumenbögen sind vernarbt. Im Kehlkopf ist der Befund unauffällig und der Ultraschall der Nasennebenhöhlen ergibt keinen pathologischen Befund.

Nach Beobachtung des Patienten bis zum Blutungsstillstand rezeptiere ich ihm Doxybiocin und vereinbare einen Termin zum NMR am 24.06.1994 in Passau. Eine Kontrolle ist in unserer Praxis in 1 Woche vorgesehen.

Radiologisch findet sich ein Tumor reich an unregelmäßig weiten Blutgefäßen.

Das Resektat zeigt einen Tumor aufgebaut aus unregelmäßig weiten Blutgefäßen mit wechselnd breiter Muskularis. Dazwischen ein Tumorstroma aus Fibroblasten mit mäßigem Infiltrat aus Mastzellen.

Beurteilung: Juveniles Nasen-Rachen-Fibrom (Angiofibrom des NR-Raumes). Komplikationsloser Heilungsverlauf.

Neurologische Erkrankungen – oder: Die Kunst des Mackenfängers

Das Gehirn ist eine überdimensionierte Schleimdrüse und sezerniert durch das Siebbein in die Nase. (Galen)

Die Geisteskrankheiten und die Krankheiten des Gehirns faszinieren von alters her Ärzte und Laien gleichermaßen. Hirngewichte, -formen und -anomalien wurden ebenso wie die Krankheiten der Hirnrinde, des -markes und der Hüllen

- acrosarcomatose de Kaposi/angiosarcomatose de Kaposi/maladie de Ka – posi/sarcome de Kaposi, hématangiosarcome,
- naevus pigmentaire, mélanome juvénile de Spitz, mélanome malin,
- pseudolymphome, mycosis fungoïde, syndrome de Sézary, lymphome à cellules T.

Les affections ORL

Suspicion de fibrome naso-pharyngien (Lettre d'un oto-rhino-laryngologiste au collège qui lui a adressé le patient)

Le patient âgé de 18 ans se présente de nouveau dans notre cabinet à cause d'une obstruction nasale existant depuis des années mais devenue de plus en plus aiguë ces derniers deux ou trois mois. Actuellement, il se plaint d'un rhume et d'épistaxis récidivantes du côté droit.

On constate un eczéma narinaire, la muqueuse est livide des deux côtés, mais plus particulièrement du côté droit. Au niveau du méat inférieur droit, on observe un oedème vitreux dont l'aspiration entraîne un saignement minime.

Dans la région rhinopharyngée, on note du côté droit une dysplasie de la muqueuse au niveau de la voûte du pharynx. Il s'agit d'une surélévation lisse bourgeonnant en forme de polype sous laquelle se trouve une tumeur rougeâtre. Une biopsie n'est pas réalisée devant le risque hémorragique.

A l'examen otoscopique les tympans sont normaux. L'inspection de la cavité buccale est normal; après l'amygdalectomie, les piliers du voile du palais sont cicatrisés. La laryngoscopie est sans particularités notables et l'échographie des sinus paranasaux ne montre rien d'anormal.

Après avoir observé le patient jusqu'à l'hémostase je lui ordonne de la Doxybiocin et l'adresse à l'hôpital de Passau pour une IRM à effectuer le 24 juin 1994. Un examen de contrôle dans notre cabinet est prévu dans une semaine.

A la radiographie, on observe une tumeur richement vascularisée de vaisseaux de calibre irrégulier.

L'examen macroscopique de la pièce réséquée révèle une prolifération tumorale vascularisée de vaisseaux de calibre irrégulier présentant une musculeuse de différente épaisseur. Le stroma tumoral interposé composé de fibroblastes est discrètement infiltré de cellules mastoïdiennes.

Diagnostic: Fibrome naso-pharyngien (angiofibrome de la région rhinopharyngée); guérison sans complications.

Les maladies neurologiques – ou: L'art des chasseurs d'araignée au plafond

Le cerveau est une glande gigantesque sécrétant du mucus par l'os éthmoïde dans le nez. *(Galen)*

De tout temps les maladies mentales et les affections du cerveau fascinent et les médecins et les profanes. On établissait – selon la couleur politique de l'enquê-

des ZNS als Ursache und Korrelat für besondere Geistesgröße, für verworfenen Charakter oder als Beweis eines unsittlichen Lebenswandels – je nach politischer Couleur des Untersuchers und des bezahlenden Auftraggebers – gedeutet.

Eine Vielzahl von Noxen betreffen das zentrale und periphere Nervensystem: Durchblutungsstörungen und Blutungen aufgrund von Arteriosklerose, Angiomen und Aneurysmen der Hirnbasisarterien und kleiner intrazerebraler Arterienäste verursachen Subarachnoidalblutungen, Hirnmassenblutungen, transitorische ischämische Attacken (TIAs) oder Hirnerweichungen, die sich syndromal als apoplektische Insulte (Schlaganfälle) äußern. Plötzlich auftretende Lähmungen (Paresen), Sensibilitätsstörungen, Aphasien und Bewußtseinsstörungen wie Somnolenz, Stupor und Koma zeichnen sich meist durch progredienten Verlauf aus; sie sind beeindruckende Krankheitsbilder bei älteren Menschen; ihre Häufigkeit nimmt in den letzten Jahren zu.

Schleichend zunehmende zerebrale und spinale Symptomatik kennzeichnen den Verlauf von degenerativen Hirnerkrankungen, diffusen Atrophien (Alzheimer- und Pick-Erkrankung) sowie von Systematrophien (ALS = amyotrophe Lateralsklerose; Friedreich-Heredoataxie).

Tumoren von Hirnhäuten (Meningiome) und Großhirnhemisphären (Oligodendrogliome, Astrozytome und Glioblastome – um nur einige zu nennen – von Kleinhirn und Hirnstamm (Gliome, Medulloblastome) oder der Hypophysenregion sind neueren diagnostischen Methoden wie digitaler Substraktionsangiographie (DSA), CT, Kernspintomographie und gezielter Hirnbiopsie gut zugänglich und durch Resektion, Bestrahlung und Zytostase erfolgreicher therapierbar. Auch das Schädel-Hirn-Trauma mit Schädelbasisfraktur, epi- und subduralem Hämatom und Hirnkontusionsherden ist besser erfaßbar und früher – und damit auch erfolgreicher – durch eine Trepanation oder ein Bohrloch ausräumbar.

Eine Vielzahl toxischer Noxen betreffen das Gehirn, allen voran die freiwillig aufgenommenen Toxine: Alkohol (in seinem Gefolge Delirium tremens, Wernike-Enzephalopathie/Korsakoff-Syndrom, zentrale pontine Myelinolyse (ZPM) und Polyneuritissyndrome), aber auch in suizidaler Absicht eingenommene Schlafmittel, Psychopharmaka und CO_2-Inhalation sind bei uns als Ursache für neurologische Erkrankungen wesentlich bedeutsamer als Umweltnoxen (Quecksilber, Blei, Alkylphosphate).

Bionoxen führen zu Entzündungen des ZNS und seiner Hüllen (Meningitis, Enzephalitis und Meningoenzephalitis). Ihre bakteriellen, parasitären oder viralen Erreger verzeichnen nicht zuletzt in unserer AIDS-Ära eine Häufigkeitszunahme.

Prioneninduzierte Hirnerkrankungen (Jakob-Creutzfeldt-Erkrankung, SSPE, BSE-Rinderwahnsinn) sind publicitywirksamer Tummelplatz un- und halbgebildeter Politiker.

(P.S. Was ist schlimmer als Rinderwahnsinn? – Eine Presseerklärung des Gesundheitsministers. Stand 1994)

teur et de son commanditaire – une corrélation entre le poids, la forme du cerveau et les anomalies cérébrales aussi bien que les maladies du cortex, de la moelle cérébrale et les enveloppes du système nerveux central (SNC) et les manifestations de génie, d'abjection ou d'amoralité.

Bien des troubles atteignent les systèmes nerveux central et périphérique: des troubles circulatoires et des hémorragies dues à l'artériosclérose, à des angiomes et à des anévrismes sur l'hexagone de Willis et ses branches sont responsables d'hémorragies sous-arachnoïdiennes/méningées et cérébrales, d'accidents ischémiques transitoires (AIT) et de ramollissements cérébraux, se manifestant tous sous forme de syndrome d'apoplexie cérébrale. Les paralysies survenant brusquement (les parésies), les troubles de la sensibilité, les aphasies et les troubles de la conscience comme p.ex. la somnolence, la stupeur et le coma se caractérisent dans la plupart des cas par une évolution progressive; il s'agit de tableaux cliniques impressionants affectant des gens âgés. On en note une fréquence croissante ces dernières décennies.

L'évolution des maladies cérébrales dégénératives, des atrophies diffuses (maladies d'Alzheimer et de Pick) et systématiques (SLA – Sclérose Latérale Amyotrophique; maladie de Friedreich) se caractérise par des symptômes cérébraux et spinaux insidieusement progressifs.

Les tumeurs des méninges (les méningiomes), des hémisphères cérébraux (dont les oligodendrogliomes, les astrocytomes et les glioblastomes – pour n'en citer que quelques-unes), les tumeurs cérébelleuses et du tronc cérébral (les gliomes, les médulloblastomes) ou bien les tumeurs de la région hypophysaire sont aisément décélables grâce aux méthodes diagnostiques récentes comme p.ex. la soustraction angiographique digitale, la tomodensitométrie, la remnographie et la biopsie cérébrale ciblée. La thérapeutique qui en résulte comprenant la résection et l'irradiation de ces tumeurs associées à un traitement cytostatique approprié sera alors entreprise avec plus de succès qu'auparavant. Le traumatisme crânio-cérébral, lui aussi, associé à une fracture de la base crânienne, un hématome épi ou sousdural et des contusions cérébrales en foyer, se dépiste mieux et peut être éliminé plus précocement – et avec plus de succès – à l'aide d'une trépanation ou d'un forage.

Bien des agents toxiques touchent le cerveau, dont particulièrement les toxines ingérées spontanément: chez nous l'alcool (entraînant le délirium tremens, l'encéphalopathie de Wernicke/le syndrome de Korsakoff, la myélinolyse centrale du pont et les syndromes polynévritiques), mais aussi l'ingestion de somnifères, de médicaments psychotropes et l'inhalation de dioxide de carbone dans l'intention de suicide sont beaucoup plus souvent à l'origine d'affections neurologiques que des agents nocifs de l'environnement (dont p.ex. le mercure, le plomb, les phosphates d'alkyle).
Les agents nocifs bactériens, parasitaires et viraux provoquant des inflammations du SNC et de ses enveloppes (comme p.ex. la méningite, l'encéphalite et la méningoencéphalite) sont de plus en plus fréquents particulièrement à notre époque de SIDA.

Les maladies du cerveau dues à des prions (dont la maladie de Creutzfeldt-Jacob, la panencéphalite sclérosante subaiguë (PSS) et la maladie des vaches folles) servent d'arène retentissante aux hommes politiques ignorants et semi-ignorants.

Neurologische Erkrankungen manifestieren sich als Syndrome: genuine und symptomatische Epilepsien, Narkolepsien, Aphasien und Apraxien, zerebelläre Syndrome, als körperlich begründbare Psychosen oder Syndrome motorischer oder sensibler Störungen sowie als Syndrome von seiten des Rückenmarks.

Kasuistik

Herr N. ist ein 58jähriger Schreiner, der über zunehmende Kopfschmerzen, migräneartige Kopfschmerzattacken und über eine zunehmende psychische Instabilität klagt (genauer: seine Frau klagt, denn er hat sie in der letzten Zeit wiederholt und ohne adäquaten Grund geschlagen). Bei der Aufnahme zeigte er eine plumpe Vertraulichkeit zu jüngeren Krankenschwestern und zur untersuchenden Neurologin.

Klinische Untersuchung: Ein altersentsprechender Patient in unauffälligem Allgemein- und reduziertem Ernährungszustand. Die somatisch-köperliche Untersuchung ergibt – abgesehen von einigen Lentigines, einer alten Appendektomienarbe und einzelnen kleinen Neurofibromen – keine Auffälligkeiten. Die Laborwerte sind unauffällig.

Neurologische Untersuchung: Weitgehend unauffälliger peripherer neurologischer Status: gleichmäßig auslösbare Reflexe des Bizeps-, Trizeps-, des Patellar- und des Achillessehenreflexes. Gesteigerte Reaktion auf Babinski-Reflex. Unauffällige Bauchdecken-und Kremasterreflexe; Anosmie; absolutes zentrales Skotom rechts wie links, ein oberer temporaler Gesichtsfeldausfall rechts, die Pupillen nasal unscharf. Zeitliche Desorientierung, Verkennung der Situation, reduzierte Merkfähigkeit. Während des Klinikaufenthalts fallen zeitweise ein Antriebsmangel, dann wieder eine Umtriebigkeit und eine stumpf euphorische Grundstimmung auf; ein epileptiformer Anfall wird in der ersten Nacht in der Klinik beobachtet.

Radiologische Methoden und bildgebende Untersuchungen: Im Nativcomputertomogramm über dem Siebbein ein im Durchmesser 5 cm großer strahlendichter partiell verkalkter Tumor. In der Angiographie bogenförmige Elevation der A.cerebri anterior und ihrer Äste. Keine Destruktion des Siebbeinknochens.

Verlauf: Nach Resektion des Tumors – eines Siebbeinmeningions – rasche Erholung des Patienten: bereits nach zwei Wochen weitgehende Restitution der Gedächtnisleistung und der Toleranz gegenüber Ehefrau und sonstiger Umwelt; nach einem Vierteljahr Wiederaufnahme der Erwerbstätigkeit.

Fragen zur speziellen Anamnese

Familienanamnese

♦ Sind in Ihrer Familie Fälle von

- Epilepsie
- Schlaganfall
- Parkinson-Erkrankung
- Multipler Sklerose
- Muskelerkrankungen oder
- anderen neurologischen Erkrankungen bekannt?

(P.S. Qu'y a-t-il de pire que la maladie des vaches folles? – Un communiqué du ministre de la Santé publique devant la presse. Situation en 1994.)

Les affections neurologiques se manifestent par des syndromes: les épilepsies essentielles et symptomatiques, les narcolepsies, les aphasies et les apraxies, les syndromes cérébelleux se révèlent par des psychoses dues à des défauts organiques ou bien par des syndromes de troubles moteurs ou sensibles et des syndromes de la moelle épinière.

Cas clinique

Monsieur N. est un menuisier âgé de 56 ans qui se plaint de maux de tête en constante augmentation, d'accès migraineux et d'une instabilité psychique croissante (plus précisément: c'est sa femme qui se plaint, car il l'a battue à plusieurs reprises et sans motif ces derniers temps). A l'admission il s'est permis des privautés avec les jeunes infirmières et la neurologue qui l'examinait.

Examen clinique: Sujet dans un état général normal pour son âge, mais dans un état de délabrement nutritif. Examen physique sans particularités notables – à côté de quelques lentigos, d'une cicatrice d'une probable appendicectomie et de quelques neurofibromes. Valeurs biologiques normales.

Examen neurologique: Etat neurologique du système nerveux périphérique dans les limites de la normale: réflexes bicipital, tricipital, rotulien et achilléen symétriques; élevation majestueuse du gros orteil; réflexes cutanés abdominaux et crémastérien normaux; anosmie; scotome central absolu droit et gauche, amputation du champ visuel supérieur temporal de l'oeil droit, papilles floues en nasale; désorientation temporelle, mauvaise appréciation de la situation, manque de mémoire. Pendant l'hospitalisation se notent temporairement un manque d'impulsion suivi de phases très actives et une humeur générale indifféremment euphorique; un accès épileptiforme est observé pendant la première nuit à la clinique.

Méthodes radiologiques et imagerie médicale: La tomodensitométrie montre au-dessus de l'os ethmoïde une tumeur opaque partiellement calcifiée de 5 cm de diamètre. L'angiographie révèle l'élévation arquée de l'artère cérébrale antérieure et de ses branches. Os ethmoïde indemne.

Evolution: Une fois la tumeur enlevée (il s'agissait d'un méningiome en regard de l'ethmoïde) le patient se rétablit vite: deux semaines après l'intervention la mémoire est presque complètement rétablie ainsi que la tolérance vis-à-vis de son épouse et de son entourage; au bout de trois mois il reprend son travail.

Interrogatoire ciblé

Antécédents familiaux

- Connaissez-vous des cas
  - d'épilepsie,
  - d'apoplexie,
  - de maladie de Parkinson,
  - de sclérose en plaques,
  - de myopathie,
  - ou d'autres maladies neurologiques dans votre famille?

motorische Störungen

- Sind Sie in letzter Zeit weniger beweglich als früher? Inwiefern?
- Fällt es Ihnen schwer, gewisse Bewegungen auszuführen? Welche?
- Gelingt es Ihnen manchmal nicht, Ihre Bewegungen zu kontrollieren? Schildern Sie bitte eine typische Situation.
- Lassen Sie Gegenstände fallen oder stoßen Sie sich häufig an Türstöcken oder Möbelstücken, wenn Ihnen die Beine nicht gehorchen?
- Fällt es Ihnen schwer, Gegenstände, die Sie in der Hand halten, loszulassen?
- Haben Sie Schwierigkeiten zu gehen?
- Seit wann machen Sie beim Gehen kleine Schritte?
- Hinken Sie schon lange?
- Leiden Sie zuweilen unter Muskel-(Waden-)Krämpfen?
- Haben Sie Muskelschmerzen?
- Hat Ihre Muskelkraft in letzter Zeit entscheidend abgenommen?
- Seit wann zittern Sie?
- Wird dieses Zittern stärker, wenn Sie
  - müde werden?
  - in Ruhe sind?
  - eine bestimmte Bewegung ausführen?
  - sich aufregen?
- Wie lange besteht die Lähmung schon?
- Ist sie plötzlich oder erst allmählich aufgetreten?
- Welcher Körperteil war zuerst betroffen?
- Sind der Lähmung
  - Fieber,
  - Kopfschmerz,
  - Erbrechen,
  - Bewußtlosigkeit vorausgegangen?
- Hat sich Lähmung inzwischen teilweise zurückgebildet?
- Haben Sie wieder Kraft auf dem rechten Arm?
- Wie lange haben Sie schon ein herunterhängendes Augenlid?
- Fällt es Ihnen schwer
  - zu sprechen?
  - zu pfeifen?
  - zu kauen?
  - zu lächeln?
  - die Stirn zu runzeln?
- Haben Sie Schluckstörungen?

Gleichgewichtsstörungen

- Ist Ihnen häufig schwindlig?
- Dreht sich alles um Sie herum?

Troubles moteurs

- Votre motricité a-t-elle diminué ces derniers temps? Dans quelle mesure?
- Avez-vous des difficultés à réaliser certains mouvements? Lesquels?
- Cela vous arrive-t-il d'être incapable de contrôler vos mouvements? Racontez une situation caractéristique, s'il vous plaît.
- Laissez-vous tomber des objets ou vous heurtez-vous souvent aux portes ou aux meubles lorsque vos jambes ne vous obéissent pas?
- Avez-vous des difficultés à lâcher des objets que vous tenez dans la main?
- Avez-vous des difficultés à marcher?
- Depuis quand marchez-vous à petits pas?
- Cela fait longtemps que vous boitez?
- Avez-vous parfois des crampes musculaires (des crampes dans les mollets)?
- Avez-vous des douleurs musculaires?
- Votre force musculaire a-t-elle considérablement diminué ces derniers temps?
- Depuis quand tremblez-vous?
- Est-ce que ce tremblement s'aggrave lorsque vous
  - vous fatiguez?
  - êtes au repos?
  - faites un mouvement particulier?
  - êtes énervé,e?
- Depuis combien de temps avez-vous cette paralysie?
- Est-ce qu'elle est survenue brusquement ou s'est-elle installée progressivement?
- Quelle a été la première région du corps atteinte?
- Cette paralysie a-t-elle été précédée
  - de fièvre,
  - de maux de tête,
  - de vomissements,
  - de perte de connaissance?
- La paralysie a-t-elle diminué d'intensité entre temps?
- Avez-vous récupéré de la force dans le bras droit?
- Depuis quand avez-vous une paupière qui tombe?
- Avez-vous des difficultés
  - à parler?
  - à siffler?
  - à mâcher?
  - à sourire?
  - à froncer les sourcils?
- Avez-vous des difficultés à avaler?

Troubles de l'équilibre

- Avez-vous souvent des vertiges?
- Avez-vous l'impression que tout tourne autour de vous?

- Haben Sie dann Brechreiz und müssen Sie sich übergeben?
- Haben Sie auch Ohrensausen?

Empfindungsstörungen

- Haben Sie manchmal an Armen und Beinen ein Taubheitsgefühl?
- Verspüren Sie zuweilen in den Händen oder Beinen ein Kribbeln?
- Wird es Ihnen manchmal warm und dann wieder kalt?
- Können Sie zwischen warm und kalt unterscheiden?

Bewußtseinsverlust/Ohnmacht

- Haben Sie schon einmal das Bewußtsein verloren?
- Hatten Sie schon einmal einen epileptischen Anfall?
- In welchem Alter hatten Sie zum ersten Mal einen epileptischen Anfall?

Zeitliche und örtliche Orientierung

- Den Wievielten haben wir heute?
- Welchen Wochentag haben wir heute?
- Welches Jahr haben wir?
- Wo befinden wir uns im Augenblick?
- In welcher Stadt befinden wir uns?

Kurzzeitgedächtnis

- Wann war die letzte Untersuchung?
- Was haben Sie gestern gemacht?
- Wie lange sind Sie schon in der Klinik?
- Wer hat Sie hergebracht?
- Wie heißt der (derzeitige) Staatspräsident?

Langzeitgedächtnis

- Schulwissen:
  - Wie hieß die Gemahlin Ludwigs XVI.?
  - Was fällt Ihnen zu Waterloo ein?
  - Wer war Vercingetorix?
  - Was geschah in der Bartholomäusnacht?
  - Was hat Ravaillac getan?
  - Wie hoch ist der Mont Blanc?
  - Nennen Sie einige Nebenflüsse der Seine!
  - Wer schrieb Les Misérables?
  - Nennen Sie 3 (bekannte) Theaterstücke von Molière!

- Avez-vous alors des nausées et vomissez-vous?
- Avez-vous également des bourdonnements d'oreilles?

Troubles de la sensibilité

- Avez-vous parfois les bras ou les jambes engourdis?
- Avez-vous parfois des fourmillements au niveau des mains ou des jambes?
- Avez-vous parfois une sensation de chaleur suivie d'une sensation de froid?
- Pouvez-vous distinguer le froid du chaud?

Perte de connaissance

- Avez-vous déjà perdu connaissance?
- Avez-vous déjà eu une crise d'épilepsie?
- A quel âge avez-vous eu votre première crise d'épilepsie?

Orientation temporo-spatiale

- Quelle est la date aujourd'hui?
- Quel jour de la semaine sommes-nous?
- En quelle année sommes-nous?
- Où sommes-nous?
- Dans quelle ville sommes-nous?

Mémoire des faits récents

- Quand a eu lieu le dernier examen?
- Qu'avez-vous faites hier?
- Depuis combien de temps êtes-vous déjà à l'hôpital?
- Qui vous a amené ici?
- Comment s'appelle le président de la République?

Mémoire à long terme

- acquisitions didactiques:
  - Qui était l'épouse de Louis XVI? (Marie Antoinette)
  - Qu'est-ce que vous savez au sujet de Waterloo? (Défaite de Napoléon en 1815)
  - Qui était Vercingétorix? (Chef des Gaulois qui a déposé les armes devant Jules César à Alésia)
  - Qu'est-ce qui s'est passé pendant la nuit de St.Barthélémy? (Massacre des protestants à Paris)
  - Qu'est-ce qu'a fait Ravaillac? (Il a assassiné Henri IV)
  - Quelle est l'altitude du Mont Blanc? (4807 m)
  - Citez quelques affluents de la Seine. (Marne, Oise, Aube, Yonne, Eure)
  - Quel est l'auteur des Misérables? (Victor Hugo)
  - Citez 3 pièces de Molière. (L'avare, Dom Juan, L'école des femmes, Les femmes savantes, Le malade imaginaire, Le misanthrope, Les précieuses ridicules, Tartuffe)

Die Infektionskrankheiten

Briefe eines jungen Matrosen nach Hause:
1. Brief: Sind in Alaska. Landurlaub. Habe riesengroßen Bären erlegt.
2. Brief: Hawaii. Habe entzückende Mädchen kennengelernt.
3. Brief: Bin auf der Krankenstation. Hätte wohl lieber mit dem Bären schlafen sollen ...

Infektionskrankheiten waren die Crux vergangener Jahrhunderte. Die großen Seuchen mit epidemischem und pandemischem Charakter wie Pest, Syphilis, Tuberkulose, Diphtherie, Encephalitis lethargica Economo und Typhus, Fleckfieber und Milzbrand oder Pocken sind in Europa selten geworden oder völlig ausgestorben. Ursache hierfür sind neben der besseren persönlichen und Wohnraumhygiene auch eine Änderung der Virulenz der Erreger und eine gewandelte Symptomatik innerhalb der einzelnen Krankheitsentität. Weitgehend unverändert blieb das Spektrum der Infektionskrankheiten in den Tropen: Nach wie vor zählen die Malaria, die Bilharziose, die Lepra (Aussatz), die Sprue, die Cholera, das Trachom sowie das Gelbfieber zu den gefürchteten Risiken eines Lebens in den Tropen.

Infektiöse Agenzien können dabei Bakterien, Sproßpilze, ein- oder mehrzellige Tiere, Chlamydien sowie DNA- und RNA-haltige Viren sein. Die Klärung der Bedeutung von infektiösen Eiweißpartikeln (Prionen) bei den Slow-Virus-Erkrankungen des ZNS ist ein Ergebnis der Infektionsforschung des letzten Jahrzehnts.

Ausmaß und Ablauf einer Infektion sind von vielen modifizierenden Faktoren abhängig.

Auf seiten des Erregers steht die Kontagiosität: Hohe Kontagiosität mit „fliegender Infektion" unterscheidet sich von gering kontagiösen Infektionskrankheiten wie Lepra, die nur bei engem räumlichen Kontakt übertragen wird. Virulenz, Erregerzahl und Infektionsweg (Tröpfcheninfektion, oraler Infektionsweg, Schmierinfektion und sexuelle Übertragung) charakterisieren und modifizieren die einzelnen Krankheitsbilder und -verläufe.

Die Immunabwehrkräfte, der allgemeine Immunstatus und die angeborene oder erworbene Immunität modifizieren den Antikörpertiter, die zelluläre Abwehrreaktion und beeinflussen den Krankheitsverlauf auf der Seite des Patienten. Prophylaktische Angriffsmöglichkeiten sind dabei die aktive Immunisierung durch Lebend- oder Totimpfstoffe sowie eine passive Immunisierung durch die Injektion von Antiseren.

Die Kontagiosität, die Virulenz des Erregers und seine Stabilität in der Umwelt sowie Durchseuchung und Immunitätslage in der Bevölkerung entscheiden darüber, ob eine Infektionskrankheit sporadisch, endemisch, epidemisch oder als Pandemie auftritt.

Les maladies infectieuses

Lettres d'un jeune marin à ses parents:
Première lettre: Sommes en Alaska. A terre. Tiré ours énorme.
Deuxième lettre: Hawaï. Fait connaissance de filles charmantes.
Troisième lettre: A l'infirmerie. Aurais mieux fait dormir avec ours ...

Les maladies infectieuses étaient le fléau des siècles passés. Les épidémies endémiques et pandémiques dont p.ex. la peste, la syphilis, la tuberculose, la diphterie, l'encéphalite épidémique s'Economo-Cruchet, la fièvre typhoïde, le typhus exanthématique, le charbon et la variole sont devenues rares en Europe ou bien ont complètement disparu. Ceci est dû d'une part à une meilleure hygiène du corps et du logement de nos jours, de l'autre à une virulence modifiée des agents pathogènes et à une séméiologie altérée dans le entités morbides. L'éventail des maladies infectieuses des zones tropicales est resté presque inchangée: le paludisme, la bilharziose, la lèpre, la sprue (tropicale), le choléra, le trachome et la fièvre jaune comptent parmi les risques les plus redoutés de la vie en zone tropicale.

Les agents infectants/infectieux peuvent être des bactéries, des blastomycètes, des animaux uni ou pluricellulaires, des Chlamydias ou des virus à ADN ou ARN. La recherche sur les infections de la décennie précédente a permis d'élucider le rôle de protéines infectieuses (prions) dans les maladies à virus lents affectant particulièrement le système nerveux central (SNC).

L'étendue et l'évolution d'une infection sont fonction de nombreux facteurs modificateurs.

La contagiosité varie selon l'agent infectieux: la grande contagiosité de l'infection volante s'oppose à la faible contagiosité de maladies infectieuses telles que la lèpre, affection se communiquant seulement par contact étroit. La virulence, le nombre d'agents et la voie d'infection (infection par gouttelettes, voie d'infection orale, infection par souillure et transmission sexuelle) caractérisent et modifient le tableau et l'évolution cliniques des maladies en question.

Du côté du patient ce sont les défenses immunitaires, l'état immunitaire général et les immunités congénitale et acquise qui modifient le taux d'anticorps et la défense cellulaire tout en agissant sur l'évolution de la maladie. Les possibilités prophylactiques sont l'immunisation active par des vaccins soit vivants atténués soit à germes tués, ou bien l'immunisation passive par l'injection d'antisérums.

La contagiosité, la virulence de l'agent, la stabilité de ce dernier dans son environnement, la contamination et l'état immunitaire de la population font qu'une maladie infectieuse survient de manière sporadique, endémique, épidémique ou pandémique.

Kasuistik 1

Frau S. ist eine 23jährige Krankenschwester. Nach einigen Tagen uncharakteristischer Prodromalsyndrome klagte die Patientin über hohe Fieberschübe, verbunden mit Gelenkschmerzen; nach 12–18 Stunden trat jeweils eine Entfieberung unter Schweißausbrüchen auf; auch zwischen den Fieberschüben bestanden ein leichtes Fieber und ein erhebliches Krankheitsgefühl. In den folgenden Wochen waren die Fieberschübe in unregelmäßigen Abständen von 1–4 Tagen Dauer die einzige Symptomatik. Es bestand eine leichte Vergrößerung der Leber und eine ausgeprägte druckschmerzhafte Splenomegalie. Das Hautkolorit war leicht ikterisch.

Laborwerte: Mäßige Erhöhung der Blutsenkungsgeschwindigkeit (20/35), geringe Leukozytose (14000/mm^3); Lymphozyten und Monozyten waren relativ vermehrt; leichte Erhöhung des indirekten Bilirubins. Die Blutkulturen, die im Transportmedium bei Körpertemperatur an das bakteriologische Institut übersandt worden waren, waren in allen 3 Proben negativ. Antikörperbestimmungen gegen verschiedene Viren waren uncharakteristisch und zeigten keine Titeranstiege. Das Sternalmark, 2 Wochen nach Krankheitsbeginn entnommen, zeigte eine ausgeprägte Erhöhung der Erythropoese; in der Giemsafärbung des peripheren Blutausstrichs, aber auch des Knochenmarks, fanden sich in den Erythrozyten kleine, intensiv blau-rötliche ringförmige Körperchen. Sie wurden als Trophozoiten von Plasmodium falciparum interpretiert.

Diagnose: Malaria tropica.

Erneute anamnestische Nachfragen ergaben einen 1wöchigen Kurzurlaub in Ägypten 4 Wochen vor Ausbruch der Erkrankung; eine Malariaprophylaxe war wegen der Kürze des Aufenthalts in Ägypten damals nicht konsequent durchgeführt worden.

Unter Therapie mit Chloroquinphosphat (Resochin) und Primaquin kam es zu einer raschen Besserung, zu einer Sistierung der Fieberschübe nach insgesamt 2 Behandlungszyklen innerhalb von 4 Wochen.

Urlaubsimpfprophylaxe:
Arzt zum Patienten, als er die letzte Spritze aus dem Gesäß desselben zieht: „So, nun habe ich Sie gegen Fleckfieber, Typhus, Cholera, Pocken geimpft und Ihnen auch noch die Malariaprophylaxe verschrieben. Jetzt können Sie beruhigt auf Reisen gehen. Wohin fahren Sie gleich nochmal?" Darauf der Patient: „In die Ardennen."

Kasuistik 2

Hans ist ein 5jähriger Junge. Nach dem Kindergartenbesuch – es grassiert zur Zeit eine Grippewelle – klagt er über Halsschmerzen und Husten; dann tritt ein rasch ansteigendes Fieber auf; er erbricht auch bei leerem Magen, klagt über starke Kopfschmerzen. Die körperliche Untersuchung zeigt zunehmende Nackensteifigkeit, gesteigerte Muskeleigenreflexe; die Beugung des Nackens unter sanftem

Cas clinique n°1

Mme S., âgée de 23 ans, est infirmière. Après avoir présenté des signes prodromiques atypiques pendant quelques jours, la patiente s'est plainte de poussées de forte fièvre associées à des douleurs articulaires; toutes les 12 à 18 heures une défervescence est survenue associée à des sueurs; entre les poussées fébriles elle a présenté aussi une fièvre légère et un malaise important. Dans les semaines suivantes les poussées fébriles survenant à intervalles irréguliers de 1 à 4 jours ont été les seuls symptômes. A l'examen clinique on note une hépatomégalie discrète et une splénomégalie marquée sensible à la pression. La couleur de la peau est légèrement ictérique.

Résultats biologiques: Vitesse de sédimentation (V.S.) légèrement élevée (20*), leucocytose modérée (GB 14000/mm^3); lymphocytes et monocytes relativement augmentés; bilirubine indirecte légèrement élevée; les hémocultures envoyées à l'institut de bactériologie en milieu de transport à température corporelle se sont toutes les trois révélées négatives. A défaut de taux d'anticorps élevés la détermination d'anticorps spécifiques de différents virus n'a pas assuré l'identification du germe. La moelle sternale prélevée 2 semaines après le début de la maladie montre une érythropoïèse en nette augmentation; la coloration de Giemsa d'étalements du sang périphérique et de la moelle osseuse sternale met en évidence des inclusions érythrocytaires sous forme de petits corpuscules circulaires de couleur bleu-rouge intense interprétés comme des trophozoïtes de Plasmodium falciparum. (*En France on ne relève pas la deuxième heure)

Diagnostic: Paludisme tropical.

Des questions posées dans le but de compléter l'interrogatoire ont révélé une semaine de vacances en Egypte un mois avant que la maladie n'ait éclaté; du fait de la brièveté du séjour en Egypte, l'intéressée n'avait pas suivi régulièrement le traitement prophylactique du paludisme.

Sous traitement de chloroquine phosphate (Resochin) et de Primaquine l'état de la patiente s'est rapidement amélioré, et après deux cures médicamenteuses en un mois les accès de fièvre ont cessé.

Prophylaxie médicamenteuse en vue d'un voyage:
Le médecin au patient en retirant la dernière seringue de la fesse de ce dernier: »Et voilà! Je vous ai vacciné contre le typhus exanthématique, la fièvre typhoïde, le choléra, la variole et en plus je vous ai prescrit un traitement prophylactique du paludisme. Maintenant vous pouvez partir en voyage tranquillement. Où partez-vous au juste?« – »Dans les Ardennes.«

Cas clinique n°2

Jean est un enfant de 5 ans. Après la maternelle – où sévit en ce moment une épidémie de grippe – il se plaint de maux de gorge/d'angine et de toux; il présente ensuite une fièvre à l'ascension rapide; il vomit même s'il est à jeun, se plaint de fortes céphalées. L'examen physique révèle une raideur progressive de la nuque,

Druck führt zu einem reflektorischen Abwinkeln der Knie (Brudzinsky-Zeichen), ein Ausstrecken des Knies bei gebeugtem Oberschenkel ist nicht möglich (Kernig-Zeichen).

Das Kind wird sofort in eine große Kinderklinik überwiesen.

Laborwerte: Massive Leukozytose, erhöhte Akutphaseproteine; im Liquor, durch Lumbalpunktion gewonnen, 1500 Leukozyten/mm^3, die Liquor-Glucose-Konzentration reduziert (25 mg/100 ml), Liquoreiweiß erhöht. Bakterienkulturen werden angelegt, bakterioskopisch im Liquor reichlich Diplokokken.

Verlauf: Innerhalb der nächsten Stunde zunehmende Eintrübung des Patienten, Krampfanfälle, positives Babinski-Zeichen und ein fleckiges Exanthem, zunächst im Rumpfbereich, dann am gesamten Körper: zahlreiche konfluierende petechiale Hauteinblutungen. Nach 6 Stunden vollständige Entgleisung des Wasser- und Elektrolythaushalts und Tod im Schock.

Sektion: An der Oberfläche des Gehirns massive eitrige Beläge und petechiale Einblutungen in die Leptomeningen; das Gehirn insgesamt geschwollen, die Mark-Rinden-Grenze unscharf; komprimierte Hirnventrikel mit spärlich putridem Liquor; eitrige Beläge der Medulla oblongata und des Rückenmarks vor allem im lumbalen Bereich; massives interstitielles und intra-alveoläres Lungenödem; ausgeprägte subpleurale Ekchymosen und petechiale Einblutungen; ausgeprägte Einblutungen subendokardial im linken Ventrikel; vollständige hämorrhagische Nekrose der Nebennieren beidseits; starke Schwellung der Nieren beidseits; histologisch in ihren Glomerula zahlreiche Mikrothromben; disseminiertes intravasales Koagulationssyndrom (DiC-Syndrom).

Pathologisch-anatomische Diagnose: Purpura fulminans/Waterhouse-Fridrichsen-Syndrom bei perakuter Meningokokkensepsis

Ergänzender Wortschatz

Allgemeine Begriffe

- Impfkalender, Impfpaß, Impfschutz,
- Inkubationszeit, Quarantäne, Rekonvaleszenz,
- Schutzimpfung.

Infektionskrankheiten – Kindesalter

- Diphtherie,
- Exanthema subitum/kritisches 3-Tage-Fieber/Roseola infantum,
- Keuchhusten,
- Masern,
- Mumps,
- Pfeiffer-Drüsenfieber/infektiöse Mononukleose,
- Polio(myelitis)/Kinderlähmung,
- Ringelröteln/Erythema infectiosum,

ROT vifs; la flexion passive de la nuque provoque une flexion involontaire des genoux (signe de Brudzinsky); l'extension de la jambe, la cuisse étant préalablement fléchie sur le bassin, n'est pas possible (signe de Kernig).
L'enfant est tout de suite orienté sur un hôpital pour enfants.

Valeurs biologiques: Leucocytose grave, protéines de l'inflammation augmentées; dans le LCR (= liquide céphalo-rachidien) prélevé par ponction lombaire (= PL) 1500 GB, glycorachie abaissée (25 mg/100 ml), protéinorachie élevée. Les produits recueillis sont mis en culture. Dans le LCR quantité importante de diplocoques.

Evolution: Au cours de l'heure suivante trouble progressif de la conscience du patient, crises convulsives, signe de Babinski positif, exanthème purpurique, d'abord au niveau du tronc, puis dispersé sur toutes les parties du corps: nombreuses hémorragies pétéchiales confluantes. 6 heures plus tard déséquilibre important du pool électrolytique et mort dans le choc.

Autopsie: A la surface du cerveau revêtements purulents (fausses membranes) et extravasations pétéchiales dans les leptoméninges. Cerveau enflé dans sa totalité, zone de jonction entre écorce et moelle floue. Ventricules cérébraux comprimés avec LCR peu purulent. Fausses membranes du bulbe rachidien et de la moelle épinière particulièrement dans la région lombaire. Oedème pulmonaire interstitiel et intra-alvéolaire important; ecchymoses sous-pleurales et extravasations pétéchiales marquées; hémorragies sous-endocardiaques étendues au niveau du ventricule gauche. Nécrose hémorragique bilatérale des surrénales. Tuméfaction marquée bilatérale des reins. Histologiquement quantité de glomérules microthrombosés. CIVD (= Coagulation intravasculaire disséminée).

Diagnostic anatomopathologique: Syndrome de Waterhouse-Friderichsen/ purpura fulminans lié à une septicémie suraiguë à méningocoques.

Vocabulaire complémentaire

Généralités

- Calendrier vaccinal, certificat de vaccination, immunité vaccinale,
- période d'incubation, quarantaine, convalescence,
- immunisation préventive.

Maladies infectieuses – enfance

- diphtérie,
- roséole infantile/exanthème subit/sixième maladie,
- coqueluche,
- rougeole,
- oreillons,
- mononucléose infectieuse (MNI),
- poliomyélite antérieure aiguë,
- érythème infectieux/cinquième maladie,

- Röteln,
- Scharlach,
- Windpocken.

Infektionskrankheiten – Erwachsenenalter

- Aktinomykose,
- Amöbiasis,
- FSME (= Frühsommermeningoenzephalitis),
- Herpes zoster/Gürtelrose,
- Tollwut/Rabies,
- Zytomegalie.

Tropenkrankheiten

- Chagas-Krankheit,
- Cholera,
- Filariose,
- Frambösie,
- Leishmaniose: Kala-Azar, Orientbeule,
- Trypanosomiasis.

- rubéole,
- scarlatine,
- varicelle.

Maladies infectieuses – âge adulte

- Actinomycose,
- amibiase,
- encéphalite de la taïga/encéphalite vernoestivale russe,
- zona,
- rage,
- cytomégalie.

Maladies tropicales

- Maladie de Chagas/thyroïdite parasitaire/trypanosomose américaine,
- choléra,
- filariose,
- pian/boubas/framboesia/parangi/yaws,
- leishmaniose: kala-azar, leishmaniose cutanée/bouton d'Orient,
- trypanosomiase/tripanosom(at)ose.

9. Die Grundbegriffe des Schreibens – oder: Die Kunst, Kurven zu frisieren

Grundlegende deskriptive Strukturen

Die medizinisch-wissenschaftliche Nomenklatur (**La nomenclature médico-scientifique**) umfaßt (**comprend**) statische Korrelationen (**des corrélations statiques**) und dynamische Vorgänge (**des processus dynamiques**). Statisch betrachtet (**Du point de vue statique**) können klinisch-chemische Laborwerte (**les valeurs de laboratoire**) und hämatologische Daten (**les données hématologiques**) unverändert (**inchangées**), normal (**normales**), erhöht (**élevées**), erniedrigt (**diminuées**) oder nicht untersucht worden sein (**n'ont pas été recherchées**). Entscheidend ist, ob sie (**Ce qui importe, c'est de savoir si elles [restent]**) innerhalb der Standardabweichung (**dans les limites de la déviation standard/de l'écart-type**) von Methode (**de la méthode**) und Kollektiv (**de l'échantillon/de la population de malades, d'animaux, de la souche cellulaire étudiée**), im Kontrollbereich (**dans les limites de la zone de contrôle**) angesiedelt oder sicher pathologisch (**pathologiques**) sind.
Bei Krankheitsverläufen (**Au cours des maladies**), bei Heilungsvorgängen (**[dans] les processus de guérison**) oder physiologischer Regeneration (**[pendant] la régénération physiologique**) kann eine dynamische Betrachtungsweise (**une vue dynamique**), d.h. (**c.-à.-d.**) ein Vergleich (**une comparaison [de]**) von quantitativen und semiquantitativen Parametern (**paramètres quantitatifs ou semiquantitatifs**) in Korrelation (**en corrélation**) zur Zeit (**[au] temps**) oder zu anderen Variablen (**[ou à d'autres] quantités variables/variables**) angemessen sein (**peut s'imposer**). Daraus resultierende Kurven (**Les courbes [qui en résultent]**) können entweder

- keine wesentlichen Veränderungen zeigen (**[se présenter] de façon peu modifiée [par rapport à la courbe normale]**),
- ansteigen (**monter/être ascendantes**),
- abfallen (**descendre/être descendantes**),
- wellenförmig (**onduler**) oder
- irregulär verlaufen (**prendre des allures irrégulières**).

Die Darstellung (**La présentation**) erfolgt in kurzen prägnanten Sätzen oder im Telegrammstil.

Epidemiologisch-statistische Grundbegriffe

Meine Statistiken fälsche ich selbst. Es gibt Lügen, es gibt verdammte Lügen, und dann gibt es noch Statistiken. *(Disraeli)*

Statistische Aussagen (**Les énoncés statistiques**) sind für den Einzelnen (**l'individu**), den Probanden (**le témoin**) und seine Individualpathologie (**sa pathologie individuelle**) von mäßiger Aussagekraft (**ne révèlent pas grand chose [de]**). Zur Betrachtung von (**Pour évaluer**) Krankheitshäufigkeiten (**la fréquence d'une certaine maladie**), d.h. von Morbidität (**la morbidité**), Inzidenz (**l'incidence**), Prävalenz (**la prévalence**) und zur Prognose (**le pronostic [vis à vis de]**) hinsichtlich Mortalität (**la mortalité**), Letalität (**la létalité**), Defektheilung (**la guérison avec des séquelles**) mit Siechtum (**état maladif**), Arbeits- und Erwerbsunfähigkeit (**l'incapacité de travail**) oder zur vollständigen Heilung (**la guérison complète**) und damit eines Therapieerfolges (**le succès thérapeutique**) ist die quantitative Erfassung eines geeigneten Kollektivs aus Kranken oder Probanden conditio sine qua non/unabdingbare Voraussetzung (**une condition indispensable**).

Die Darstellung der Zahlenwerte (**La présentation des valeurs numériques**) kann in absoluten oder relativen Meßeinheiten (**sous forme d'unités de mesure absolues ou relatives**) in Tabellen (**des tableaux**) erfolgen und sollte in der Tabellenüberschrift (**le titre du tableau**) oder in der Fußnote (**la note [au bas de la page]**) wesentliche Daten (**des informations essentielles [sur]**) zumindest Kollektivgröße (**le nombre des malades, des animaux, des cellules échantillonné[e]s**), Standardabweichung sowie Anmerkungen (**des remarques [sur]**) zur Signifikanz (**le niveau de signification**), zur Irrtumswahrscheinlichkeit (**la probabilité d'erreur**) und zum angewandten statistischen Test (**le test statistique [utilisé]**) enthalten.

Optisch „schöner" als Tabellen (**les tableaux**) mit vielen Spalten (**colonnes**) und Reihen (**lignes**) ist die Präsentation der Ergebnisse (**résultats**) durch graphische Darstellung (**[sous forme de] graphiques**): Balkendiagramme (**les histogrammes, les diagrammes en bâtonnets verticaux**), Kurvendiagramme (**les tracés de courbes**), Torten-/Kuchendiagramme (**les diagrammes en secteur/les diagrammes en camembert/les camemberts**), Punktwolkendiagramme (**les nuages de points**) sind nur einige mögliche Darstellungsformen. Besonders in Vorträgen (**les conférences**) mit Dias (**des diapositives**), in Zeitschriftenartikeln (**les articles de périodiques**) oder auch in Buchbeiträgen (**les (chapitres de) livres**) sind graphische Darstellungen (**les graphiques**) und Abbildungen (**les figures**) geeignet, komplizierte Verhältnisse (**des relations complexes**) zu vereinfachen (**simplifier**).

Natürlich werden Sie Ihre Meinung (**[dire votre] avis [sur]**) zu diesen Kurven (**ces courbes**) in einer Diskussionsbemerkung (**une contribution à la discussion**) äußern wollen. Dabei können Sie beeindruckt (**impressionné,e [par]**) von den schönen Ergebnissen (**les résultats**), der sorgfältigen Untersuchung (**l'investigation systématique**) und den aussagekräftigen Abbildungen (**les images parlantes**) sein und darauf hinweisen (**signaler**), daß Sie Ähnliches bereits im Jahre 1923 –

oder war es 1924? – beobachteten (**que [vous] avez [bien] fait une observation [semblable]**) und in einem Artikel (**un article original/un article scientifique/un mémoire**) beschrieben (**vous avez décrit**). Sollten Sie jedoch persönliche Abneigungen (**une antipathie [pour]**) gegen den Autor (**l'auteur**) oder gar wissenschaftliche Argumente gegen seine Arbeit (**son étude**) haben, können Sie auf widersprüchliche oder andere Mitteilungen (**des contradictions ou d'autres informations négatives**) hinweisen (**signaler/faire allusion à**), methodische oder systematische Fehler (**des fautes de méthode ou de système**) hervorheben (**souligner**), oder zumindest vor einer Verallgemeinerung (**la généralisation**) dieser Ergebnisse warnen (**mettre en garde [contre]**). Bevor Sie aber auf diesen kritischen Punkt (**aspect critique**) zu sprechen kommen (**[Avant que] vous en veniez à parler [de]**), sollten Sie auch etwas Positives sagen - z.B. (**p.ex.**) die schöne Farbe des Diahintergrunds loben.

Kausale Terminologie

Statistische Testverfahren geben Hinweise auf kausale Zusammenhänge (**des relations causales**), Zufälle (**des événements aléatoires**), zufälliges Zusammentreffen (**des coïncidences aléatoires**) oder ein Bias (**un biais**). Durch Selektion (**En vertu de la sélection**) von Patienten/Probanden können sie aber zu falschen Schlußfolgerungen (**[conduire à de] fausses conclusions**) führen.

Ätiologie (**L'étiologie**), formale und kausale Pathogenese (**la pathogénie**) umschreiben das Wesen einer Krankheit (**d'une affection/d'une maladie**).

Vererbung (**L'hérédité**), Veranlagung (**la prédisposition**), genetische Disposition (**la prédisposition génétique**), Verletzungen (**des traumatismes**) durch Eigen- (**causés par le sujet lui-même**) oder Fremdeinwirkung (**par l'action d'un tiers**) ebenso wie Vergiftungen (**des intoxications/des empoisonnements**) und psychische Belastungen (**les surmenages psychiques**) können Ursache von Krankheiten sein (**peuvent être à l'origine [de]**).

In der Versicherungsmedizin (**la science médico-actuarielle**) werden diese Zusammenhänge (**ces relations**) nach ihrer Validität [**selon leur] validité**) in (teuren) Gutachten (**des expertises**) beurteilt (**sont évaluées**):

- sichere Zusammenhänge (**des relations causales incontestables**),
- Zusammenhänge, die mit an Sicherheit grenzender Wahrscheinlichkeit bestehen (**des relations existant selon toutes probabilités**),
- Zusammenhänge überwiegender Wahrscheinlichkeit (**des relations existant très probablement**),
- möglicher Zusammenhang (**des relations possibles**),
- kein ursächlicher Zusammenhang (**pas de relation causale**).

10. Der klinische Untersuchungsbogen Le compte rendu d'examen

HÔPITAL RURAL DE ...

Pat.	♂, 12 ans
MDH:	Σ abdo., adressé par son MT £ pour susp. d'une appendicite
HDM:	dlrs abdo en périombilicale, diffuses - depuis hier soir: dlrs localisées en FID, irradiantes en HCD; pas de vomissements, nausée (peu), constipation depuis plsrs jours 2° épisode de dlrs de ce type;
ATCD: pers. chir.	(1° épisode il y a 4 ans) med.: rhinopharyngite il y a une sem fam. père: HTA mère: RAS 1 frère (8 ans) + 1 soeur (5 ans): RAS
MdVltt	pas de ttt en cours
à l'ex.:	δ: 38 °C; TA 11/7 Pat. fébrile, nauséeux
dig.:	- anorexie depuis 3 jrs - pas de vomissements - dernières selles: il y a 2 jrs *à la palp.:* pas de défense nette, dlrs en FID à la pression, dlrs déclenchées en FID à la décompression en FIG; dlrs max au *n* MacBurney; *à l'auscult.:* BHA ⊕
TR:	douleurs déclenchées en FID, selles ⊕, pas de sang
uro:	FL libres, indolores BM ⊖ miction: RAS bandelette: qq corps cétoniques, sang ∅
ORL:	sinus vides pts. N.V$_{(I-III)}$ non douloureux à la palp. qq. adénopathies au *n* sous-maxillaire langue: saburrale
cv.:	π : 82/min; π périph.perçus BdC réguliers, pas de souffle pas de signes d'une IC extrémités: chaudes, roses
pp.:	MV sur les 2CP pas de toux, pas d'expectorations respiration: RAS
CAT:	Rx ASP, prise de sang (PdS)

Hôpital Universitaire de ...

20 mai 1993

Admission du patient en Clinique de Médecine I

Unité: B 6
Patient: Mme U.
Date de naissance: 15.02. 1912
Médecin traitant: Dr. M.
Assistant/Stagiaire: F./R.
Chef de clinique: L.

Motif d'hospitalisation:
Pyélonéphrite aiguë récidivante

Antécédents personnels

- HTA connue dp environ 15 ans.
- Cystite récidivante dp 25 ans à peu près.
- 1982 Op pour Ca transitionnel papillaire de la vessie st.II, non-invasif.
- 1984 Op carrefour aorto-fémoral ddc pour claudication intermittente des MI st.III. Il persiste une IAMI st.II ddc.
- 1990 AVC sylvien D partiellement régressif.
- 1990 mai: septicémie à E. coli sur pyélonéphrite.
- 1990 déc: chute et pyélonéphrite à E. coli + bactériémie j+ rhabdomyolyse modérée.
- 1992 déc: phakectomie D.
- IR prérénale; investigations: US abdo déc 90: petit rein atrophique G.

Anamnèse actuelle

- Frissons et sensations d'avoir chaud depuis une semaine, le 1er jour avec des sudations profuses (lit tout mouillé).
- Diminution de l'appétit et asthénie (cette semaine plus sortie de l'appartement, assise chez elle).
- Pas de: pollakiurie, brûlures, douleurs.
- 18.05. consultation chez son MT: EF, GB 16000, créat 200, urée 10.8, sédiment urin 10-12 hématies, bâtonnets.
- Hier soir au BUR: pic HTA à 25/7 avec OAP débutant (Lasix, TNT, Adalat sling).

Anamnèse systématique

Poids: prise de poids ces derniers temps
Appétit: anorexie, asthénie
Etat fébrile: EF, frissons, sudations nocturnes
Autres:
CV: ○ dyspnée effort, orthopnée 2 coussins ○ DPN, OMI ddcG>>D, nycturie 2-3, ○ DRS, HTA connue et ttée, ○ palpitations, ○ claudication intermittente (d'après elle)
SR: ○ toux, ○ expectos, ○ hémoptysie, ○ sibilances
SD: appétit sp, transit: plutôt diarrhées que constipation (ttt de?), ○ nausées ni vomissements, ○ HDH, ○ melaena ni rectorragies, ○ pyrosis, ○ odynophagie
SU: jet e.o., ○ dysurie, ○ pollakiurie, ○ hématurie, ○ brûlures
Locomoteur: ○ lombalgies, dlrs articulaires au niv de la hanche
Endocrinien: ○ diabète, ○ goitre, ○ pollakiurie, ○ polydipsie
Neurologique: ○ céphalées, ○ syncope, ○ vertiges, ○ troubles moteurs ou sensitifs
Dermatologie: ○ exanthème
Hématologie: ○ anémie
ORL: 2 prothèses dent
PSY:
Yeux: phakectomie D, lunettes de prêt

Médicaments:
Aldomet 500 1-0-1
Aldactone 3/sem
Zyloric 10 3/sem
Aspirine 100 1-0-0
Spasmo-Urgénide 1-0-1
Cyto-caps
gouttes opht 2x/j ddc

Habitudes:

Alcool	○
Tabac	1p/j pdt ~25 ans, arrêté il y a 20 ans (25 UPA?)
Toxiques	○
Allergies	○
Expositions	○

Facteurs de risques cardiovasculaires
HTA, ○ diabète, ○ hypercholestérolémie, **obésité**, ○ nicotine

Anamnèse familiale

père:
mère:
F: 1 dcd d'un infarctus
S: 1 dcd d'un cancer de la matrice

Anamnèse sociale

Veuve retraitée (ancienne employée de maison) qui vit toute seule, indépendante (1x/sem infirmière pour préparer les médicaments, aide ménagère 1/sem)

Examen clinique

Etat général:	conservé		
Température:	EF à 38,1° après un culot de Prodalfagon et après av eu des frissons		
Peau et phanères:	anictérique, télangiectasie des jambes ddc, qq verrues séborrhéiques		
Adénopathies:	○ ADP palpables		
Thyroïde:	sp		
Seins:	sp		
ORL :	**Bouche:** 2 prothèses dent		
	Nez		
	Oreille		
SCV:	**TAH:** 140/85		
	Coeur:	*Palpation:*	choc de pointe en place
		Pouls central/ périph:	régulier à 85/min
		Auscultation:	B1B2: sp, pas de galop, souffle éjectionnel syst en écharpe 2/6 av irrad carot, ○ frottement
	Artères:	*Palpation:*	radiales palpables, MI: seulement poplitée D et tibiale post.D palpées
		Auscultation:	avec souffles fémorales ddc, carotidiens ++ ddc
		Téguments:	télangiectasies jambes
	Veines:	*Jugulaires:*	○ TJ o RHJ
		Membre sup	
		Membre inf:	varices D, mollet G + enflé que D et douloureux à la palpation
		Oedèmes:	oedèmes G ≫D
SR:	*FR/min:*	eupnéïques	
	Tirage:	non	
	Cyanose:	non	
	Inspection:	amplifiction normale, trachée médiane, ○ respiration paradoxale	
	Palpation:	normale	
	Percussion:	sonore, douloureuse au niv des côtes 8-10 au niv de la ligne MCL	
	Auscultation:	stase ddc, râles humides au niv du seg post du lobe inf	

	Inspection:	cicatrices du pontage, ○ ballonné, ○ ascite
	Auscultation:	
	Bruits:	sp
	Palpation:	souple, ○ défense, ○ de masse palpable
	Percussion:	tympanique
	Hernies:	non
	Foie:	percuté sur 8 cm à 1 doigt sous le rebord costal, Murphy neg
	Rate:	pas perçue
SUG:	*Loges rénales:*	souples et douloureuses à la palp profonde à D
	Vessie:	indolore, pas de globe vésical
	OGE:	sp
Locomoteur:	*Articulations:*	pas de dlrs
	Mobilité:	sp
	Rachis:	○ déformation, indolore à la percussion, ○ contracture paraverté-brale, Lasègue neg ddc
	Os:	pas de douleurs
Neuro:	*Fctns sup:*	troubles de la mémoire+, bien orienté T+E, langage sp
	MMS (/30):	
	Nuque:	○ signes méningés
	Nerfs crâniens:	pupilles isochores isoréactives, autres NC sp
	FO:	
	Moteur:	force à 5/5, diadococinésie N, démarche N
	Sensitif:	normal aux 4 modes
	Tonus:	normal, ○ clonus
	Mingazzini:	tenu
	Cérébelleux:	doigt-nez N, talon genou N
	Romberg:	N
	ROT:	vifs et sym
	RCP:	en flexion ddc

Examens complémentaires

Hématologie:	GR 4.28 aniso, hg 12.8, hct 37.9, MCV 88.6, MCH 29.9, MCHC 33.8, GB 18.6 répartition; Nseg 86% (16.000) N à gran moyennes présents, N nonseg 1%, mono 5%, lymphos 8.0%, plaqu 200 000 crase: quick >100
Chimie:	glc 5.3, na 138, k 3.7, Cl 95, osm 301 urée 11.9, créat 140 prot 70 CK 103, LDH 548, ASAT 21
Urines:	100 leucos, 15 hématies, nitrite +

Radiologie:	Thorax: COUCHE coupoles diaphra à la 10ème côte à D, sinus costophréniques libres, silhouette cardiaque sp, rapport cardiothoracique N, hiles D élargis, redistribution vasculaire, athéromatose aortique sclérosante, médiastin sp, structures osseuses sp
Gazométrie:	FIO_2 AA pH 7.48 PCO_2 4.26 Bic 24.5 BE 0.9
Electrocardiogramme:	RSR fréquence à 100 axe à 40° PQ 0.08", QRS 0.08", QT 0.30" ST sousdécalé en V4-6 T normal

Liste des problèmes et diagnostics différentiels

Diagnostic provisoire:

- Pyélonéphrite aiguë récidivante (petit rein G atrophique!) facteurs déclenchants:
  - cystites à répétition,
  - reflux cystorénal,
  - récidive de la tumeur de la vessie,
- HTA chronique ,
- IC avec des râlées de bas et OMI ddc ,
- poly-macroangiopathie périphérique: AVC, pontage aortofémoral, IR prérénale.

Plan d'investigations:

- rx thorax demain,
- bilan hydrourique,
- cystoscopie de contrôle après disparition de la pyélonéphrite.

Traitement

- Ciproxine 2 x 500 j po,
- Aldomet,
- Aldozone,
- Aspirine 100 mg,
- TNT iv stopper 20.05.

11. Abkürzungen/Abréviations

Deutsch-Französisch

A./ Arteria, Arterie (f.): A.,a.; artère

AIDS/ Acquired immune deficiency syndrome (erworbenes Immunmangelsyndrom [n.]): SIDA; syndrome immunodéficitaire acquis

AiP/ Arzt (m.) im Praktikum: IMG; interne en médecine générale

ALAT/ Alaninamino-Transferase (f.): ALAT; Alanine aminotransférase

ALL/ akute lymphatische Leukämie (f.): LLA; leucémie lymphoblastique aiguë

ALS/ amyotrophische Lateralsklerose (f.): SLA; sclérose latérale amyotrophique

AML/ akute myeloische Leukämie (f.): LMA; leucémie aiguë myéloblastique

ANF/ antinukleärer Faktor (m.): FAN; facteur anti-nucléaire

AP/ alkalische Phosphatase (f.): PA; phosphatase alcaline

APK/ Apexkardiogramm (n.): apexogramme

ARDS/ Adult, Acute respiratory distress syndrome (Atemnotsyndrom (n.) der Erwachsenen): SDRA; syndrome de détresse respiratoire aiguë

ASAT/ Aspartat-Aminotransferase (f.): ASAT; aspartate aminotransférase

ASS/ Acetylsalicylsäure (f.): AAS; acide acétyl-salicylique

AV-Block/ atrioventrikulärer Herzblock (m.): BAV; bloc auriculo-ventriculaire

AV-Kanal/ Atrioventrikulärkanal (m.): CAV; canal auriculo-ventriculaire

AZ/ Allgemeinzustand (m.): EG; état général

B-II-Resektion/ Billroth-II-Resektion (f.): gastrectomie partielle des 2/3 inférieurs

BAL/ bronchoalveoläre Lavage (f.): LBA; lavage broncho-alvéolaire

bds/ beidseits: ddc; des deux côtés

BEL/ Beckenendlage (f.): présentation du siège

BKS/ Blut[körperchen]senkungsgeschwindigkeit (f.): VS; vitesse de sédimentation

BSG/ Blut[körperchen]senkungsgeschwindigkeit (f.): VS; vitesse de sédimentation

CEA/ karzinoembryonales Antigen (n.): ACE; antigène carcino-embryonnaire

CHE/ Cholinesterase (f.): cholinestérase

CK/ Kreatin-[phospho-]kinase (f.): CPK; créatine phosphokinase

CLL/ chronisch lymphatische Leukämie (f.): LLC; leucémie lymphoïde chronique

C_{Lst}/ statische Lungencompliance (f.): C pulm stat; compliance pulmonaire statique

CML/ chronisch myeloische Leukämie (f.): LMC; leucémie myéloïde chronique

CO_2/ Kohlendioxid (n.): CO_2; gaz carbonique

COLD/ Chronic obstructive lung disease (chronisch obstruktive

Lungenerkrankung [f.]): BPCO; broncho-pneumopathie chronique obstructive

CPC/ klinisch-pathologische Konferenz (f.): confrontation anatomoclinique

CPK/ Karotispulskurve (f.): Ctg; carotidogramme

CPK/ Kreatin-Phosphokinase (f.): CPK; créatine phosphokinase

C_{spez}/ spezifische Compliance (f.): C spec; compliance spécifique

CT/ Computertomographie (f.): TDM; tomodensitométrie

C_{totst}/ statische Totalcompliance (f.): C tot stat; compliance totale statique

C_{Wst}/ statische Thoraxcompliance (f.): C thor stat; compliance thoracique statique

DIC/ Disseminated intravasal coagulation (Verbrauchskoagulopathie [f.]): CIVD; coagulation intravasculaire disséminée

Diff.BB/ Differentialblutbild (n.): NFS; numération formule sanguine

D_LCO/ Diffusionskapazität (f.); capacité de transfert pulmonaire

DNA/ Desoxyribonucleic acid (Desoxyribonukleinsäure [f.]): ADN; acide désoxyribonucléique

DNS/ Desoxyribonukleinsäure (f.): ADN; acide désoxyribonucléique

DSA/ digitale Subtraktionsangiographie (f.): soustraction angiographique digitale

DTP/ Diphtherie(-)Tetanus(-) Keuchhusten(-)Schutzimpfung (f.): DTCoq; Diphtérie Tétanos Coqueluche

EKG/ Elektrokardiogramm (n.): ECG; électrocardiogramme

EPH-Gestose/ Edema, proteinuria, hypertension gestose (Ödeme, Proteinurie, Hypertoniegestose [f.]): toxémie gravidique

ERCP/ endoskopische retrograde Cholangiopankreatographie (f.): CPRE; cholangiopancréatographie rétrograde endoscopique

ERV/ Expiratory reserve volume (exspiratorisches Reservevolumen [n.]): VRE; volume de réserve expiratoire

Ery(s)/ Erythrozyten (mpl.): GR; globules rouges

ESWL/ extrakorporale Stoßwellenlithotripsie (f.): LEC; lithotritie extra-corporelle

EU(G)/ Extrauteringravidität (f.): GEU; grossesse extra-utérine

FRC/ Functional residual capacity (funktionelle Residualkapazität [f.]): CRF; capacité résiduelle fonctionnelle

FRK/ funktionelle Residualkapazität (f.): CRF; capacité résiduelle fonctionnelle

FSME/ Frühsommermeningoenzephalitis (f.): encéphalite de la taïga, encéphalite verno-estivale russe

Gamma-GT, γ-Glutamyl-Transferase (f.): gamma-GT; gamma-glutamyl transférase

GGT/ γ-Glutamyl-Transferase (f.): gamma-GT; gamma-glutamyl transférase

GOT/ Glutamat-Oxalacetat-Transaminase (f.): TGO; transaminase glutamique oxaloacétique

GPT/ Glutamat-Pyruvat-Transaminase (f.): TGP; transaminase glutamique pyruvique

HCG-Test/ Human chorionic gonadotropin test: test dexaméthasone gonadotrophines chorioniques, test de stimulation freinage (HCG)

HI/ Herzinsuffizienz (f.): IC; insuffisance cardiaque

HKT, Hkt/ Hämatokrit (n.): hct; hématocrite

HMV/ Herzminutenvolumen (n.): DC, Qc; débit cardiaque, volume cardiaque minute

HNO/ Hals-Nasen-Ohren (-Heilkunde) (f.): ORL; oto-rhino-laryngologie

IRV/ Inspiratory reserve volume (inspiratorisches Reservevolumen [n.]): VRI; volume de réserve inspiratoire

ITP/ idiopathische thrombozytopenische Purpura (f.): PTI; purpura thrombopènique idiopathique

IUD/ Intrauterine contraceptive device (Intrauterinpessar [n.]): DIU; dispositif intrautérin

IUP/ Intrauterinpessar (n.): DIU; dispositif intra-utérin

K/ Kalium (n.): k; potassium

KHK/ koronare Herzkrankheit (f.): maladie coronarienne

LDH/ Lactatdehydrogenase (f.): LDH; lactico-déshydrogénase

LED/ Lupus (m.) erythematodes disseminatus: LED; lupus érythémateux disséminé

Leuko(s)/ Leukozyten (mpl.): GB, leuco; globules blancs, leucocytes

li/ links: G; gauche

LuFu/ Lungenfunktionsuntersuchung (f.): EFR; épreuves fonctionnelles respiratoires

LVH/ linksventrikuläre Hypertrophie (f.): HVG; hypertrophie ventriculaire gauche

LVI/ linksventrikuläre Insuffizienz (f.): IVG; insuffisance ventriculaire gauche

M./ Musculus (m.): muscle

MCHC: Mean corpuscular hemoglobin concentration (mittlerer korpuskulärer Hämoglobingehalt [m.]): TCMH; teneur corpusculaire moyenne en hémoglobine

MCV/ Mean corpuscular volume (mittleres Korpuskularvolumen [n.]): MCV; mean corpuscular volume

MDP/ Magen-Darm-Passage (f.): TGD; transit gastro-duodénal

MI/ Mitralinsuffizienz (f.): IM; insuffisance mitrale

MI/ Myokardinfarkt (m.): IDM; infarctus du myocarde

MTA/ medizinisch-technischer Assistent (m.), medizinisch-technische Assistentin (f.): technicien, ne de laboratoire d'analyses de biologie médicale

N1: 1 E.o.; 1 emballage original

Na/ Natrium (n.): na; sodium

NMR/ Nuclear magnetic resonance (Kernspinresonanz [f.]): IRM, RMN; imagerie par résonance magnétique, résonance magnétique nucléaire

NZN/ Nävuszellnävus (m.): naevus pigmentaire

o.B./ ohne (pathologischen) Befund: SP, RAS, e.o.: sans particularité (notable), rien à signaler, en ordre

OE/ obere Extremität (f.): MS; membre supérieur

OP/ Operation (f.): Op; opération

OP/ Operationssaal (m.): salle d'opération

PKG/ Phonokardiogramm (n.): PCG; phonocardiogramme

PKU/ Phenylketonurie (f.): PCU; phénylcétonurie

R_{aw}/ Atemwegswiderstand (m.): RVA; résistance des voies aériennes

re./ rechts: D; droit, e

RF/ Rheumafaktor (m.): FR; facteur rhumatoïde

RF/ rheumatisches Fieber (n.): RAA; rhumatisme articulaire aigu

RIVA/ Ramus (m.) interventricularis anterior: artère interventriculaire antérieure

RNA/ Ribonucleic acid (Ribonukleinsäure [f.]): ARN; acide ribonucléique
RNS/ Ribonukleinsäure (f.): ARN; acide ribonucléique
Rö/ Röntgen (n.): Rx; rayon X
RQ/ respiratorischer Quotient (m.): QR; quotient respiratoire
RV/ Residualvolumen (n.): VR; volume résiduel
RVH/ rechtsventrikuläre Hypertrophie (f.): HVD; hypertrophie ventriculaire droite
RVI/ rechtsventrikuläre Insuffizienz (f.): IVD; insuffisance ventriculaire droite

SHT/ Schädel-Hirn-Trauma (n.): TCC; traumatisme cranio-cérébral
SLE/ systemischer Lupus (m.) erythematodes: LED; lupus érythémateux disséminé
SSPE/ subakute sklerosierende Panenzephalitis (f.): PSS; panencéphalite sclérosante subaiguë

T/ Temperatur (f.): δ; température
TB, Tbc/ Tuberkulose (f.): tuberculose
TB/ Tuberkelbazillus (m.): BK; bacille de Koch
TE/ Tonsillektomie (f.): ablation des amygdales
TEP/ Totalendoprothese (f.): PTH; prothèse totale de la hanche
TGA/ Transposition (f.) der großen Gefäße: TGV; transposition des gros vaisseaux
Thrombo(s)/ Thrombozyten (mpl.): Pl, plaque; plaquettes
TIA/ transitorische ischämische Attacke (f.): AIT; accident ischémique transitoire
TKL/ Totalkapazität (f.) der Lungen: CPT, CT; capacité totale
TUR/ transurethrale Resektion (f.): REP; résection endoscopique de la prostate
TV/ Tidal volume (Atemzugvolumen [n.]): VC; volume courant

UE/ untere Extremität (f.): MI; membre inférieur
Uro/ urologisches System (n.): SU; système urologique
US/ Ultraschall (m.): US; ultrason
US-Ödem/ Unterschenkelödem (n.): OMI; oedème des membres inférieurs

V., V/ Vene (f.): V.; veine
VC/ Vital capacity (Vitalkapazität [f.]): CV; capacité vitale
Verd./ Verdacht (m.): susp.; suspicion
VES/ ventrikuläre Systole (f.): ESV; extrasystole ventriculaire
VK/ Vitalkapazität (f.): CV; capacité vitale

WHD/ World Health Organisation (Weltgesundheitsorganisation [f.]): OMS; organisation mondiale de la santé
WPW-Syndrom/ Wolff-Parkinson-White-Syndrom (n.): syndrome de Wolff-Parkinson-White

ZNS/ zentrales Nervensystem (n.): SNC; système nerveux central
ZPM/ zentrale pontine Myelinolyse (f.): myélinolyse centrale du pont
ZVD/ zentraler Venendruck (m.): PVC; pression veineuse centrale

Französisch-Deutsch

Σ/syndrome (m.): Syndrom

δ/température (f.): T; Temperatur

ttt/traitement (m.): Therapie, Behandlung

AA/anévrisme (m.) aortique: Aortenaneurysma

AAS/acide (m.) acétyl-salicylique: ASS; Acetylsalicylsäure

abdo/abdominal, e: abdominell

Acc.Chir./accueil (m.) chirurgical: chirurgische Ambulanz, chirurgische Poliklinik

ACE/antigène (m.) carcino-embryonnaire: CEA; karzinoembryonales Antigen

ACFA/arythmie (f.) complète avec fibrillation auriculaire: Vorhofflimmern mit kompletter Arrhythmie

ADN/acide (m.) désoxyribonucléique: DNA; Desoxyribonukleinsäure

ADP/adénopathie (f.): Lymphknotenschwellung

AEG/altération (f.) de l'état général: Änderung des Allgemeinzustands

AF/antécédents (mpl.) familiaux: Familienanamnese

AIT/accident (m.) ischémique transitoire: TIA; transitorische ischämische Attacke

ALAT/alanine amino-transférase (f.): ALAT; Alanin-Aminotransferase

amp./ampoule (f.): Ampulle

ANT/accouchement (m.) normal à terme: regelrechte Geburt

AP/angine (f.) de poitrine: Angina pectoris

AP/antécédents (mpl.) personnels: Eigenanamnese

AP/artère (f.) pulmonaire: A. pulmonalis

app./appendicectomie (f.): Appendektomie

app.locomot/appareil (m.) locomoteur: Bewegungsapparat

ARN/acide (m.) ribonucléique: RNA; Ribonukleinsäure

ASAT/aspartate amino-transférase (f.): ASAT; Aspartat-Aminotransferase

ASP/abdomen (m.) sans préparation: Abdomenleeraufnahme

AT/accident (m.) du travail: Berufsunfall, Arbeitsunfall

ATCD/antécédents (mpl.): Anamnese, Vorgeschichte

ATs/athérosclérose (f.): Atherosklerose

au n/au niv/au niveau de: auf Höhe von

AVC/accident (m.) vasculaire cérébral: zerebraler Insult, Apoplex

AVP/accident (m.) de voie publique: Verkehrsunfall

BAV/bloc (m.) auriculo-ventriculaire: AV-Block, atrioventrikulärer Herzblock

BAVC/bloc (m.) auriculo-ventriculaire complet: kompletter AV-Block

BAVI/bloc (m.) auriculo-ventriculaire incomplet: inkompletter AV-Block

BBD/bloc (m.) de branche droit: Rechtsschenkelblock

BBG/bloc (m.) de branche gauche: Linksschenkelblock

BdC/bruits (mpl.) du coeur: Herztöne

BHA/bruits (mpl.) hydroaériques: Dauergeräusche

BK/bacille (m.) de Koch: TB; Tuberkelbazillus

BM/brûlures (fpl.) mictionnelles: Brennen beim Wasserlassen

BP/bronchopneumonie (f.): Bronchopneumonie

BPCO/broncho-pneumopathie (f.) chronique obstructive: COLD; chronisch obstruktive Lungenerkrankung

BSH/bonne santé (f.) habituelle: guter AZ, guter Allgemeinzustand

BUR/bureau (m.) des urgences: Notaufnahme

Ca/carcinome (m.): Ca, Karzinom

caps/capsule (f.): Kapsel

CAT/conduite (f.) à tenir: weiteres Vorgehen

CAV/canal (m.) auriculo-ventriculaire: AV-Kanal, Atrioventrikularkanal

CD/coronaire (f.) droite: A. coronaria dextra, re. Kranzarterie

CG/coronaire (f.) gauche: A. coronaria sinistra, li. Kranzarterie

CIVD/coagulation (f.) intravasculaire disséminée: DIC; Verbrauchskoagulopathie

CK/créatine kinase (f.): CK; Kreatinkinase

CP/champ (m.) pulmonaire: Lungenfeld

CPA/coeur (m.) pulmonaire aigu: Cor pulmonale acutum

CPC/coeur (m.) pulmonaire chronique: Cor pulmonale chronicum

CPK/créatine phosphokinase (f.): CPK; Kreatinphosphokinase

CPRE/cholangio-pancréaticographie (f.) rétrograde endoscopique: ERCP; endoskopisch-retrograde Cholangiopankreatographie

CPT/capacité (f.) totale: TKL; Totalkapazität (der Lungen)

C pulm stat/compliance (f.) pulmonaire statique: CLst; statische Lungencompliance

créat/créatinine (f.): Kreatinin

CRF/capacité (f.) résiduelle fonctionnelle: FRK; funktionelle Residualkapazität

C spéc/compliance (f.) spécifique: C_{spez}; spezifische Compliance

CT/capacité (f.) totale: TKL; Totalkapazität (der Lungen)

Ctg/carotidogramme (m.): CPK; Karotispulskurve

C thor stat/compliance (f.) thoracique statique: CW_{st}; statische Thoraxcompliance

C tot stat/compliance (f.) totale statique; C_{totst}; statische Totalcompliance

CTS/centre (m.) de transfusion sanguine: Blutbank

cv/(système [m.]) cardiovasculaire: kardiovaskulär(es System)

CV/capacité (f.) vitale: VK; Vitalkapazität

D/droit, e: re; rechts

dcd/décédé, e: verstorben

DCI/dénomination (f.) commune internationale : allgemeine internationale Nomenklatur

DO_2/capacité (f.) de diffusion pulmonaire pour l'oxygène: Diffusionskapazität für O_2

ddc/des deux cotés : bds; beidseits

DDR/date (f.) des dernières règles: letzte Regelblutung

derm/dermatologique: dermatologisch

dig/(appareil [m.]) digestif: Verdauungssystem, Verdauungswege

DIU/dispositif (m.) intra-utérin: Intrauterinpessar, Spirale

dp/depuis: seit

DR/dépression (f.) réactionnelle: reaktive Depression

DR/dernières règles (fpl.): letzte Regelblutung

DRS/douleurs (fpl.) rétrosternales: retrosternale Schmerzen

DT/delirium (m.) tremens: Delirium tremens

DTCoq/Diphtérie Tétanos Coqueluche: DTP; Diphtherie(-)Tetanus(-)Keuchhusten(-Schutzimpfung)

DTS/désorientation (f.) temporo-spatiale: zeitlich-örtliche Desorientierung

EB/endocardite (f.) bactérienne: bakterielle Endokarditis

ECBU/examen (m.) cyto-bactériologique des urines: Urinstatus

ECG/électrocardiogramme (m.): EKG; Elektrokardiogramm

EF/état (m.) fébrile: Fieberzustand

EFR/épreuves (fpl.) fonctionnelles respiratoires: LuFu; Lungenfunktionsuntersuchung

EG/état (m.) général: AZ; Allgemeinzustand

e.o./en ordre: o.B.; ohne pathologischen Befund

1 E.o./1 emballage (m.) original: N1

EP/embolie (f.) pulmonaire: Lungenembolie

ES/effets (mpl.) secondaires: Nebenwirkungen

ESV/extrasystole (f.) supraventriculaire: supraventrikuläre Extrasystole

expectos/expectorations (fpl.): Auswurf

FA/fibrillation (f.) auriculaire: Vorhofflimmern

FAN/facteur (m.) anti-nucléaire: ANF; antinukleärer Faktor

fctns sup/fonctions (fpl.) supérieures: höhere (Zerebral-)Funktionen

FID/fosse (f.) iliaque droite: rechte Fossa iliaca

FID/fibrose (f.) interstitielle diffuse: diffuse interstitielle Fibrose

FIG/fosse (f.) iliaque gauche: linke Fossa iliaca

fl./flacon (m.): Flasche

FL/fosses (fpl.) lombaires: Lumbalregion, Lendenregion

FO/fond (m.) d'oeil: Augenhintergrund

FR/facteur (m.) rhumatoïde: RF; Rheumafaktor

FR/fréquence (f.) respiratoire: Atemfrequenz

FRCV/facteurs (mpl.) de risque cardiovasculaire: kardiovaskuläre Risikofaktoren

G/gauche: li; links

gamma-GT/gamma-glutamyl transférase (f.): Gamma-GT; Gamma-Glutamyl-Transferase

GB/globules (mpl.) blancs: Leukos, Leukozyten

GEA/gastro-entérite (f.) aiguë: akute Gastroenteritis

GEU/grossesse (f.) extra-utérine: EU; Extrauteringravidität

GGT/gamma-glutamyl transférase (f.): Gamma-GT; Gamma-Glutamyl-Transferase

glc/glucose (m.): Glucose

GM/grand mal (m.): Grand-mal-Anfall

gouttes opht/gouttes (fpl.) ophtalmiques: Augentropfen

GR/globules (mpl.) rouges: Erys, Erythrozyten

HCD/hypochondre (m.) droit: Regio hypochondriaca dextra

HCG/hypochondre (m.) gauche: Regio hypochondriaca sinistra

hct/hématocrite (m.): Hkt; Hämatokrit

HDH/hémorragie (f.) digestive haute: obere gastrointestinale Blutung

HDLM/HMA/histoire (f.) de la maladie: Krankheitsgeschichte

hémato/hématologique: hämatologisch

HSM/hépatosplénomégalie (f.): Hepatosplenomegalie

HTA/hypertension (f.) artérielle: Bluthochdruck, arterielle Hypertonie

HTAP/hypertension (f.) artérielle pulmonaire: pulmonale Hypertonie

HVD/hypertrophie (f.) ventriculaire droite: RVH; rechtsventrikuläre Hypertrophie

HVG/hypertrophie (f.) ventriculaire gauche: LVH; linksventrikuläre Hypertrophie

IA/insuffisance (f.) aortique: Aorteninsuffizienz

IAMI/insuffisance (f.) artérielle des membres inférieurs: Durchblutungsstörung der Beine, Claudicatio intermittens

IC/insuffisance (f.) cardiaque: HI; Herzinsuffizienz

IDM/infarctus (m.) du myocarde: MI; Myokardinfarkt

IDR/intra-dermoréaction (f.) de Mantoux: Intradermalreaktion nach Mendel-Mantoux

IEC/inhibiteurs (mpl.) de l'enzyme de conversion: ACE-Hemmer

IIA/invagination (f.) intestinale aiguë: akute intestinale Invagination

IM/insuffisance (f.) mitrale: MI; Mitralinsuffizienz

IMG/interne (m.) en médecine générale: AIP; Arzt im Praktikum

IR/insuffisance (f.) rénale: Niereninsuffizienz

IRA/insuffisance (f.) rénale aiguë: akute Niereninsuffizienz

IRA/insuffisance (f.) respiratoire aiguë: akute respiratorische Insuffizienz

IRM/imagerie (f.) par résonance magnétique: NMR; Nuclear Magnetic Resonance

IT/insuffisance (f.) tricuspidienne: Trikuspidalinsuffizienz

ITG/interruption (f.) thérapeutique de grossesse: Schwangerschaftsabbruch nach medizinischer Indikation

IVB/insuffisance (f.) vertébrobasilaire: vertebrobasiläre Insuffizienz

IVC/insuffisance (f.) veineuse chronique: chronische Veneninsuffizienz

IVC/insuffisance (f.) vasculaire cérébrale: zerebrovaskuläre Insuffizienz

IVD/insuffisance (f.) ventriculaire droite: RVI; rechtsventrikuläre Insuffizienz

IVG/interruption (f.) volontaire de grossesse: Schwangerschaftsabbruch, Interruptio

IVG/insuffisance (f.) ventriculaire gauche: LVI; linksventrikuläre Insuffizienz

j/jour (m.): Tag

k/potassium (m.): K; Kalium

LBA/lavage (m.) broncho-alvéolaire: BAL, bronchoalveoläre Lavage

LCR/liquide (m.) céphalo-rachidien: Liquor cerebrospinalis

LDH/lactico-déshydrogénase (f.): LDH; Lactatdehydrogenase

LEC/lithotritie (f.) extra-corporelle: ESWL; extrakorporale Stoßwellenlithotripsie

LED/lupus (m.) érythémateux disséminé: LED, SLE; Lupus erythematodes disseminatus

leuco/leucocytes (mpl.): Leukos, Leukozyten

LLA/leucémie (f.) lymphoblastique aiguë: ALL; akute lymphatische Leukämie

LLC/leucémie (f.) lymphoïde chronique: CLL; chronisch lymphatische Leukämie

LMA/leucémie (f.) aiguë myéloblastique: AML; akute myeloische Leukämie

LMC/leucémie (f.) myéloïde chronique: CML; chronisch myeloische Leukämie

LRSI/loges (fpl.) rénales simples et indolores: Nierenlager (klopf- und druckschmerz-) frei

lympho/lymphocytes (mpl): Lymphozyten

M.£/médecin (m.) traitant: behandelnder Arzt

MC/métacarpiens (mpl.): Mittelhandknochen

MCV/Mean Corpuscular Volume: MCV; mittleres Korpuskularvolumen

MCV/maladies (fpl.) cardio-vasculaires: Herz-Kreislauf-Erkrankungen

MDH/motif (m.) d'hospitalisation: Einweisungsgrund

MdV/mode (m.) de vie: Lebensweise

MI/ membre (m.) inférieur: UE; untere Extremität

MID/membre (m.) inférieur droit: rechte untere Extremität

MIG/membre (m.) inférieur gauche: linke untere Extremität

Mm/murmures (mpl.): Geräusche

MNI/mononucléose (f.) infectieuse: Pfeiffer-Drüsenfieber, infektiöse Mononukleose

mono/Moc/monocytes (mpl.): Monozyten

MS/membre (m.) supérieur: OE; obere Extremität

ms/mois: Monat

MT/médecin (m.) traitant: behandelnder Arzt

MV/murmure (m.) vésiculaire: vesikuläres Atemgeräusch

na/sodium (m.): Na; Natrium

NC/nerfs (mpl.) crâniens: Hirnnerven

neuro/neurologique/ (système [m.] nerveux): neurologisch, Nervensystem

NFS/numération (f.) formule sanguine: DiffBB; Differentialblutbild

OAP/oedème (m.) aigu du poumon: akutes Lungenödem

OGE/organes (mpl.) génitaux externes: äußere Geschlechtsorgane

OIDP/(présentation [f.]) occipito-iliaque droite postérieure: rechte hintere Hinterhauptslage

OIGA/(présentation [f.]) occipito-iliaque gauche antérieure: linke vordere Hinterhauptslage

OMI/oedème (m.) des membres inférieurs: US-Ödem; Unterschenkelödem

OMS/organisation (f.) mondiale de la santé: WHO

Op/opération (f.): OP; Operation

ORL/oto-rhino-laryngologie (f.): HNO; Hals-Nasen-Ohren-Heilkunde

PA/phosphatase (f.) alcaline: AP/alkalische Phosphatase

palp/palpation (f.): Palpation

PBF/ponction-biopsie (f.) du foie: Leberblindpunktion

PC/périmètre (m.) crânien: Kopfumfang

PC/perte (f.) de connaissance: Bewußtlosigkeit, Bewußtseinsverlust

PCG/phonocardiogramme (m.): PKG; Phonokardiogramm

PCP/pneumonie (f.) à pneumocystis carinii: Pneumocystis-carinii-Pneumonie

PCP/pression (f.) capillaire pulmonaire: Lungenkapillardruck

PCU/phénylcétonurie (f.): PKU; Phenylketonurie

PdC/perte (f.) de connaissance: Bewußtseinsverlust, Bewußtlosigkeit

PdS/prise (f.) de sang: Blutabnahme

pdt/pendant: während

périph/périphérique: peripher

PL/ponction (f.) lombaire: Lumbalpunktion

Pl/plaqu/plaquettes (fpl.): Thrombos, Thrombozyten

pp/(système [m.]) pleuropulmonaire: Atemwege

PR/premières règles (fpl.): 1. Regelblutung

prothèse dent/prothèse (f.) dentaire: Zahnprothese

PRP/plasme (m.) riche en plaquettes: Thrombozytenkonzentrat

PSS/panencéphalite (f.) sclérosante subaiguë: SSPE; subakute sklerosierende Panenzephalitis

PTDVD/pression (f.) télédiastolique ventriculaire droite: enddiastolischer Ventrikeldruck rechts

PTDVG/pression (f.) télédiastolique ventriculaire gauche: enddiastolischer Ventrikeldruck links

PTH/prothèse (f.) totale de la hanche: TEP; Totalendoprothese

PTI/purpura (m.) thrombopénique idiopathique: ITP; idiopathische thrombozytopenische Purpura, Morbus Werlhof

PVC/pression (f.) veineuse centrale: ZVD; zentraler Venendruck

qq/quelques: einige

QR/quotient (m.) respiratoire: RQ; respiratorischer Quotient

RA/rétrécissement (m.) aortique: Aortenstenose

RAA/rhumatisme (m.) articulaire aigu: akutes rheumatisches Fieber

RAS/rien à signaler: o.B.; ohne pathologischen Befund

RCIU/retard (m.) de croissance intrautérine: intrauterine Wachstumsretardierung

RCP/réflexe (m.) cutané plantaire: Plantarreflex, Fußsohlenreflex

RCT/réaction (f.) cutanée tuberculinique: Tuberkulinhautreaktion

REP/résection (f.) endoscopique de la prostate: TUR; transurethrale Resektion

resp/(système [m.]) respiratoire: Atemwege, Respirationstrakt

RGO/reflux (m.) gastro-oesophagien: gastroösophagealer Reflux

RHJ/reflux (m.) hépatojugulaire: hepatojugulärer Reflux

RM/rétrécissement (m.) mitral: Mitralstenose

RMN/résonance (f.) magnétique nucléaire: NMR; Nuclear Magnetic Resonance, Kernspinresonanz

ROC/ réflexe (m.) oculo-cardiaque: okulokardialer Reflex

ROT/réflexes (mpl.) ostéotendineux: Muskeleigenreflexe

RSR/rythme (m.) sinusal régulier: regelmäßiger Sinusrhythmus

RVA/résistance (f.) des voies aériennes: R_{aw}; Atemwegswiderstand

Rx/rayon (m.) X: Rö; Röntgen

SNC/système (n.) nerveux central: ZNS; zentrales Nervensystem

sp/sans particularités: o.B.; ohne pathologischen Befund

SR/système (m.) respiratoire: Atemwege, Respirationstrakt

st/stade (m.): Stadium

SU/système (m.) urologique: Uro; urologisches System

susp./suspicion (f.): Verd.; Verdacht

SAMU/Service (m.) d'Aide Médicale Urgente: frz. Rettungsdienst

SCV/système (m.) cardiovasculaire: kardiovaskuläres System

SD/système (m.) digestif: Verdauungssystem, Verdauungswege

SDRA/syndrome (m.) de détresse respiratoire de l'adulte: ARDS; Syndrom der Schocklunge

sédiment urin/sédiment (m.) urinaire: Harnsediment, Urinsediment

seg/segment (m.): Segment

sem/semaine (f.): Woche

SIAD/soins (mpl.) impossibles à domicile: nur stationäre Pflege möglich

SIDA/syndrome (m.) immunodéficitaire acquis: AIDS

SIGA/(présentation [f.]) sacroiliaque gauche inférieure: linke vordere Steißlage

SLA/sclérose (f.) latérale amyotrophique: ALS; amyotrophe Lateralsklerose

SM/splénomégalie (f.): Splenomegalie

T + E/(orienté, e) temps et espace: zeitlich und örtlich orientiert

TA/tension (f.) artérielle: arterieller Blutdruck

TBG/test (m.) biologique de grossesse: Schwangerschaftstest

TCC/traumatisme (m.) crânio-cérébral: SHT; Schädel-Hirn-Trauma

TCMH/teneur (f.) corpusculaire moyenne en hémoglobine: MCHC; Mean Corpuscular Hemoglobin Concentration, mittlerer korpuskulärer Hämoglobingehalt

TDM/tomodensitométrie (f.): CT; Computertomographie

TGO/transaminase (f.) glutamique oxaloacétique: GOT/ Glutamat-Oxalacetat-Transaminase

TGP/transaminase (f.) glutamique pyruvique: GPT; Glutamat-Pyruvat-Transaminase

TGV/transposition (f.) des gros vaisseaux: TGA ; Transposition der großen Gefäße

TJ/turgescence (f.) jugulaire: Jugularvenenschwellung

TN/taille (f.) normale: normale Größe

TOGD/transit (m.) oesogastroduodénal: Doppelkontrastdarstellung von Ösophagus, Magen und Duodenum

TR/toucher (m.) rectal: rektale Untersuchung

tté, e/traité, e: therapiert

ttt/traitement (m.): Therapie

TV/toucher (m.) vaginal: vaginale Untersuchung

TVP/thrombose (f.) veineuse profonde: Phlebothrombose

UIV/urographie (f.) intraveineuse: Ausscheidungsurographie

UPA/unité (f.) de paquets par an: (Tabak) Packungseinheit pro Jahr

uro/(système [m.]) urologique: Uro; urologisch(es System)

US/ultra-son (m.): US; Ultraschall

VC/volume (m.) courant: Atemzugvolumen

VD/ventricule (m.) droit: re. Ventrikel, rechter Ventrikel

VEMS/volume (m.) expiratoire maximum seconde: maximales exspiratorisches Sekundenvolumen

VG/ventricule (m.) gauche: li. Ventrikel, linker Ventrikel

VR/volume (m.) résiduel: RV; Residualvolumen

VRE/volume (m.) de réserve expiratoire: exspiratorisches Reservevolumen

VRI/volume (m.) de réserve inspiratoire: inspiratorisches Reservevolumen

VS/vitesse (f.) de sédimentation: BKS; Blutsenkungsgeschwindigkeit

12. Medikamentenliste/ Liste des médicaments

Deutsch-Französisch

Die Liste ist nach Indikationsgruppen und Gebräuchlichkeit des französischen Handelspräparates geordnet; die Angabe der *generic names* (anstelle des Namens eines in Deutschland gehandelten Präparates gleicher oder ähnlicher Zusammensetzung) schien uns sinnvoller. Genauere Kenntnisse wie sie zu jeder Verordnung der Päparate erforderlich sind, müssen dem *VIDAL* entnommen werden.

Allergene	Allergènes
♦ Alk-depot SQ Suspension	
♦ Allergovit Depot-Suspension	

Anabolika, Vitamine und Mineralstoffe	Anabolisants, vitamines et produits minéraux
♦ Calcium-Sandoz forte/fortissimum	♦ gluconolactate de calcium + carbonate de calcium
♦ Deca-Durabolin	♦ nandralone
♦ Frubiase Brause Calcium	♦ carbonate de calcium
♦ Natabec	♦ carbonate de calcium + fer + ergocalciférol + polyvitamines
♦ Primobolan	♦ méténolone
♦ Tromcardin	♦ potassium + magnésium

Anästhetika	Anesthésiques
♦ Narkosemittel	♦ Analgésiques pour anesthésie
– Fentanyl-Janssen	– fentanyl
♦ Lokalanästhetika	♦ Anesthésiques locaux
– Ultracain	– articaïne
– Xylocain	– lidocaïne

Analgetika	Analgésiques
♦ Ibuprofen Klinge	♦ ibuprofène
♦ Migräne-Kranit N	♦ éthavérine + propyphénazone + paracétamol
♦ Optalidon N	♦ propyphénazone + caféine
♦ Tramal	♦ tramadol

- Valoron
- Voltaren

- tilidine
- diclofénac

Antibiotika

- Tetracycline:
  - Achromycin 500
  - Doxycyclin 100 Heumann
  - duratetracyclin
  - Hostacyclin 500
- Makrolide:
  - Erythrocin
  - Paediathrocin
  - Sobelin Solubile
- Nitroimidazole:
  - Ulcolino Metro
- Penicilline:
  - Arcasin
  - Baycillin
  - Binotal
  - durapenicillin 400
  - Stapenor
- Cephalosporine:
  - Bidocef
  - Cephoral
- Polypeptidantibiotika:
  - Colistin parenteral
- Co-trimoxazole:
  - Bactrim Roche
  - Eusaprim
  - Sterinor
- Tuberkulostatika:
  - Myambutol
  - Myambutol-INH
  - Rifa
  - tebesium
- Virostatika:
  - Helpin
  - Retrovir
  - Zovirax

Antibiotiques

- Tétracyclines:
  - tétracycline
  - doxycycline
  - oxytétracycline
  - tétracycline
- Macrolides:
  - érythromycine
  - érythromycine
  - clindamycine
- Nitro-imidazolés:
  - métronidazole
- Pénicillines:
  - phénoxyméthylpénicilline
  - propicilline
  - ampicilline
  - phénoxyméthylpénicilline
  - oxacilline
- Céphalosporines:
  - céfadroxil
  - céfixime
- Polymyxines:
  - colistine
- Sulfamides avec triméthoprime:
  - triméthoprime + sulfaméthoxazole
  - triméthoprime + sulfaméthoxazole
  - tétroxoprime + sulfadiazine
- Antituberculeux:
  - éthambutol
  - éthambutol + isoniazide
  - rifampicine
  - isonazide
- Antiviraux:
  - brivudine
  - zidovudine
  - aciclovir

Antidiabetika

- Orale Antidiabetika:
  - Artosin
  - Glibenese
  - Gluconorm

Antidiabétiques

- Antidiabétiques oraux:
  - tolbutamide
  - glipizide
  - glibenclamide

Deutsch	Français
♦ Insuline:	♦ Insulines:
– kurz wirksame Insuline:	– Insulines d'action rapide et brève:
H-Insulin Hoechst	insuline humaine
Insulin Actrapid HM	insuline humaine
– intermediär wirksame Insuline:	– Insulines d'action intermédiaire:
Basal-H-Insulin Hoechst	insuline humaine
Depot-Insulin Hoechst	insuline humaine
– lang wirksame Insuline:	– Insulines d'action prolongée:
Insulin Lente	insuline zinc
Insulin Ultratard	insuline humaine

Antiphlogistika / Anti-inflammatoires

Antiphlogistika	Anti-inflammatoires
♦ Antiallergika:	♦ Antihistaminiques:
– Atarax	– hydroxyzine
– Fomos	– terfénadine
– Omeril	– mébhydroline
– Soventol	– bamipine
– Tavegil	– clémastine
♦ Orale Glucocorticoide:	♦ Glucocorticoïdes oraux:
– Decortin	– prednisone
– duraprednisolon	– prednisolone
– Urbason retard	– méthylprednisolone
♦ Injizierbare Glucocorticoide:	♦ Glucocorticoïdes injectables:
– Decortilen 60 mg solubile	– prednylidène
– Dexamed	– dexaméthasone
– Fortecortin mono	– dexaméthasone
– Triam 10	– triamcinolone
– Volon A solubile	– triamcinolone

Antitussiva / Antitussifs

Antitussiva	Antitussifs
♦ Morphinderivate:	♦ Antitussifs opiacés:
– Codicaps mono	– codéine
– Contrapect	– codéine
– Paracodin	– dihydrocodéine
– Remedacen	– dihydrocodéine
– Tiamon Mono	– dihydrocodéine
♦ Nonopiate:	♦ Antitussifs non opiacés:
– Rhinotussal	– dextrométhorphane + phenyl-éphrine + carbinoxamine
– Sedotussin	– pentoxyvérine + chlor-phénamine
– Transpulmin Hustensaft N	– pipacétate
♦ Mukolytika/Expektorantia:	♦ Mucolytiques:
– Acetylcystein 200 Heumann	– acétylcystéine
– Bronchopront	– ambroxol
– Gelomyrtol	– myrtol
– Melrosum Hustensirup Forte	– extrait de thym

Dermatika

- Antipruriginosa:
  - Anaesthesin
  - Soventol
- Corticoide:
  - Celestan
  - Decoderm
  - Delphicort
- Topische Antibiotika:
  - Achromycin
  - Leukase N Puder
  - Nebacetin Wundgaze
  - Refobacin Creme und Puder
- Topische Antimykotika:
  - Canesten
  - Daktar
  - Fulcin S
  - Pimafucin
- Virostatika:
  - Virunguent
  - Zovirax

Médicaments utilisés en dermatologie

- Antiprurigineux:
  - benzocaïne/éthoforme
  - bamipine
- Corticoïdes:
  - bétaméthasone
  - fluprednidène
  - triamcinolone
- Antibiotiques locaux:
  - tétracycline
  - framycétine
  - néomycine
  - gentamicine
- Antifongiques locaux:
  - clotrimazole
  - miconazole
  - griséofulvine
  - natamycine
- Antiviraux:
  - idoxuridine
  - aciclovir

Diuretika

- kurzwirkende Saluretika:
  - Hydromedin
  - Lasix
- mittellangwirkende Saluretika:
  - Brinaldix
  - Esidrix
- langwirkende Saluretika:
  - Hygroton
  - Jatropur Tabletten
- Aldosteron-Antagonisten:
  - Aldactone
  - Aldactone 50-Saltucin

Diurétiques

- Diurétiques d'action brève:
  - acide étacrynique
  - furosémide
- Diurétiques d'action intermédiaire:
  - clopamide
  - hydrochlorothiazide
- Diurétiques d'action prolongée:
  - chlortalidone
  - triamtérène
- Antialdostérones:
  - spironolactone
  - spironolactone + butizide

Gastroenterologika

- Antazida:
  - Gelusil Lac
  - Masigel K
  - Kompensan S
  - Talcid forte

Médicaments utilisés en gastro-entérologie

- Antiacides:
  - trisilicate de magnésium + algeldrate
  - magnésium aluminium trisilicate
  - aluminum carbonates + diméticone
  - hydrotalcite

♦ Antidiarrhoika:	♦ Antidiarrhéiques:
– Imodium	– lopéramide
– Kaoprompt-H	– kaolin + pectine
– Karaya Bismuth	– bismuth
– Tannalbin	– albuminate de tanin
♦ Antiemetika:	♦ antiémétiques:
– Bonamine	– méclozine
– Monotrean	– dimenhydrinate
– Motilium	– dompéridone
– Paspertin	– métoclopramide
– Psyquil	– triflupromazine
♦ Enzympräparate:	♦ Enzymes digestifs:
– Enzym-Lefax forte	– pancréatine + siméticone
– Nortase	– rizolipase + protéase + amylase
– Nutrizym N	– pancréatine
– Panzynorm forte-N	– pancréatine
♦ H_2-Blocker:	♦ Antihistaminiques H_2:
– Sostril Filmtabletten	– ranitidine
– Tagamet	– cimétidine
♦ Laxanzien:	♦ Laxatifs:
– pflanzliche Laxanzien	– phytolaxatifs
Agiolax	ispaghul + senné
Laxatan	aloé cap
– chemisch definierte Substanzen	– Substances chimiques
Dulcolax	bisacodyl
Laxbene	bisacodyl
Microklist	lauryl sulfoacétate de sodium + sorbitol
Obstinol	paraffine + phénolphtaléine
♦ Nichtresorbierbare antibiotisch wirksame Medikamente	♦ Antibiotiques intestinaux
– Colon:	– côlon:
Colistin-Tabletten	colistine
Humatin	paromomycine
Vancomycin	vancomycine
– Magen:	– estomac:
– Bismofalk	bismuth
– Jatrox S	bismuth
♦ Proktologika:	♦ Topiques en proctologie:
– Antiphlebin	– quinine + lidocaïne
– Procto-Jellin	– fluocinolone acétonide + lidocaïne
– Scheriproct	– prednisolone + cinchocaïne
♦ Spasmolytika:	♦ Spasmolytiques:
– Baralgin M	– métamizole
– Buscopan	– butylhyoscine
– Spasmo-Cibalgin	– propyphénazone + drofénine

Gichtmittel / Antigoutteux

– Colchicum-Dispert	– colchicine
– Allomaron	– allopurinol + benzbromarone

Deutsch	Français
– Probenecid	– probénécide
– Zyloric	– allopurinol

Gynäkologika	Médicaments utilisés en gynécologie
♦ IUP:	♦ D.I.U.:
– Gyne T	
– Intrauterinpessar Kupfer T 200	
♦ Orale Kontrazeptiva:	♦ Contraceptifs oraux:
– Einphasenpräparate	– Préparations monophasiques
Microlut	lévonorgestrel
Lyndiol	lynestrénol + éthinylestradiol
Marvelon	désogestrel + éthinylestradiol
Microgynon 21	lévonorgestrel + éthinylestradiol
– Zweiphasenpräparate	– Préparations biphasiques
Ovanon	éthinylestradiol + lynestrénol
Triquilar	lévonorgestrel + éthinylestradiol
♦ Wehenhemmende Mittel:	♦ Utérorelaxants:
– Partusisten	– fénotérol
♦ Wehenfördernde Mittel:	♦ Utérotoniques:
– Nalador	– sulprostone

Hämatologika	Médicaments utilisés en hématologie
♦ Antianämika:	♦ Antianémiques:
– B12-Fol-Vicotrat	– cyanocobalamine + acide folique
– Eryfer	– sulfate ferreux
– Kendural C	– sulfate ferreux
♦ Antidota:	♦ Antidotes:
– Protamin 1000 «Roche»	– protamine
♦ Antikoagulantia:	♦ Anticoagulants:
– Calciparin	– héparine
– Coumadin	– warfarine
– Marcumar	– phénprocoumone
♦ Hämostyptika:	♦ Hémostatiques locaux:
– Sorbacel	– gaze résorbable
– Tabotamp resorb. Haemostyptikum	– gaze résorbable
– TachoComb	– collagène
♦ Plasmaexpander:	♦ Succédanés du plasma:
– Haemaccel 35	– polygéline
– Macrodex 6%	– dextran 60
– Rheomacrodex 10%	– dextran 40
♦ Thrombolytika:	♦ Thrombolytiques:
– Kabikinase	– streptokinase
– Streptase	– streptokinase
♦ Thrombozytenaggregationshemmer:	♦ Antiagrégants plaquettaires:
– Aspirin protect	– acide acétylsalicylique
– Colfarit	– acide acétylsalicylique

Herz-Kreislaufmittel

- Antihypertonika:
  - Adelphan-Esidrix
  - Beloc
  - Catapressan
  - Depressan
  - Minipress
  - Polypress
  - Presinol
- Dihydroergotamine:
  - Dihydergot plus
  - Effortil plus
  - Ergomimet plus
- Durchblutungsfördernde Mittel:
  - DCCK
  - durapental
  - Dusodril
  - Encephabol 100
  - Stutgeron forte
  - Trental
  - Vincapront Retard
- Sonstige:
  - Yohimbin „Spiegel"
  - Essaven 50 Mono Filmtabletten
  - Ginkgo Heumann Kapseln
  - Lasonil Salbe
  - Reparil Gel

Médicaments utilisés en cardioangéiologie

- Antihypertenseurs:
  - réserpine + dihydralazine + hydrochlorothiazide
  - métoprolol + dihydrochlorothiazide
  - clonidine
  - dihydralazine
  - prazosine
  - prazosine + polythiazide
  - méthyldopa
- Dihydroergotamines:
  - dihydroergotamine + étiléfrine
  - étiléfrine + dihydroergotamine
  - dihydroergotamine + étiléfrine
- Analeptiques circulatoires:
  - dihydroergotoxine
  - pentoxifylline
  - naftidrofuryl
  - pyritinol
  - cinnarizine
  - pentoxifylline
  - vincamine
- Divers:
  - yohimbine
  - marron d'Inde décortiqué (aescine)
  - ginkgo biloba
  - héparinoïde + hyaluronidase
  - asecine + salicylate de diéthylamine

Kardiaka

- Nitropräparate:
  - Nitrolingual
  - Corovliss
  - isoket retard
- Antiarrhythmika:
  - Klasse I A:
    Chinidin-Duriles
    Neo-Gilurytmal
    Rhythmodul
  - Klasse I B:
    Lidocain Braun
    Mexitil

Médicaments utilisés en cardiologie

- Antiangoreux nitrés:
  - glycérol trinitrate
  - isosorbide dinitrate
  - isosorbide dinitrate
- Antiarythmiques:
  - Classe I-A:
    quinidine
    prajmalium bitartrate
    disopyramide
  - Classe I-B:
    lidocaïne
    mexilétine

- Klasse IC:
  Rythmonorm
- Klasse III:
  Cordarex
  Sotalex
- Klasse IV:
  Isoptin
  Verapamil Riker

♦ Betablocker und Antiarrhythmika:
  Typ II:
  - Beloc
  - Dociton
  - Lopresor
♦ Digitalispräparate:
  - Digimerck 0,1
  - Digoxin Gödecke
  - Kombetin
  - Lanicor
  - Novodigal
  - Talusin
♦ Kalziumantagonisten:
  - Adalat
  - Isoptin
♦ Kardiomimetika:
  - Alupent
♦ Sympathomimetika:
  - Arterenol
  - Dopamin Giulini
  - Dopamin-Nattermann
  - Effortil
  - Novadral
♦ Sonstige:
  - Corvaton
  - ildamen
  - Intensaïn retard

- Classe I-C:
  propafénone
- Classe III:
  amiodarone
  sotalol
- Classe IV:
  vérapamil
  vérapamil

♦ Béta-bloquants et antiarythmiques
  type II:
  - métoprolol
  - propanolol
  - métoprolol
♦ Digitaliques:
  - digitoxine
  - digoxine
  - κ-strophantine
  - digoxine
  - acétyldigoxine
  - proscillaridine
♦ Inhibiteurs calciques:
  - nifédipine
  - vérapamil
♦ Cardio-accélérateurs:
  - orciprénaline
♦ Sympathomimétiques:
  - norépinéphrine
  - dopamine
  - dopamine
  - étiléfrine
  - norfénéfrine
♦ Divers:
  - molsidomine
  - oxyfédrine
  - carbocromène

Lipidsenker

♦ Cedur
♦ Lipanthyl Kapseln
♦ LOCOL 20
♦ Quantalan 50

Hypolipidémiants

♦ bézafibrate
♦ fénofibrate
♦ fluvastatine
♦ colestyramine

Psychopharmaka

♦ Antiepileptika:
  - Epanutin
  - Ergenyl
  - Suxinutin
  - Tegretal

Psychotropes

♦ Antiépileptiques:
  - phénytoïne
  - acide valproïque
  - éthosuximide
  - carbamazépine

- Anxiolytika:
  - Adumbran
  - Tavor 1,0
  - Valium 5 Roche
- Neuroleptika:
  - Dogmatil
  - Haldol-Janssen
  - Orap
- Sonstige:
  - Kava-Hevert
  - Nootrop
  - Normabrain

- Anxiolytiques:
  - oxazépam
  - lorazépam
  - diazépam
- Neuroleptiques:
  - sulpiride
  - halopéridol
  - pimozide
- Divers:
  - extrait de kawa
  - piracétam
  - piracétam

Zytostatika

- Alkeran
- Bleomycinum Mack
- Cisplatin-Lösung Asta Medica
- Endoxan
- Holoxan
- Lomeblastin
- Myleran
- Natulan
- Platinex Lösung
- Velbe

Cytostatiques

- melphalan
- bléomycine
- cisplatine
- cyclophosphamide
- ifosfamide
- lomustine
- busulfan
- procarbazine
- cisplatine
- vinblastine

Französisch-Deutsch

La liste est classée suivant les groupes indicatifs et l'usage des préparations allemandes commercialisées; il nous semblait plus rationnel d'indiquer les noms génériques que de nommer certaines préparations (de composition identique ou semblable commercialisées en France). Pour les informations plus précises indispensables à l'établissement de l'ordonnance consultez la Rote Liste.

Allergènes

- Allergènes de l'Institut Pasteur

Allergene

Anabolisants, vitamines et produits minéraux

- Calciforte
- Calcium Sandoz sirop

- Durabolin
- Hydrosol polyvitaminé Roche
- Primobolan
- Synergyl

Anabolika, Vitamine und Mineralstoffe

- Calcium + Hefe
- Calciumgluconat + Calciumlactobionat
- Nandrolon
- Multivitaminpräparat

- Metenolon
- Multivitaminpräparat

Analgésiques

- Algo-Buscopan

- Alka-Seltzer
- Aspirine entérique Sarein
- Fentanyl Janssen
- Gynospasmine Sarein
- Migralgine

Analgetika

- Butylscopolaminiumbromid + Noramidopyrin
- Acetylsalicylsäure
- Acetylsalicylsäure
- Fentanyl
- Paracetamol
- Phenazon + Codéin + Amyleinchlorhydrat + Koffein

Anesthésiques

- Marcaïne
- Xylocaïne

Anästhetika

- Bupivacain
- Lidocain

Médicaments utilisés en angéiologie

- Antihypertenseurs:
  - Aldomet
  - Catapressan
  - Equibar
  - Hygroton réserpine
  - Lopril
  - Loxen 20 mg
  - Minipress
  - Népressol
  - Rénitec
  - Serpasil
  - Trasipressol
- Dihydroergotamines:
  - Dihydroergotamine-Sandoz
  - Ikaran
  - Tamik
- Divers:
  - Yohimbine Houdé
  - Topiques en phlébologie
    Ginkor procto

    Héparine sodique Leo
    Lasonil
    Phlébogel
    Réparil
- Vasodilatateurs:
  - Dulcion
  - Duxil
  - Hydergine
  - Iskédyl
  - Prandiol
  - Praxilène
  - Vinca 10 et 20
  - Vincabrain

Angiologika

- Antihypertonika:
  - Methyldopa
  - Clonidin
  - Methyldopa
  - Chlortalidon + Reserpin
  - Captopril
  - Nicardipin
  - Prazosin
  - Dihydralazin
  - Enalapril
  - Reserpin
  - Oxprenolol + Dihydralazin
- Dihydroergotamine:
  - Dihydroergotamin
  - Dihydroergotamin
  - Dihydroergotamin
- Sonstige:
  - Yohimbinchlorhydrat
  - Phlebotonika
    Ginkgo biloba + Heptaminol + Troxerutin
    Heparin
    Heparinoid + Hyaluronidase
    Aescin + Buphenin
    Aescin
- Durchblutungsfördernde Mittel:
  - Dihydroergotoxin
  - Almitrin + Raubasin
  - Dihydroergocornin + Dihydroergocristin + Dihydroergocryptin A und B
  - Raubasin + Dihydroergocristin
  - Dipyridamol
  - Naftidrofuryl
  - Dipyridamol
  - Vincamin
  - Vincamin

Antibiotiques

- Cyclines:
  - Bisolvomycine
  - Doxycline
  - Terramycine
  - Vibramycine

Antibiotika

- Tetracycline:
  - Bromhexin + Tetracyclin
  - Doxycyclin
  - Oxytetracyclin
  - Doxycyclin

- Macrolides:
  - Érythrocine
  - T.A.O.
- Nitrofurantoïnes:
  - Furadantine
- Pénicillines:
  - Baypen
  - Biclinocilline
  - Ospen
  - Penglobe
  - Pénicilline G Diamant
- Polymyxines:
  - Colimycine injectable
- Rifamycines:
  - Rifocine
  - Rimactan
- Sulfamides avec triméthoprime:
  - Bactrim Roche
  - Eusaprim
  - Supristol
- Divers:
  - Flagyl

- Makrolide:
  - Erythromycin
  - Troleandomycin
- Nitrofurane:
  - Nitrofurantoin
- Penicilline:
  - Mezlocillin
  - Benethaminpenicillin + Penicillin G
  - Phenoxyméthylpenicillin
  - Bacampicillin
  - Benzylpenicillin
- Polymyxine:
  - Colistin
- Rifamycine:
  - Rifamycin
  - Rifampicin
- Co-trimoxazole:
  - Sulfamethoxazol + Trimethoprim
  - Sulfamethoxazol + Trimethoprim
  - Sulfamoxol + Trimethoprim
- Sonstige:
  - Metronidazol

Antidiabétiques

- Antidiabétiques oraux:
  - Dolipol
  - Euglucan 5
  - Minidiab
- Insulines:
  - Insulines Hautement Purifiées Nordisk
  - Umuline

Antidiabetika

- Orale Antidiabetika:
  - Tolbutamid
  - Glibenclamid
  - Glipizid
- Insuline:
  - Humaninsulin

Anti-inflammatoires

- Antihistaminiques:
  - Atarax
  - Hismanal
  - Phénergan
  - Tavégyl
- Glucocorticoïdes oraux:
  - Betnesol
  - Hydrocortisone Roussel
  - Solupred
- Glucocorticoïdes injectables:
  - Betnesol soluté
  - Célestène soluté
  - Dilar suspension
  - Soludécadron soluté

Antiphlogistika

- Antiallergika:
  - Hydroxyzin
  - Astemizol
  - Promethazin
  - Clemastin
- Orale Glucocorticoide:
  - Betamethason
  - Hydrocortison
  - Prednisolon
- Injizierbare Glucocorticoide:
  - Betamethason
  - Betamethason
  - Paramethason
  - Dexamethason

Antitussifs

- Antitussifs opiacés:
  - Nortussine
  - Pulmofluide
  - Pulmosérum
  - Sirop pectoral Oberlin
  - Tussifed
- Antitussifs non opiacés:
  - Atussil
  - Mucitux
  - Silomat
- Mucolytiques:
  - Bisolvon
  - Fluimucil

Antitussiva

- Morphinderivate:
  - Dextromethorphan + Mepyramin + Phenylephrin
  - Eukalyptus + Guaifenesin + Codein
  - Codein + Guajacol + Phosphorsäure
  - Natriumbenzoat + Sulfaguajacol + Eukalyptus + Codethylinchlorhydrat
  - Tripolidin + Noscapin + Pseudoephedrin + Guajafenesin
- Nonopiate:
  - Pentoxyverin + Eucalyptol
  - Eprazinon
  - Clobutinol
- Mukolytika:
  - Bromhexin
  - Acetylcystein

Médicaments utilisés en cardiologie

- Antiangoreux nitrés:
  - Corditrine
  - Lénitral
  - Monicor L.P. 20 mg
- Antiarythmiques:
  - Classe I-A: Hydroquinidine Houdé Rythmodan
  - Classe I-B: Xylocard
  - Classe I-C: Rythmol
  - Classe III: Rythmarone
  - Classe IV: Isoptine
- Bêta-bloquants:
  - Aptine
  - Kerlone
  - Lopressor 200 et injectable
  - Trasicor
  - Visken et Visken quinze
- Cardio-accélérateurs:
  - Alupent

Kardiaka

- Nitropräparate:
  - Trinitrin
  - Trinitrin
  - Isosorbid-5-Mononitrate
- Antiarrhythmika:
  - Hydrochinidin
  - Disopyramid
  - Lidocain
  - Propafenon
  - Amiodaron
  - Verapamil
- Betablocker:
  - Alprenolol
  - Betaxolol
  - Metoprolol
  - Oxprenolol
  - Pindolol
- Kardiomimetika:
  - Orciprenalin

♦ Digitaliques:	♦ Digitalispräparate:
– Cédilanide	– Deslanosid
– Digitaline Nativelle	– Digitoxin
– Digoxine Nativelle	– Digoxin
– Talusin	– Proscillaridin
♦ Inhibiteurs calciques:	♦ Calciumantagonisten:
– Adalate	– Nifedipin
– Isoptine	– Verapamil
♦ Sympathomimétiques:	♦ Sympathomimetika:
– Alupent	– Orciprenalin
– Dobutrex	– Dobutamin
– Dopamine Nativelle, – Dopamine 200 Lucien, – Dopamine 50 Pierre Fabre	– Dopamin
– Effortil	– Etilefrin
♦ Divers:	♦ Sonstige:
– Corvasal	– Molsidomin
– Pexid 100 mg	– Perhexilin

Cytostatiques / Zytostatika

♦ Adriblastine	♦ Doxorubicin
♦ Bléomycine Roger Bellon	♦ Bleomycin
♦ Cisplatine Lilly	♦ Cisplatin
♦ Fluoro-uracile Roche	♦ Fluorouracil
♦ Ledertrexate	♦ Methotrexat
♦ Natulan	♦ Procarbazin
♦ Velbé	♦ Vinblastin

Médicaments utilisés en dermatologie / Dermatika

♦ Antibiotiques locaux:	♦ Topische Antibiotika:
– Bacitracine néomycine Monot	– Bacitracin + Neomycin
– Primyxine	– Oxytetracyclin + polymyxine B
– Terramycine	– Oxytetracyclin
♦ Antifongiques locaux:	♦ Topische Antimykotika:
– Daktarin	– Miconazol
– Griséfuline	– Griseofulvin
– Selsun	– Selensulfid
♦ Antiprurigineux:	♦ Antipruriginosa:
– Nisapulvol	– Parahydroxybenzolsäure
– Parfénac	– Bufexamac
♦ Corticoïdes:	♦ Corticoide:
– Hydrocortisone Roussel	– Hydrocortison
– Ultralan	– Fluocortilon

Diurétiques

- Aldactazine
- Aldactone 75 mg
- Lasilix, Lasilix faible,
- Lasilix retard
- Brinaldix
- Esidrex
- Hygroton et Hygroton-quart
- Practon 50
- Spiroctan 50 et 75
- Thiazidil

Diuretika

- Altizid + Spironolacton
- Spironolacton
- Furosemid

- Clopamid
- Hydrochlorothiazid
- Chlortalidon
- Spironolacton
- Spironolacton
- Methylclothiazid

Médicaments utilisés en gastro-entérologie

- Sulfamides intestinaux:
  - Salazopyrine
- Antiacides:
  - Digestif Marga
  - Gastralugel
  - Maalox
  - Mutesor
  - Phosphalugel
- Antibiotiques intestinaux:
  - Humagel
  - Humatin
- Antiémétiques:
  - Dramamine
  - Motilium
  - Vagantyl
- Antihistaminiques H_2:
  - Tagamet
- Enzymes digestives:
  - Alipase
  - Eurobiol
  - Pancréal Kirchner
  - Zymoplex
- Laxatifs:
  - Contalax
  - Dulcolax
  - Infibran
  - Laxamalt
  - Microlax
  - Modane

Gastroenterologika

- Nichtresorbierbare Sulfonamide:
  - Salazosulfapyridin
- Antazida:
  - Magnesium- + Aluminiumhydroxid + Calciumcarbonat
  - Silikate + Aluminiumhydroxid
  - Aluminium- + Magnesiumhydroxid
  - Aluminiumoxid + Magnesiumoxid + Oxetacain
  - Aluminiumphosphat
- Nichtresorbierbare Antibiotika:
  - Paromomycin
  - Paromomycin
- Antiemetika:
  - Dimenhydrinat
  - Domperidon
  - Homatropin + Scopolaminoxid +
  - Pyridoxin
- H_2-Blocker:
  - Cimetidin
- Enzympräparate:
  - Pankreaslipase
  - Pankreasenzyme
  - Pankreasextrakt + Verdauungsenzyme
  - Dimeticon + Verdauungsenzyme
- Laxanzien:
  - Bisacodyl
  - Bisacodyl
  - Weizenkleie
  - Paraffinöl + Malzextrakt
  - Natriumlaurylsulfoacetat
  - Calciumpantothenat + Dantron

- Péristaltine
- Tisane Clairo Tisane
- Transilane

♦ Spasmolytiques:
- Algo-buscopan
- Buscopan
- Librax

♦ Topiques en proctologie:
- Anusol
- Proctocort (mousse rectale)

- Cortex frangulae
- pflanzliches Laxans
- planzlich-mineralisches Laxans

♦ Spasmolytika:
- Butylscopolaminiumbromid + Noramidopyrin
- Butylscopolaminiumbromid
- Chlordiazepoxid + Clidiniumbromid

♦ Proktologika:
- Zinkoxid + Wismut
- Hydrocortison

Antigoutteux

♦ Colchicine Houdé
♦ Colchimax
♦ Désuric
♦ Xanturic
♦ Zyloric

Gichtmittel

♦ Colchicin
♦ Colchicinpräparate
♦ Benzbromaron
♦ Allopurinol
♦ Allopurinol

Médicaments utilisés en gynécologie

♦ D.I.U.:
- Nova T Schering
- Stérilet T au cuivre «200» Schering

♦ Contraceptifs oraux:
- Minidril
- Ovanon
- Planor
- Stédiril

♦ Utérorelaxants:
- Bricanyl comprimés et injectables

♦ Utérotoniques:
- Méthergin
- Syntocinon

Gynäkologika

♦ IUP

♦ Orale Kontrazeptiva:
- Levonorgestrel + Ethinylestradiol
- Ethinylestradiol + Ethinyl-
- estradiol + Lynestrenol
- Norgestrienon + Ethinylestradiol
- Norgestrel + Ethinylestradiol

♦ Wehenhemmende Mittel:
- Terbutalin

♦ Wehenfördernde Mittel:
- Methylergometrin
- Oxytocin

Médicaments utilisés en hématologie

♦ Antiagrégants plaquettaires:
- Cébutid 50

♦ Antianémiques:
- Ascofer
- Tardyféron

Hämatologika

♦ Thrombozytenaggregationshemmer:
- Flurbiprofen

♦ Antianämika:
- Eisenascorbat
- Eisensulfat + Mucoproteose + Ascorbinsäure

- Anticoagulants:
  - Calciparine intraveineuse
  - Coumadine
  - Héparine Roche
  - Tromexane
- Antidotes:
  - Contrathion
  - Protamine Roche
- Antifibrinolytiques:
  - Capramol
- Hémostatiques locaux:
  - Eau oxygénée Gifrer
  - Sorbacel
  - Surgicel
- Succédanés du plasma:
  - Dextran Clin
  - Plasmagel
- Thrombolytiques:
  - Streptase

- Antikoagulanzien:
  - Heparin
  - Warfarin
  - Heparin
  - Biscoumacetat
- Antidota:
  - Pralidoxim
  - Protamin
- Fibrinolytika:
  - Aminocapronsäure
- Hämostyptika:
  - Hydrogenperoxid
  - Resorbierbare Gaze
  - Resorbierbare Gaze
- Plasmaexpander:
  - Dextran 70000 + NaCl
  - Modifizierte Gelatine
- Thrombolytika:
  - Streptokinase

Hypolipidémiants

- Clofibral
- Lipanthyl
- Questran

Lipidsenker

- Clofibrat
- Fenofibrat
- Colestyramin

Psychotropes

- Antiépileptiques:
  - Epanal
  - Rivotril Roche
  - Tégrétol
- Anxiolytiques:
  - Librium
  - Nobrium
  - Valium Roche
- Barbituriques:
  - Mysoline
  - Orténal
  - Sympathyl
  - Insomnyl
- Neuroleptiques:
  - Haldol
  - Dogmatil et Dogmatil fort
  - Opiran
- Divers:
  - Rohypnol

Psychopharmaka

- Antiepileptika:
  - Phenobarbitalpraep.
  - Clonazepam
  - Carbamazepin
- Anxiolytika:
  - Chlordiazepoxid
  - Medazepam
  - Diazepam
- Barbiturate:
  - Primidon
  - Phenobarbital + Amphetamin
  - Phenobarbitalpraep.
  - Secobarbital + Promethazin
- Neuroleptika:
  - Haloperidol
  - Sulpirid
  - Pimozid
- Sonstige:
  - Flunitrazepam

13. Deutsch-französisches Wörterbuch

A

Abart (f.): variété (f.)
abbiegen (z.B. Extremität): plier,fléchir (ex.: membre)
Abbindung (f.): ligature (f.)
Abdomen (n.): abdomen (m.)
Abdomenleeraufnahme (f.): ASP (= abdomen (m.) sans préparation), radiographie (f.) de l'abdomen sans préparation
Abdomenübersichtsaufnahme (f.): ASP (=abdomen (m.) sans préparation), radiographie (f.) de l'abdomen sans préparation
Abführmittel (n.): laxatif (m.)
abgeschlagen: fatigué, e
Abgeschlagenheit (f.): fatigue (f.)
abgespannt: fatigué, e
Ablagerung (f.): dépôt (m.)
ablassen (z.B. Erguß): vider (ex.: épanchement)
Ablatio (f.): ablation (f.)
Ablederung (f.): lacération (f.)
abmagern: perdre du poids, maigrir
abnehmen: maigrir, perdre du poids
Abort (m.), krimineller: interruption (f.) illégale de grossesse
Abriß (m.) (z.B. eines Gefäßes, Nervs): arrachement (m.) (ex.: d'un vaisseau, d'un nerf)
Abrißfraktur (f.): fracture (f.) par arrachement
Abschürfung (f.): écorchure (f.)
Abstrich (m.): frottis (m.)
Abszeß (m.): abcès (m.)
Abtragungsränder (mpl.), parametrale: bords (mpl.) de résection paramétraux
Abwehrspannung (f.): défense (f.) musculaire
Abzweigung (f.): bifurcation (f.)
Achillessehne (f.): tendon (m.) d'Achille
Achondroplasie (f.): achondroplasie (f.)
Achsel (f.): aisselle (f.)
Achselhöhle (f.): creux (m.) axillaire
Adam-Stokes-Syndrom (n.): syndrome (m.) de Stokes-Adam
Adamsapfel (m.): pomme (f.) d'Adam
Addison-Krankheit (f.): maladie (f.) d'Addison
Adenokarzinom (n.): adénocarcinome (m.)
Adenokarzinom (n.) der Lunge: adénocarcinome (m.) bronchique
Adenom (n.): adénome (m.)
Adenom (n.), tubuläres: adénome (m.) tubulaire
Adenom (n.), tubulovillöses: adénome (m.) tubulovilleux
Adenom (n.), villöses: adénome (m.) villeux
Adenom-Karzinom-Sequenz (f.): histoire (f.) naturelle du cancer
Adenomyosis (f.) uteri: adénomyose (f.), endométriose (f.) interne
Adenovirus (m.): adénovirus (m.)
adipös: obèse
Adipositas (f.): obésité (f.), adiposité (f.)
Adnexe (npl.): annexes (fpl.)
Ärztin (f.): femme (f.) médecin, docteur (m.)
affizieren: affecter
Aganglionose (f.), totale: syndrome (m.) de Zuelzer
Agenesie (f.): agénésie (f.)
AIDS (n.): SIDA (m.), syndrome (m.) immunodéficitaire acquis

AiP (= Arzt (m.) im Praktikum): IMG, interne (m.) en médecine générale
Akromegalie (f.): acromégalie (f.)
Akrozephalo(poly)syndaktylie (f.): acrocéphalo-syndactylie (f.)
Aktinomykose (f.): actinomycose (f.)
akut: aigu, ë, (Schmerz) stechend
Akutphaseproteine (npl.): protéines (fpl.) augmentées de l'inflammation
akzessorisch: surnuméraire, accessoire
Alanin-Aminotransferase (f.): alanine amino-transférase (f.) (ALAT)
Albumin (n.): albumine (f.)
Albuminurie (f.): albuminurie (f.)
Alkaptonurie (f.): alcaptonurie (f.)
Alkylphosphat (n.): phosphate (m.) d'alkyle
Allergen (n.): allergène (m.)
Allergie (f.): allergie (f.)
Allergietest (m.): test (m.) d'allergie
allergisch [gegen]: allergique [à]
Allgemeinarzt (m.): médecin (m.) généraliste, omnipraticien (m.)
Allgemeinpraktiker (m.): médecin (m.) généraliste, omnipraticien (m.)
Allgemeinpraxis (f.): cabinet (m.) de médecine générale
Allgemeinsymptomatik (f.): symptômes (mpl.) généraux
Allgemeinsymptome (npl.): symptômes (mpl.) généraux
Allgemeinzustand (m.): état (m.) général (EG)
Allgemeinzustand (m.), stark reduzierter: état (m.) de délabrement général
Alopezie (f.): alopécie (f.)
Alpha-Amylase (f.): alpha-amylase (f.)
Alpha-Fetoprotein (n.): alpha-foetoprotéine (f.)
ALS (= amyotrophische Lateralsklerose (f.)): sclérose (f.) latérale amyotrophique (SLA)
Alter (n.): âge (m.)
Alter (n.), gebärfähiges: âge (m.) de la procréation, âge (m.) de procréer
Alter (n.), reproduktionsfähiges: âge (m.) de la procréation, âge (m.) de procréer
Alter (n.), geschlechtsreifes: âge (m.) de la procréation, âge (m.) de procréer
Altersdiabetes (m.): diabète (m.) de l'adulte
Alveolen (fpl.): alvéoles (fpl.) pulmonaires
Alzheimer-Erkrankung (f.): maladie (f.) d'Alzheimer
Ambubeutel (m.): insufflateur (m.) manuel, ambu (m.)
Ambulanz (f.): service (m.) d'accueil
Ambulanz (f.), chirurgische: accueil (m.) chirurgical, (accueil (m.) chir.)
Amelie (f.): amélie (f.)
Amenorrhö (f.): aménorrhée (f.)
Aminoazidurie (f.): aminoacidurie (f.)
Amnesie (f.): amnésie (f.)
Amnesie (f.), anterograde: amnésie (f.) antérograde
Amnesie (f.), retrograde: amnésie (f.) rétrograde
Amnion (n.): amnios (m.)
Amnionschnüre (fpl.): brides (fpl.), adhérences (fpl.) amniotiques
Amniozentese (f.): amniocentèse (f.), ponction (f.) de liquide amniotique
Amöbiasis (f.): amibiase (f.)
Amputation (f.): amputation (f.)
Anabolikum (n.): anabolisant (m.)
Anämie (f.): anémie (f.)
Analatresie (f.): atrésie (f.) anale
Analfissur (f.): fissure (f.) anale
Analgesie (f.): analgésie (f.)
Analgetikum (n.): antalgique (m.), analgésique (m.)
Anamnese (f.): antécédents (mpl.), anamnèse (f.)
Anamnese (f.), aktuelle: histoire (f.) de la maladie (HDLM, HMA)
Anamnese (f.), spezielle: interrogatoire (m.) ciblé

Anamnesegespräch (n.): interrogatoire (m.)
Anästhesiepfleger (m.): aide-anesthésiste (m.)
Anästhesieschwester (f.): aide-anesthésiste (f.)
Anästhesist, in (m., f.): anesthésiste (m., f.)
Anästhetikum (n.): anesthésique (m.)
Analkarzinom (n.): cancer (m.) du canal anal
Anatomie (f.): anatomie (f.)
anatomisch: anatomique
Aneurysma (n.): anévrisme (m.)
Aneurysma (n.) dissecans: anévrisme (m.) disséquant
Aneurysmabildung (f.): formation (f.) d'un anévrisme
Anfall (m.): crise (f.), accès (m.)
Anfälligkeit (f.) [für]: prédisposition (f.) [à]
Angaben (fpl.) zur Person: renseignements (mpl.) personnels
angeboren: congénital, e
Angina (f.): angine (f.)
Angina (f.) abdominalis: angor (m.) intestinal
Angina (f.) pectoris: angine (f.) de poitrine
Angiokardiogramm (n.): angiocardiogramme (m.) (ACG)
Angiom (n.): angiome (m.)
Angioplastik (f.), perkutane: angioplastie (f.) transluminale percutanée
angreifen: affecter
angrenzen: toucher
anhalten, die Luft: retenir sa respiration
Anlagen (fpl.), rudimentäre (embryologisch): bourgeons (mpl.) rudimentaires
Anomalie (f.): anomalie (f.)
Anomalie (f.), chromosomale: anomalie (f.) chromosomique
Anovulation (f.): anovulation (f.)
anschwellen: enfler
Anspannungszeit (f.): période (f.) de mise en tension, période (f.) présphygmique
ansteckend: infectieux, se, contagieux, se
Anstrengung (f.): effort (m.)
Anstrengung (f.), körperliche: effort (m.) physique, exercice (m.) physique
Antazidum (n.): antacide (m.)
Antianämikum (n.): antianémique (m.)
Antiarrythmikum (n.): antiarythmique (m.)
Antibabypille (f.): pilule (f.)
Antibiose (n.): antibiothérapie (f.)
Antibiotikum (n.): antibiotique (m.)
Antidiabetikum (n.): antidiabétique (m.)
Antidot (n.): antidote (m.)
Antiemetikum (n.): antiémétique (m.)
Antiepileptikum (n.): antiépileptique (m.)
Antihistaminikum (n.): antihistaminique (m.)
Antihypertensivum (n.): antihypertenseur (m.)
Antihypertonikum (n.): antihypertenseur (m.)
Antikoagulantium (n.): anticoagulant (m.)
Antikoagulation (n.): anticoagulation (f.)
Antikörper (m.): anticorps (m.)
Antikörpertiter (m.): taux (m.) d'anticorps
Antimykotikum (n.): antifongique (m.)
Antiphlogistikum (n.): anti-inflammatoire (m.)
Antipruriginosum (n.): antiprurigineux (m.)
Antiserum (n.): antisérum (m.)
Antitussivum (n.): antitussif (m.)
Antrum (n.) pyloricum: antre (m.) pylorique
Antrumdrüsen (fpl.): glandes (fpl.) antrales
Antrumschleimhaut (f.): muqueuse (f.) antrale, muqueuse (f.) de l'antre
Anurie (f.): anurie (f.)
Anus (m.): anus (m.)

Anxiolytikum (n.): anxiolytique (m.)
Aorta (f.) abdominalis: aorte (f.) abdominale
Aorta (f.) ascendens: aorte (f.) ascendante
Aorta (f.) thoracica: aorte (f.) thoracique
Aortenaneurysma (n.): anévrisme (m.) aortique (AA)
Aortenklappe (f.): valvule (f.) aortique
Aorten(klappen)insuffizienz (f.): insuffisance (f.) aortique (IA)
Aorten(klappen)stenose (f.): rétrécissement (m.) aortique (RA)
Aortenklappenstenose (f.), erworbene: rétrécissement (m.) aortique acquis (RA acquis)
AP (= alkalische Phosphatase (f.)): phosphatase (f.) alcaline (PA)
Apathie (f.) [gegen]: dégoût (m.) [pour]
Apex (m.) cordis: pointe (f.) du coeur
Apexkardiogramm (n.): apexogramme (m.)
APGAR-Index (m.): indice (m.) d'Apgar
Aphasie (f.): aphasie (f.)
Aphonie (f.): aphonie (f.)
APK (= Apexkardiogramm (n.)): apexogramme (m.)
Aplasie (f.): aplasie (f.)
Aplasie (f.), segmentale: aplasie (f.) segmentaire
Appendektomie (f.): appendicectomie (f.) (app.)
Appendix (m.) vermiformis: appendice (m.) vermiculaire
Appendizitis (f.): appendicite (f.)
Appendizitis (f.), akute: appendicite (f.) aiguë
Appendizitis (f.), chronische: appendicite (f.) chronique
Appetit (m.): appétit (m.)
Appetitlosigkeit (f.): manque (f.) d'appétit, inappétence (f.)
Appositionsthrombose (f.): filaments (mpl.) d'un thrombus, prolongements (mpl.) d'un thrombus
Arbeitsunfähigkeit (f.): incapacité (f.) de travail
Arbeitsunfall (m.): accident (m.) du travail, accident (m.) professionnel
ARDS-Syndrom (n.): syndrome (m.) de détresse respiratoire aiguë (SDRA), insuffisance (f.) respiratoire aiguë idiopathique, poumon (m.) de choc
Arm (m.): bras (m.)
Armbeuge (f.): pli (m.) du coude
Armbinde (f.): écharpe (f.)
Armprothese (f.): prothèse (f.) du membre supérieur
Armschlinge (f.): écharpe (f.)
Arnold-Chiari-Syndrom (n.): malformation (f.) d'Arnold-Chiari
Arrhythmie (f.), respiratorische: arythmie (f.) respiratoire
Artefakt (m.): artéfact (m.)
Arteria (f.), Arterie (A.): artère (f.)
A. (f.) anonyma: tronc (m.) artériel brachiocéphalique
A. (f.) basilaris: artère (f.) basilaire
A. (f.) carotis communis: artère (f.) carotide primitive, artère (f.) carotide commune
A. (f.) coronaria dextra: artère (f.) coronaire droite (CD)
A. (f.) coronaria sinistra: artère (f.) coronaire gauche (CG)
A. (f.) dorsalis pedis: artère (f.) pédieuse, artère (f.) dorsale du pied
A. (f.) femoralis: artère (f.) fémorale
A. (f.) fibularis: artère (f.) péronière
A. (f.) iliaca communis: artère (f.) iliaque primitive, artère (f.) iliaque commune
A. (f.) iliaca externa: artère (f.) iliaque externe
A. (f.) mesenterica superior: artère (f.) mésentérique supérieure
A. (f.) peronea: artère (f.) péronière
A. (f.) poplitea: artère (f.) poplitée
A. (f.) pulmonalis: artère (f.) pulmonaire (AP)
A. (f.) radialis: artère (f.) radiale
A. (f.) renalis: artère (f.) rénale
A. (f.) subclavia: artère (f.) sous-clavière

A. (f.) tibialis anterior: artère (f.) tibiale antérieure
A. (f.) tibialis posterior: artère (f.) tibiale postérieure
A. (f.) ulnaris: artère (f.) cubitale, artère (f.) ulnaire
Arterienverschluß (m.), thrombotischer: oblitération (f.) artérielle par un thrombus
Arteriosklerose (f.), ausgeprägte allgemeine: artériosclérose (f.) généralisée disséminée
Arthritis (f.): arthrite (f.)
Arthritis (f.), rheumatoide: arthrite (f.) rhumatoïde
Arthrose (f.): arthrose (f.)
Arznei (f.): médicament (m.)
Arzt (m.): médecin (m.), docteur (m.)
Arzt (m.), behandelnder: médecin (m.) traitant
Arzt (m.) im Praktikum (AiP): interne (m.) en médecine générale (IMG)
Arztpraxis (f.): cabinet (m.) médical
ASAT (= Aspartat-Aminotransferase (f.)): aspartate aminotransférase (f.) (ASAT)
Asbestose (f.): asbestose (f.)
Aspartat-Aminotransferase (f.) (ASAT): aspartate amino-transférase (f.) (ASAT)
Aspergillose (f.): aspergillose (f.)
Assistenzarzt, -ärztin (m., f.): interne (m., f.)
Asthma (n.) bronchiale: asthme (m.) bronchique
Asthma (n.) cardiale: dyspnée (f.) paroxysmale nocturne (DPN) asthme (m.) cardiaque
Asthmaanfall (m.): crise (f.) d'asthme
asthmatisch: asthmatique
Astrozytom (n.): astrocytome (m.)
Aszites (m.): ascite (f.)
Atem (m.), außer A. kommen: s'essouffler
atemabhängig: lié, e à la respiration (ex.: douleurs), rythmé, e par la respiration (ex.: frottement)
Atemarbeit (f.) in Ruhe: puissance (f.) au repos (W)
Atembeschwerden (fpl.): problèmes (mpl.) respiratoires, troubles (mpl.) respiratoires
Atemfrequenz (f.): fréquence (f.) respiratoire (FR)
Atemsekundenvolumen (n.): volume (m.) expiratoire maximal seconde (VEMS), épreuve (f.) de Tiffeneau
Atemstoßtest (m.) nach Tiffeneau: volume (m.) expiratoire maximal seconde (VEMS), épreuve (f.) de Tiffeneau
Atemwegsconductance (f.): conductance (f.) des voies aériennes (Gaw)
Atemwegserkrankung (f.): maladie (f.) respiratoire
Atemwegswiderstand (m.): résistance (f.) des voies aériennes (RVA)
Atem(zug)volumen (n.): volume (m.) courant (VC)
Atheromaufbruch (m.): détachement (f.) d'athéromes
Atherombeet (n.): plaque (f.) d'athéromes
atmen: respirer
Atmung (f.): respiration (f.)
Atmung (f.), flache: respiration (f.) superficielle
Atmung (f.), schnelle: respiration (f.) rapide
Atmung (f.), oberflächliche: respiration (f.) superficielle
Atopie (f.): atopie (f.)
Atresie (f.): atrésie (f.)
Atresie (f.), segmentale: aplasie (f.) segmentaire
Atrioventrikularkanal (m.): canal (m.) atrio-ventriculaire commun, canal (m.) auriculo-ventriculaire commun (CAV)
Atrophie (f.): atrophie (f.)
atrophisch: atrophié, e
Attacke (f.), transitorische ischämische: accident (m.) ischémique transitoire (AIT)
Auffrischimpfung (f.) [gegen]: rappel (m.) [anti-...]
auflösen (eine Tablette): délayer (un comprimé)

Auflösung (f.) (svermögen (n.) optischer Geräte): pouvoir (m.) résolvant
Aufnahme (f.) (stationäre): admission (f.) à l'hôpital
aufstoßen: éructer
aufsuchen, einen Arzt: consulter un médecin
auftreten: survenir, apparaître
aufwachen: s'éveiller
aufwachen, schweißgebadet: réveiller en nage
Auge (n.): oeil (m.), yeux (mpl.)
Augenarzt (m.), -ärztin (f.): ophtalmologue (m., f.)
Augenbraue (f.): sourcil (m.)
Augenbrauenbogen (m.): arcade (f.) sourcilière
Augenbrauenwulst (m.): arcade (f.) sourcilière
Augenhintergrund (m.): fond (m.) d'oeil (FO)
Augenringe (mpl.): cernes (mpl.) sous les yeux
Augenspiegel (m.): ophtalmoscope (m.)
ausatmen: expirer
Ausfluß (m.): écoulement (m.)
ausgeblutet (z.B. Gewebe): exsangue, pâle (ex.: tissu)
ausgedehnt (z.B. Tumor): éten du, e (ex.: tumeur)
ausgesetzt (z.B. dem Licht, der Sonnenbestrahlung): exposé, e (ex.: à la lumière, au soleil)
Ausgußstein (m.): calcul (m.) coralliforme
aushusten: expectorer
auskleiden [mit]: revêtir [de]
Auskühlung (f.): refroidissement (m.)
Auskultation (f.): auscultation (f.)
Ausläufer (m.) (eines Thrombus): filament (m.) (d'un thrombus), prolongement (m.) (d'un thrombus)
auslösen: déclencher, provoquer
Aussatz (m.): lèpre (f.)
Ausschabung (f.): curet(t)age (m.)
ausscheiden: éliminer, sécréter
Ausscheidung (f.): élimination (f.), excrétion (f.), sécrétion (f.)
Ausscheidungsurographie (f.): urographie (f.) intraveineuse (UIV)
Ausschlag (m.): éruption (f.)
Ausschluß (m.) (einer Diagnose): élimination (f.) (d'un diagnostic)
ausstrahlen [in]: irradier [dans], se propager [dans]
ausstrecken (z.B. den Arm): étendre (ex.: le bras)
Austreibungszeit (f.): période (f.) d'expulsion
auswerfen : expectorer
Auswurf (m.): expectoration (f.), crachat (m.)
Außenknöchel (m.): malléole (m.) externe
Autopsie (f.): autopsie (f.)
Autounfall (m.): accident (m.) de voiture
AV-Block (m.): bloc (m.) auriculo-ventriculaire (BAV)
AV-Block (m.) 1., 2., 3. Grades: bloc (m.) auriculo-ventriculaire 1er, 2ème, 3ème degré (BAV1, BAV2, BAV3)
AV-Block (m.), inkompletter: bloc (m.) auriculo-ventriculaire incomplet (BAVI/BAV1)
AV-Block (m.), kompletter: bloc (m.) auriculo-ventriculaire complet (BAVC/BAV3)
AV-Kanal (m.), offener: canal (m.) atrio-ventriculaire commun, canal (m.) auriculo-ventriculaire commun (CAV), persistance (f.) du canal atrio-ventriculaire commun, persistance (f.) du canal auriculo-ventriculaire commun
Axilla (f.): creux (m.) axillaire e, aisselle (f.)
Axillenausräumung (f.): curage (m.) ganglionnaire axillaire

B

B-II-Resektion (f.): gastrectomie (f.) partielle des 2/3 inférieurs
Babinski (-Phänomen (n.)), gesteigerte Reaktion auf: élévation (f.) majestueuse du gros orteil
Babinski-Zeichen (n.): signe (m.) de Babinski

Backenzahn (m.): molaire (m.)
Badezusatz (m.): produit (m.) pour le bain
Bakteriologie (f.): bactériologie (f.)
Bakterium (n.): bactérie (f.)
Balanitis (f.): balanite (f.)
Ballondilatation (f.): dilatation (f.) artérielle par une sonde à ballonnet
Band (n.): bride (f.), ligament (m.)
Bandage (f.): bandage (m.)
Bänder(teil)abriß (m.): désinsertion (f.) d'un ligament
Bänderriß (m.): rupture (f.) ligamentaire
Bänderruptur (f.): rupture (f.) ligamentaire
Bänderzerrung (f.): élongation (f.) ligamentaire
Barbiturat (n.): barbiturique (m.)
Bart (m.): barbe (f.)
Bartholinitis (f.): bartholinite (f.)
Barytose (f.): barytose (f.)
Basedow-Krankheit (f.): maladie (f.) de Basedow
Bauch (m.): abdomen (m.), ventre (m.)
Bauchaortenaneurysma (n.): anévrisme (m.) aortique abdominal (AAA)
Bauchfell (n.): péritoine (m.)
Bauchfellentzündung (f.): péritonite (f.)
Bauchhöhlenschwangerschaft (f.): grossesse (f.) abdominale
Bauchregionen (fpl.): régions (fpl.) de l'abdomen
Bauchschmerzen (mpl.): douleurs (fpl.) abdominales, mal (m.) au ventre
Bauchspeicheldrüse (f.): pancréas (m.)
Bauhin-Klappe (f.): valvule (f.) de Bauhin
BCG-Impfung (f.): vaccination (f.) BCG
Beatmung (f.), künstliche: ventilation (f.) artificielle
Beatmungsgerät (n.): respirateur (m.)
Becherzelle (f.): cellule (f.) caliciforme
Beckenboden (m.): diaphragme (m.) pelvipérinéal
Beckenendlage (f.) (BEL): présentation (f.) du siège
Beckenringbruch (m.): fracture (f.) de l'anneau pelvien
Beckenringfraktur (f.): fracture (f.) de l'anneau pelvien
befallen: attaquer, atteindre, affecter
Befragung (f.) (eines Patienten): interrogatoire (m.)
befreit, vom Sportunterricht: dispensé, e de sport
Befund (m.): observations (fpl.), résultats (mpl.)
Befund (m.), histopathologischer: résultats (mpl.) histopathologiques
Befund (m.), ohne (o.B.): sans particularité (notable) (SP), rien à signaler (RAS)
behandeln (einen Kranken): soigner, traiter (un malade)
Behandlung (f.): traitement (m.), soins (mpl.) médicaux
Behandlung (f.), sich einer B. unterziehen: subir un traitement
Behandlung (f.), prophylaktische: traitement (m.) prophylactique
Behandlung (f.), zytostatische: traitement (m.) cytostatique
Behinderte, r: handicapé, e (m., f.)
beidseits: bilatéral, e, des deux cotes (ddc)
Bein (n.): jambe (f.)
Beinmuskulatur (f.): muscles (mpl.) jambiers
Beinprothese (f.): prothèse (f.) du membre inférieur
beklagen [über], sich: se plaindre [de]
bekleidet (z.B. Körperpartien): non exposé, e à la lumière (ex.: parties du corps)
Beklemmungsgefühl (n.): sensation (f.) constrictive
Belastung (f.): effort (m.)
Belastungsangina (f.): angor (m.) d'effort
Belastungs-EKG (n.): ECG (m.) après épreuve d'effort

Benehmen (n.): comportement (m.)
beobachten: observer
Beobachtung (f.): observation (f.)
Beratung (f.), genetische: conseil (m.) génétique
bersten (z.B. Knochen): éclater (ex.: os)
Beruf (m.): profession (f.)
Berufstätigkeit (f.): activité (f.) professionnelle
Berufsunfähigkeit (f.): incapacité (f.) professionnelle
Berufsunfall (m.): accident (m.) du travail, accident (m.) professionnel
Beruhigungsmittel (n.): sédatif (m.), calmant (m.)
berühren: toucher
Berylliose (f.): berylliose (f.)
beschleunigt (z.B. Puls): accéléré, e (ex.: pouls)
Beschwerden (fpl.): troubles (mpl.), problèmes (mpl.)
Besinnung (f.) verlieren: perdre connaissance, s'évanouir, (fam.) tomber dans les pommes
bessern, sich (z.B. Zustand): s'améliorer (ex.: état)
Besserung (f.) (eines Zustands): amélioration (f.) (d'un état)
Bestimmung (f.) (z.B. von Laborwerten): détermination (f.) (ex.: de valeurs biologiques)
Bestrahlung (f.): radiothérapie (f.), irradiation (f.)
Betablocker (m.): béta-bloquant (m.)
Betazelle (f.): cellulle β (f.), cellule (f.) béta
betreffen: atteindre, concerner, intéresser
Bettpfanne (f.): bassin (m.) de lit
beugen (z.B. einen Arm): plier, fléchir (ex.: un bras)
Beuger (m.): muscle (m.) fléchisseur, fléchisseur (m.)
Beurteilung (f.), pathologisch-anatomische: évaluation (f.) anatomopathologique
Bewegung (f.): mouvement (m.)
Bewegungstherapie (f.): kinésithérapie (f.)
bewirken: provoquer, causer
bewußtlos werden: perdre connaissance, s'évanouir, (fam.) tomber dans les pommes
Bewußtlosigkeit (f.): perte (f.) de connaissance (PdC)
Bewußtsein (f.): connaissance (f.), conscience (f.)
Bewußtseinsstörung (f.): trouble (m.) de la conscience
Bewußtseinsverlust (m.): perte (f.) de connaissance (PdC)
Bifurkation (f.): bifurcation (f.)
Bicarbonat (n.): bicarbonate (m.)
bilateral: bilatéral, e
Bild (n.), klinisches: tableau (m.) clinique
Bilharziose (f.): bilharziose (f.)
Bilirubin (n.), indirektes: bilirubine (f.) indirecte
Bilirubin (n.) im Serum: taux (m.) sérique de la bilirubine
Billroth-II-Operation (f.): opération (f.) de Billroth II
Bindegewebe (n.): tissu (m.) conjonctif
Bindehaut (f.): conjonctive (f.)
Bindehautentzündung (f.): conjonctivite (f.)
Biopsie (f.): biopsie (f.)
Biopsie (f.), gezielte: biopsie (f.) ciblée
Biß (m.): morsure (f.)
Bißwunde (f.): morsure (f.)
Bizeps (m.): muscle (m.) biceps brachial, biceps (m.) brachial
Bizepsreflex (m.): réflexe (m.) bicipital
BKS (= Blut[körperchen]senkungsgeschwindigkeit) (f.): vitesse (f.) de sédimentation (VS)
blähen: ballonner
Blähungen (fpl.): ballonnement (m.), [gaz (mpl.)], flatulence (f.)
Bläschen (n.): vésicule (f.)
Blässe (f.): pâleur (f.)
Blase (f.), (Haut-): bulle (f.), (fam.) cloque (f.), (fam.) ampoule (f.)
Blase (f.), (Harn-): vessie (f.)
Blase (f.), perkutorisch und palpatorisch vergrößerte: globe (m.) vésical

Blasenkarzinom (n.): carcinome (m.) de la vessie
Blasenmole (f.): grossesse (f.) môlaire, môle (f.) hydatiforme
Blasenpapillom (n.): papillome (m.) de la vessie
Blasenschmerzen (fpl.): douleurs (fpl.) au niveau de la vessie
Blasensonographie (f.): échographie (f.) de la vessie
Blasensprung (m.), vorzeitiger: rupture (f.) prématurée des membranes, rupture (f.) prématurée de la poche des eaux
Blasenstein (m.): lithiase (f.) vésicale, calcul (m.) vésical
Blasenstörungen (fpl.): problèmes (mpl.) de la vessie
blaß: pâle
Blattern (fpl.): variole (f.)
Blausucht (f.): cyanose (f.)
Blei (n.): plomb (m.)
bleich: pâle
„Blinddarm" (m.), akuter: appendicite (f.) aiguë
Block (m.), atrioventrikulärer: bloc (m.) auriculo-ventriculaire (BAV)
Blow-out-Fraktur (f.): fracture (f.) du plancher orbitaire, fracture (f.) par blow-out
Blut (n.): sang (m.)
Blutarmut (f.): anémie (f.)
Blutausstrich (m.): étalement (m.) de sang, frottis (m.) sanguin
Blutdruck (m.), arterieller: tension (f.) artérielle (TA), pression (f.) artérielle (PA)
Blutdruck (m.), niedriger: hypotension (f.)
Blutdruckmeßgerät (n.): appareil (m.) à tension, sphygmomanomètre (m.), tensiomètre (m.)
bluten: saigner
Bluterguß (m.): hématome (m.)
Blutersatzmittel (n.): succédané (m.) du sang
Blutgasanalyse (f.): analyse (f.) des gaz du sang, gazométrie (f.)
Bluthochdruck (m.): hypertension (f.) (artérielle)
Bluthusten (m.): hémoptysie (f.)
Blutkörperchen (n.), rotes: hématie (f.), érythrocyte (m.), globule (m.) rouge (GR)
Blutkörperchen (n.), weißes: globule (m.) blanc (GB), leucocyte (m.)
Blutkultur (f.): hémoculture (f.)
blutleer (z.B. Gewebe): exsangue, pâle (ex.: tissu)
Blutsenkungsgeschwindigkeit (f.): vitesse (f.) de sédimentation (VS)
Bluttransfusion (f.): transfusion (f.) sanguine
Blutung (f.): hemorragie (f.), saignement (m.)
Blutung (f.), gastrointestinale: hémorragie (f.) digestive, saignement (m.) gastro-intestinal
Blutung (f.), innere: hémorragie (f.) interne
Blutung (f.), obere gastrointestinale: hémorragie (f.) gastro-intestinale haute (HDH)
Blutungsgefahr (f.): risque (m.) hémorragique
Blutungsneigung (f.): tendance (f.) à saigner
blutvermischt (z.B. Stuhl): mêlé, e de sang (ex.: selles)
Blutvolumen (n.): volume (m.) sanguin
Blutwäsche (f.): dialyse (f.)
Blutzucker (m.): glycémie (f.)
Blutzuckertagesprofil (n.): glycémie (f.) fractionnée
Bodyplethysmographie (f.): pléthysmographie (f.)
Boerhaave-Syndrom (n.): rupture (f.) spontanée de l'oesophage, syndrome (m.) de Boerhaave
Borke (f.): croûte (f.)
Bougierung (f.): bougirage (m.)
Brand (m.): gangrène (f.)
Brandwunde (f.): brûlure (f.)
Brechreiz (m.): nausée (f.)
Breischluck (m.): transit (m.) oesogastroduodénal (TOGD)
Breitspektrumtetracyclin (n.): tétracycline (f.) à large spectre
brennend (z. B. Schmerz): brûlant, e (ex.: douleurs)

Brille (f.): lunettes (fpl.)
bröckelig zerfallend (z.B. Karzinom): émietté, e (ex.: carcinome)
Bronchialasthma (n.): asthme (m.) bronchique
Bronchialkatarrh (m.): bronchite (f.)
Bronchialbiopsie (f.): biopsie (f.) bronchique
Bronchialsekret (n.): sécretion (f.) bronchique
Bronchialdrüsen (fpl.): ganglions (mpl.) bronchiques muqueuses et séreuses
Bronchiektasie (f.): dilatation (f.) des bronches, bronchiectasie (f.)
Bronchioli (mpl.) respiratorii: bronchioles (fpl.) respiratoires
Bronchiolus (m.) terminalis: bronchiole (f.) lobulaire, bronchiole (f.) terminale
Bronchitis (f.): bronchite (f.)
Bronchitis (f.), akute: bronchite (f.) aiguë
Bronchitis (f.), asthmoide: bronchite (f.) asthmatiforme
Bronchitis (f.), chronische: bronchite (f.) chronique
Bronchoalveolitis (f.), akute: bronchoalvéolite (f.) aiguë
Bronchoskopie (f.): broncho(fibro)scopie (f.)
Bronchuskarzinoid (n.): tumeur (f.) carcinoïde des bronches
Bronzediabetes (m.): diabète (m.) bronzé
Bruch (m.) (Weichgewebe): hernie (f.)
Bruch (m.) (Knochen): fracture (f.)
Bruch (m.), dislozierter: fracture (f.) déplacée, fracture (f.) avec déplacement
Bruch (m.), eingekeilter: fracture (f.) engrenée
Bruch (m.), geschlossener: fracture (f.) fermée
Bruch (m.), offener: fracture (f.) ouverte
Bruch (m.), totaler: fracture (f.) complète
Bruch (m.) ohne Periostläsion: fracture (f.) sous-périostée
Brücke (f.) (Hirn): protubérance (f.) annulaire, pont (m.) de Varole
Brücke (f.) (Zahnersatz): bridge (m.)
Brudzinsky-Zeichen (n.): signe (m.) de Brudzinsky
Brummen (n.): ronchus (m.), ronflants (mpl.)
Brust (f.): poitrine (f.)
Brustamputation (f.): mastectomie (f.), mammectomie (f.)
Brustbein (n.): sternum (m.)
Brustfellentzündung (f.): pleurésie (f.)
Brustkorb (m.): thorax (m.), cage (f.) thoracique
Brustmuskel (m.), großer: muscle (m.) grand pectoral
Brustmuskel (m.), kleiner: muscle (m.) petit pectoral
Brustschmerzen (mpl.): douleurs (fpl.) thoraciques, douleurs (fpl.) pectorales, douleurs (fpl.) à la poitrine, douleurs (fpl.) aux seins
Brustwand (f.): paroi (f.) thoracique
Brustwandableitung (f.): dérivation (f.) thoracique, dérivation (f.) précordiale
Brustwarze (f.): mamelon (m.)
Brutkasten (m.): incubateur (m.), couveuse (f.)
BSG (= Blut[körperchen]senkungsgeschwindigkeit (f.)): vitesse (f.) de sédimentation (VS)
Buckel (m.): bosse (f.)
Bulbus (m.) olfactorius: bulbe (m.) olfactif
Bursa (f.) olecrani: bourse (f.) séreuse rétro-olécrânienne
Bypass (m.): by-pass (m.), pontage (m.) prothétique

C

C-Peptid (n.): peptide C (m.)
Calciumantagonist (m.): inhibiteur (m.) calcique
Capsula (f.) interna: capsule (f.) interne
Carcinoma (n.) in situ: épithélioma (m.) épidermoïde in situ
Carcinoma (n.) in situ vom großzelligen Typ, plattenepithelia-

les: épithélioma (m.) intra-épithélial à grandes cellules
Carina (f.) tracheae: carène (f.), éperon (m.) trachéal
Cartilago (f.) thyreoidea: cartilage (m.) thyroïde
Carunculae (fpl.) hymenéalis: caroncules (fpl.) hyménéales, caroncules (fpl.) myrtiformes
Catgut (m.): catgut (m.)
Cavum (n.) uteri: cavité (f.) utérine
Chagas-Krankheit (f.): maladie (f.) de Chagas, thyroïdite (f.) parasitaire, trypanosomose (f.) américaine
Charcot-Leyden-Kristall (n.): cristal (m.) de Charcot-Leyden
CHE (= Cholinesterase (f.)): cholinestérase (f.)
Check-valve-Mechanismus (m.): mécanisme (m.) de trapping
Chefarzt (m.): chef (m.) de clinique, patron (m.)
Chelatbildner (m.): chélateur (m.)
Chemikalie (f.): produit (m.) chimique
Chemotherapie (f.): chimiothérapie (f.)
Chirurg, in (m., f.): chirurgien, ne (m., f.)
Chirurgie (f.): chirurgie (f.)
Chlamydie (f.): Chlamydia (f.)
Chloroquin-Phosphat (n.): chloroquine phosphate (m.)
Choanalatresie (f.): imperforation (f.) choanale
Cholangitis (f.): cholangite (f.)
Cholangiopankreatographie (f.), endoskopisch-retrograde: cholangio-pancréaticographie (f.) rétrograde endoscopique (CPRE)
Choledocholithiasis (f.): cholédocho-lithiase (f.)
Cholera (f.): choléra (m.)
Cholezystitis (f.): cholécystite (f.)
Cholezystolithiasis (f.): cholécystolithiase (f.)
Cholinesterase (f.): cholinestérase (f.)
Chondrodysplasie (f.): chondrodystrophie (f.), achondroplasie (f.)
Chondrodystrophie (f.): chondrodystrophie (f.), achondroplasie (f.)
Chorionzottenbiopsie (f.): choriocentèse (f.), prélèvement (m.) de villosités choriales
chronisch: chronique
CK (= Kreatin-[phospho-]kinase (f.)): créatine phosphokinase (f.) (CPK)
Clearance (f.): clairance (f.), clearance (f.)
C_{Lst}: compliance (f.) pulmonaire statique (C pulm stat)
CO_2: gaz (m.) carbonique
CO_2-Inhalation (f.): inhalation (f.) de dioxyde de carbone
Colitis (f.) ulcerosa: colite (f.) ulcéreuse
Colliculus (m.) seminalis: veru (m.) montanum
Colon (n.) ascendens: côlon (m.) ascendant
Colon (n.) descendens: côlon (m.) descendant
Colon (n.) irritabile: côlon (m.) irritable, côlon (m.) hyperspasmodique
Colon (n.) sigmoideum: côlon (m.) sigmoïde
Colon (n.) transversum: côlon (m.) transverse
Commotio (f.) cerebri: commotion (f.) cérébrale
Compliance (f.): compléance (f.), compliance (f.)
Compliance (f.), spezifische: compliance (f.) spécifique (Cspec)
Computertomographie (f.): tomodensitométrie (f.) (TDM)
Condyloma (n.) acuminatum: condylome (m.) acuminé, crête (f.) de coq, végétation (f.) vénérienne
Continua (f.): fièvre (f.) continue
Cor (n.) pulmonale, akutes: coeur (m.) pulmonaire aigu (CPA)
Cor (n.) pulmonale, chronisches: coeur (m.) pulmonaire chronique (CPC)
Corpora (npl.) mamillaria: corps (mpl.) mamillaires, tubercules (mpl.) mamillaires

Corpus (n.) albicans: corpus albicans (m.)
Corpus (n.) amygdaloideum: noyau (m.) amygdalien
Corpus (n.) medullare: centre (m.) médullaire, noyau (m.) central
Corpus (n.) trapezoideum: corps (m.) trapézoïde
Corpus (n.) ventriculi: corps (m.) de l'estomac
Corticoid (n.): corticoïde (m.)
CPC: confrontation (f.) anatomoclinique
CPK (= Karotispulskurve (f.)): carotidogramme (m.) (Ctg)
CPK (= Kreatin-Phosphokinase (f.)): créatine phosphokinase (f.) (CPK)
Craurosis (f.) vulvae: lichen (m.) scléro-atrophique
Crouzon-Syndrom (n.): dysostose (f.) cranio-faciale, maladie (f.) de Crouzon
Crus (n.) cerebri: pied (m.) du pédoncule cérébral
Cspez: compliance (f.) spécifique (C spec)
CT (= Computertomographie (f.)): tomodensitométrie (f.) (TDM)
C_{totst}: compliance (f.) totale statique (C tot stat)
CWst: compliance (f.) thoracique statique (C thor stat)

D

D-Penicillamin (n.): pénicillamine D (f.)
D-Xylose-Test (m.): épreuve (f.) au D-xylose
Dalrymple-Zeichen (n.): signe (m.) de Dalrymple(-Stellwag)
Damm (m.): périnée (m.)
Dammriß (m.): déchirure (f.) périnéale
Dammschnitt (m.): épisiotomie (f.)
Dandy-Walker-Krankheit (f.): syndrome (m.) de Dandy-Walker
Darm (m.): intestin (m.)
Darmschlinge (f.): anse (f.) intestinale
Darmtyphus (m.): typhus (m.) abdominal
darunterliegend: sous-jacent, e
Dauerkatheter (m.): sonde (f.) à demeure
Daumen (m.): pouce (m.)
Defekt (m.): défaut (m.), vice (m.)
Defekt (m.), bleibender: défaut (m.) permanent
degenerativ: dégénératif, ve
degenerieren [zu]: dégénérer [en]
dehnen: dilater
Delirium (n.): délire (m.)
Delirium (n.) tremens: delirium (m.) tremens
Deltamuskel (m.): muscle (m.) deltoïde
deprimiert: déprimé, e
Deprivationssyndrom (n.): syndrome (m.) de déprivation
derb (z.B. Knoten): grossier, ère (ex.: nodule)
Dermatitis (f.): dermite (f.), dermatite (f.)
Dermatitis (f.), atopische: eczéma (m.) atopique, eczéma (m.) constitutionnel, dermite (f.) atopique, névrodermite (f.) constitutionnelle
Dermatitis (f.) herpetiformis Duhring: dermatite (f.) herpétiforme de Duhring
Dermatologe, login (m., f.): dermatologue (m., f.)
Dermatophytie (f.): dermatophytie (f.)
Dermis (f.): derme (m.)
Determinationsperiode (f.): période (f.) de détermination
Descensus (m.) uteri: descente (f.) de l'utérus
Desoxyribonukleinsäure (f.): acide (m.) désoxyribonucléique (ADN)
Detritusmaterial (n.), fibrinös-eitriges: débris (mpl.) fibrinoleucocytaires
Diabetes (m.): diabète (m.)
Diabetes (m.) insipidus: diabète (m.) insipide
Diabetes (m.), juveniler: diabète (m.) juvénile

Diabetes (m.) mellitus: diabète (m.) sucré
Diabetes (m.), schlecht eingestellter: diabète (m.) mal équilibré
Diät (f.): régime (m.)
Diätassistent, in (m., f.): diététicien, ne (m.,f.)
Diätfehler (m.), nutritiv-toxischer: écart (m.) de régime nutritif toxique
Diagnose (f.): diagnostic (m.)
Diagnose erheben: établir le diagnostic [de]
Diagnose (f.), pränatale: diagnostic (m.) prénatal
Dialyse (f.): dialyse (f.)
Diaphragma (n.): diaphragme (m.)
Diarrhö (f.): diarrhée (f.)
Diastole (f.): diastole (f.)
DiC-Syndrom (n.): coagulation (f.) intravasculaire disséminée (CIVD)
dick: épais, se
Dickdarm (m.): gros intestin (m.)
Dickdarmdivertikulose (f.): diverticulose (f.) colique
dickflüssig: épais, se
Dienst (m.): service (m.)
diensthabend: de garde
Differentialdiagnose (f.): diagnostic (m.) différentiel
diffus: diffus, e
Diffusionskapazität (f.): capacité (f.) de transfert pulmonaire (DLCO)
Dilatation (f.): dilatation (f.)
Dilatation (f.) des linken Ventrikels: dilatation (f.) du ventricule gauche
Dilatation (f.) des rechten Ventrikels: dilatation (f.) du ventricule droit
Diphtherie (f.): diphtérie (f.)
Diphtherie-Tetanus-Keuchhusten-Impfschutz (m.): DT-Coq (m.)
Diphtherie-Tetanus-Keuchhusten-Polio-Impfschutz (m.): DTPC (m.)
diskret: discret, ète
Disposition (f.), genetische: prédisposition (f.) génétique
Distorsion (f.): distorsion (f.)
Diuretikum (n.): diurétique (m.)
Divertikulitis (f.): diverticulite (f.)
DLCO: capacité (f.) de transfert pulmonaire (DLCO)
DNA-In-situ-Hybridisierung (f.): hybridation (f.) in situ
DNS: acide (m.) désoxyribonucléique (ADN)
Doppelköpfigkeit (f.): bicéphalité (f.)
Doppelkontrastdarstellung (f.): radio(graphie) (f.) en double contraste
Doppelmißbildung (f.): double malformation (f.)
Doppler-Echokardiographie (f.): échocardiographie (f.) à Doppler
Dornfortsatz (m.): apophyse (f.) épineuse
dorsal: dorsal, e
Dosierung (f.): dosage (m.)
Drahtextension (f.): extension (f.) par broche
Drahtumschlingung (f.): cerclage (m.) au fil
Drahtumschnürung (f.): cerclage (m.) au fil
Dreieckstuch (n.): écharpe (f.) de Mayor
Drillinge (mpl.): triplés (mpl.)
Droge (f.): drogue (f.)
Druck (m.) im linken Vorhof: pression (f.) auriculaire gauche
Druck (m.) im rechten Vorhof: pression (f.) auriculaire droite
druckschmerzhaft: sensible à la pression, douloureux, se à la pression
Druckschraubenplatte (f.): plaque (f.) vissée, vis-plaque (f.)
Druckverband (m.): bandage (m.) compressif
Drüse (f.): glande (f.)
Drüse (f.), Bartholin-D.: glande (f.) de Bartholin
DSA (= digitale Subtraktionsangiographie (f.)): soustraction (f.) angiographique digitale
Ductus (m.): canal (m.)
Ductus (m.) cysticus: canal (m.) cystique

Ductus (m.) hepaticus communis: canal (m.) hépatique commun
Ductus (m.) choledochus: canal (m.) cholédoque
Ductus (m.) pancreaticus major: canal (m.) pancréatique de Wirsung
Ductus (m.) pancreaticus minor: canal (m.) de Santorini
Ductus (m.) Santorini: canal (m.) de Santorini
Ductus (m.) Wirsungianus: canal (m.) pancréatique de Wirsung
Dünndarm (m.): intestin (m.) grêle
Dünndarmatresie (f.): atrésie (f.) de l'intestin grêle
Dünndarmileus (m.), mechanischer: occlusion (f.) intestinale par obstruction
Dumpingsyndrom (n.): dumping syndrome (m.)
dunkel gefärbt (z.B. Zellkern): sombre (ex.: noyau)
Duodenalschleimhaut (f.): muqueuse (f.) duodénale
Duodenalatresie (f.): atrésie (f.) duodénale
Duodenum (n.): duodénum (m.)
Dura (f.) mater: dure-mère (f.)
Durchblutungsstörung (f.): trouble (m.) de la circulation, trouble (m.) circulatoire
Durchfall (m.): diarrhée (f.)
durchführen: effectuer
Durchmesser (m.): diamètre (m.)
Dysmenorrhö (f.): dysménorrhée (f.)
Dysostosis (f.) craniofacialis: dysostose (f.) cranio-faciale, maladie (f.) de Crouzon
Dyspareunie (f.): dyspareunie (f.)
Dysphagie (f.): dysphagie (f.)
Dysplasia (f.) oculo-auriculo-vertebralis: syndrome (m.) oculo-auriculo-vertébral de Goldenhar
Dysplasie (f.): dysplasie (f.)
Dysplasie (f.), chondroektodermale: dysplasie (f.) chondro-ectodermale
Dyspnoe (f.): dyspnée (f.)
Dystonie (f.), vegetative: dystonie (f.) neurovégétative
dystrophisch: dystrophique
Dysurie (f.): dysurie (f.)

E

Early gastric cancer: cancer (m.) précoce de l'estomac
Echokardiogramm (n.): échocardiogramme (m.)
Economo-Krankheit (f.): encéphalite (f.) épidémique d'Economo-Cruchet, encéphalite (f.) de von Economo-Cruchet
effektiv: efficace
Effloreszenz (f.): efflorescence (f.)
Eichel (f.): gland (m.)
Eierstock (m.): ovaire (m.)
Eigenanamnese (f.): antécédents (mpl.) personnels (ATCD personnels, AP)
Eileiter: (m.) trompe (f.) de Fallope, trompe (f.) utérine, trompe (f.)
Eileiterschwangerschaft (f.): grossesse (f.) tubaire
einatmen: inspirer
einbluten: s'extravaser
Einblutung (f.): extravasation (f.)
eindringen: envahir, infiltrer, pénétrer
Eindruck (m.): impression (f.)
Einflußstauung (f.): congestion (f.), stase (f.)
Eingangsuntersuchung (f.): examen (m.) d'entrée, examen (m.) initial
Eingriff (m.), chirurgischer: intervention (f.) chirurgicale, opération (f.)
einklemmen: incarcérer, coincer
Einlagerung (f.) (von Salzen usw. ins Gewebe): stockage (m.)
Einmalspritze (f.): seringue (f.) à usage unique
Einnahme (f.) (von Medikamenten): ingestion (f.)
einrenken (Luxation): réduire (luxation)
Einrenkung (f.) (einer Luxation): réduction (d'une luxation) (f.)
einrichten (Bruch): réduire (fracture)

Einrichtung (f.) (eines Bruchs): réduction (f.) (d'une fracture)
einseitig: unilatéral, e
Einstich (m.): piqûre (f.)
einwachsen (Tumor, Fremdkörper): (corps étranger, tumeur) pénétrer [dans]
einweisen (stationär): hospitaliser
einwilligen [zu]: consentir [à]
Eisen(III)-haltig: ferrique
Eisen(III)-: ferrique
Eisen(III)-Salz (n.): sel (m.) ferrique
eitrig: purulent, e
Eiweiß (n.): protéine (f.)
Eiweißelektrophorese (f.): électrophorèse (f.) des protéines
Ejektionsfraktion (f.): fraction (f.) d'éjection
Ekchymose (f.): ecchymose (f.)
Ekel (m.): nausée (f.)
EKG (n.): électrocardiogramme (m.) (ECG)
Eklampsie (f.): éclampsie (f.)
Ekzem (n.), endogenes: eczéma (m.) atopique, eczéma (m.) constitutionnel, dermite (f.) atopique, névrodermite (f.) constitutionnelle
Ekzem (n.), seborrhoisches: eczéma (m.) séborrhéique
Elastose (f.): élastose (f.)
Elektrokardiogramm (n.) (EKG): électrocardiogramme (m.) (ECG)
Elektrokonisation (f.): électroconisation (f.)
Elektrolytstörungen (fpl.): déséquilibre (m.) du pool électrolytique
eliminieren: éliminer
Elle (f.): cubitus (m.), ulna (m.)
Ell(en)bogen (m.): coude (m.)
Elongation (f.): élongation (f.)
Embolus (m.): embol (m.)
Embryo (m.): embryon (m.)
Embryonalperiode (f.): période (f.) embryonnaire
Emesis (f.) gravidarum: vomissement (m.) gravidique
empfinden: éprouver, ressentir, sentir
empfindlich (Magen): fragile (estomac)
Empfindung (f.): sensation (f.)
Encephalitis (f.) lethargica: encéphalite (f.) épidémique d'Economo-Cruchet, encéphalite (f.) de von Economo-Cruchet
endemisch: endémique
Endocarditis (f.) lenta: endocardite (f.) bactérienne (EB)
Endokarditis (f.), bakterielle: endocardite (f.) bactérienne (EB)
Endokardkissen (n.): bourrelet (m.) endocardique
Endokardkissendefekt (m.): canal (m.) atrio-ventriculaire commun, canal (m.) auriculo-ventriculaire commun (CAV)
Endometriose (f.): adénomyose (f.), endométriose (f.) interne
Endometrium (n.): endomètre (m.)
Endoprothetik (f.), orthopädische: implants (mpl.) prothétiques en orthopédie
Endoskop (n.): endoscope (m.)
Endoskopie (f.): endoscopie (f.)
Endozervikalschleimhaut (f.): muqueuse (f.) endocervicale
Endozervix (f.): muqueuse (f.) endo-cervicale
entarten [in]: dégénérer [en]
Entbindung (f.): accouchement (m.)
Entfieberung (f.): défervescence (f.)
Entkoppelung (f.), elektromechanische: découplage (m.) électromécanique
entleeren: vider (ex.: un épanchement)
entleert (Zyste, Abszeß): évacué, e (kyste, abcès)
Entnahme (f.): prélèvement (m.)
entspannen: se détendre
entwickeln [zu], sich: évoluer [vers]
Entwicklungsstörung (f.): trouble (m.) du développement
Entzündung (f.): inflammation (f.)
Entzündung (f.), chronische: inflammation (f.) de longue durée
Entzündung (f.) der Gallenblase: cholécystite (f.)
Enzephalitis (f.): encéphalite (f.)
Enzephalozele (f.): encéphalocèle (f.)
Enzym (n.): enzyme (m.)

eosinophilenreich (Sputum): (crachat) riche en polynucléaires éosinophiles
EPH-Gestose (f.): toxémie (f.) gravidique
EPH-Gestose (f.), essentielle: toxémie (f.) gravidique pure
Epicondylus (m.) lateralis: épicondyle (m.)
Epidemie (f.): épidémie (f.)
epidemisch: épidémique
Epidermis (f.): épiderme (m.)
Epididymitis (f.): épididymite (f.)
Epigastrium (n.): épigastre (m.)
Epiglottis (f.): épiglotte (f.)
Epikutantest (m.): test (m.) épicutané, épidermoréaction (f.)
Epilepsie (f.): épilepsie (f.)
Epilepsie (f.), genuine: épilepsie (f.) essentielle
Epilepsie (f.), symptomatische: épilepsie (f.) symptomatique
Epipharynx (m.): rhinopharynx (m.)
Epipharynxdach: (n.) voûte (f.) du pharynx
Epiphysenlösung (f.): décollement (m.) épiphysaire
Episiotomie (f.): épisiotomie (f.)
Epithel (n.): épithélium (m.)
Epithel (n.), schichtungsgestörtes: épithélium (m.) dont l'ordre des couches n'est pas respecté
Epithelbreite (f.): (!) hauteur (f.) de l'épithélium
Epithelschicht (f.): couche (f.) épithéliale
Epitheloidzellgranulom (n.): granulome (m.) épithéloïde
Epsilontrinker (m.): dipsomane (m.)
erbrechen: vomir
Erbrechen (n.): vomissement (m.)
Erbrochenes (n.): vomi (m.)
ERCP (endoskopische retrograde Cholangiopankreatographie (f.)): cholangiopancréatographie (f.) rétrograde endoscopique (CPRE)
erdulden: subir (ex.: un traitement)
erfahren: subir (ex.: un traitement)
Erforschung (f.): exploration (f.)
erhalten: conserver
erhöhen: augmenter
erhöht (Werte): élevé, e (ex.: taux, valeurs biologiques)
erkälten, sich: s'enrhumer
Erkältung (f.): rhume (m.), refroidissement (m.)
erkennen: dépister
Erkrankung (f.): affection (f.), maladie (f.)
Erkrankung (f.), gynäkologische: maladie (f.) gynécologique, affection (f.) gynécologique
Erkrankung (f.), neurologische: affection (f.) neurologique
Erkrankung (f.), prädisponierende: affection (f.) prédisposante
Erkrankung (f.) der Haut: maladie (f.) cutanée, maladie (f.) de la peau, dermatose (f.)
Erkrankung (f.) der oberen Atemwege: affection (f.) des voies aériennes supérieures, affection (f.) des voies respiratoires supérieures
Erkrankung (f.) der unteren Atemwege: affection (f.) des voies aériennes inférieures
Erkrankung (f.) des Verdauungstrakts: maladie (f.) de l'appareil digestif
erleiden (z.B. einen Myokardinfarkt): subir (ex.: un infarctus du myocarde)
Ermüdung (f.): lassitude (f.), fatigue (f.)
Ernährung (f.), ballaststoffarme: régime (m.) pauvre en fibres alimentaires
Ernährung (f.), ballaststoffreiche: régime (m.) riche en fibres alimentaires
Ernährungszustand (m.): état (m.) nutritif, état (m.) de nutrition
erniedrigen: baisser (ex.: tension)
Erosion (f.): érosion (f.)
Erregungsleitungsstörung (f.): trouble (m.) de conduction
Ersatz (m.): compensation (f.)
erschöpft: fatigué, e
Erste Hilfe (f.): premier secours (m.)
Erstuntersuchung (f.): examen (m.) d'entrée, examen (m.) initial

ERV (= expiratorisches Reservevolumen (n.)): volume (m.) de réserve expiratoire (VRE)
Erwachsenenalter (n.): âge (m.) adulte
Erweiterung (f.): dilatation (f.)
erweitern: dilater
erworben (z.B. Immunität, Krankheit): acquis, e (ex.: immunité, maladie)
Erysipeloid (n.): érysipéloïde (m.), rouget (m.) de porc
Erythem (n.): érythème (m.)
Erythem (n.), schmetterlingsförmiges: érythème (m.) en papillon
Erythema (n.) infectiosum: érythème (m.) infectieux, cinquième maladie (f.)
erythematös: érythémateux, se
Erythrasma (n.): érythrasma (m.)
Erythropoese (f.): érythropoïèse (f.)
Erythrozyt (m.): hématie (f.), érythrocyte (m.), globule (m.) rouge (GR)
Erythrozytenzylinder (m.): cylindre (m.) érythrocytaire, cylindre (m.) hématique
Essen (n.), scharf gewürztes: aliments (mpl.) très épicés
essen: manger
ESWL (= extrakorporale Stoßwellenlithotripsie (f.)): lithotritie (f.) extracorporelle (LEC)
Exanthem (n.): exanthème (m.)
Exanthema (n.) subitum: roséole (f.) infantile, exanthème (m.) subit, sixième maladie (f.)
Exkoriation (f.): éraflure (f.), écorchure (f.), excoriation (f.)
Exkremente (npl.): selles (fpl.)
Exkretion (f.): excrétion (f.)
Exophthalmus (m.): exophtalmie (f.)
Expektoration (f.): expectoration (f.)
Exploration (f.): exploration (f.)
Extensoren (mpl.) des Unterarms: muscles (mpl.) extenseurs de l'avant-bras, extenseurs (mpl.) de l'avant-bras
Extrasystole (f.): extrasystole (f.)
Extrasystole (f.), ventrikuläre: extrasystole (f.) ventriculaire
Extravasation (f.): extravasation (f.)
Extremität (f.): membre (m.)
Extremität (f.), obere: membre (m.) supérieur
Extremität (f.), untere: membre (m.) inférieur
exzidieren: exciser

F

Faden (m.): fil (m.)
fahl: livide; terreux (teint)
Fahrradergometer (m.): bicyclette (f.) ergométrique
Fall (m.): cas (m.) clinique
Fallbeschreibung (f.): cas (m.) clinique
fallen: tomber
Fallot-Tetralogie (f.): tétralogie (f.) de Fallot
Fallstudie (f.): cas (m.) clinique
Familienanamnese (f.): antécédents (mpl.) familiaux (ATCD familiaux, AF)
Farmerlunge (f.): poumon (m.) du fermier
Faszie (f.): fascia (m.)
Faszikel (m.) glatter Muskulatur: faisceau (m.) musculaire lisse
faulig: putride
Faustschlußprobe (f.): épreuve (f.) du poing fermé
Favus (m.): teigne (f.) favique
Febris (f.) undulans: fièvre (f.) ondulante
Fehlbildung (f.): malformation (f.)
Fehlernährung (f.): malnutrition (f.)
Feigwarze (f.), spitze: condylome (m.) acuminé, crête (f.) de coq, chou-fleur (m.), végétation (f.) vénérienne
feingliedrig (Polyp): grêle (polype)
Feldlazarett (n.): ambulance (f.)
Ferse (f.): talon (m.)
Fersenbein (n.): calcanéum (m.)
Fet (m.): foetus (m.)
fetal: foetal, e
Fetalperiode (f.): période (f.) foetale
Fettgewebe (n.): tissu (m.) adipeux
Fettgewebe (n.), perirenales: capsule (f.) adipeuse, tissu (m.) adipeux périrénal
Fettleber (f.): stéatose (f.) du foie, stéatose (f.) hépatique

fettleibig: obèse
Fettspeisen (fpl.): aliments (mpl.) gras
Fettsucht (f.): obésité (f.), adiposité (f.)
Fetus (m.): foetus (m.)
Feuermal (n.): angiome (m.) plan, naevus (m.) flammeus, tache (f.) de vin, envie (f.)
Fibrinolyse (f.): fibrinolyse (f.)
Fibrinolytikum (n.): fibrinolytique (m.)
Fibroadenom (n.): adénofibrome (m.)
fibromuskulär: fibromusculaire
Fibula (f.): péroné (m.), fibula (m.)
Fieber (n.): fièvre (f.), température (f.)
Fieber (n.), gleichmäßig hohes: fièvre (f.) élevée en plateau
Fieber (n.), hohes: fièvre (f.) importante, fièvre (f.) élevée
Fieber (n.), niedriges: fièvre (f.) basse, fièvre (f.) peu élevée
Fieber (n.), rasch ansteigendes: fièvre (f.) à l'ascension rapide
Fieber (n.), undulierendes: fièvre (f.) ondulante
Fieberkurve (f.): courbe (f.) de température
Fieberschübe (mpl.): poussées (fpl.) fébriles
Filariose (f.): filariose (f.)
Filtration(srate) (f.), glomeruläre: filtration (f.) glomérulaire
Filzlaus (f.): pou (m.) pubien
Fimbrienkranz (m.): franges (fpl.) du pavillon de la trompe
Finger (m.): doigt (m.)
Finger (m.), kleiner: auriculaire (m.), petit doigt (m.)
Fingergrundgelenk (n.): articulation (f.) métacarpo-phalangienne (MCP)
Fingerling (m.): doigtier (m.)
Fingernagel (m.): ongle (m.)
Fissura (f.) interhemisphaerica: scissure (f.) inter-hémisphérique
Fissura (f.) lateralis: scissure (f.) latérale (de Sylvius)
Fixateur (m.) externe: fixateur (m.) externe
Fixateur (m.) interne: fixateur (m.) interne
fixieren: fixer
Fixierung (f.) (von Knochenfragmenten): contention (f.)
flach (z.B. Ulkus): plan (ex.: ulcère)
Fläche (f.): face (f.)
Flanke (f.): flanc (m.)
Flechte (f.): lichen (m.)
Fleck (m.): tache (f.), macule (f.)
Fleckfieber (n.), epidemisches: typhus (m.) exanthématique
Flexor (m.): muscle (m.) fléchisseur, fléchisseur (m.)
Flexura (f.) duodenojejunalis: angle (m.) duodéno-jéjunal
Flohbiß (m.): piqûre (f.) de puce
floride: floride
Fluor (m.) (chem.): fluor (m.)
Fluor (m.) (path.) : écoulement (m.), flux (m.)
Fluor (m.) albus: leucorrhée (f.), pertes (fpl.) blanches
Folge(erscheinung) (f.): séquelle (f.)
Follikelzyste (f.): kyste (m.) folliculaire
Follikulitis (f.): folliculite (f.)
Fölling-Syndrom (n.): phénylcétonurie (f.) (PCU)
Forbes-Syndrom (n.): maladie (f.) de Forbes
Formalin (n.): formol (m.)
Forschung (f.): recherche (f.)
fortgeschritten (z.B. Erkrankung): évolué, e, avancé, e (ex.: maladie)
Fortpflanzungs-: reproducteur, rice
fortschreitend: progressif, ve
Fossa (f.) navicularis: fossette (f.) naviculaire
Fossa (f.) supraclavicularis: major région (f.) sus-claviculaire
Foveola (f.): fovéole (f.)
Fraktur (f.): fracture (f.)
Fraktur (f.), geschlossene: fracture (f.) fermée
Fraktur (f.), offene: fracture (f.) ouverte
Frambösie (f.): pian (m.), boubas (m.), framboesia (f.), parangi (m.), yaws (m.)

Frauenarzt, -ärztin (m., f.): gynécologue (m., f.)
Frauenkrankheiten (fpl.): maladies (fpl.) gynécologiques, affections (fpl.) gynécologiques
Frauenleiden (n.): maladie (f.) gynécologique, affection (f.) gynécologique
FRC (= funktionelle Residualkapazität (f.)): capacité (f.) résiduelle fonctionnelle (CRF)
freiliegend: exposé, e (ex.: au soleil, à la lumière)
freimachen, den Oberkörper: se déshabiller jusqu'à la ceinture
Fremdkörper (m.): corps (m.) étranger
Friedreich-Heterotaxie (f.): maladie (f.) de Friedreich
Frigidität (f.): frigidité (f.)
frisch (z.B. Nekrose, Thrombus, Infarkt): récent, e, suraigu, ë (ex.: nécrose, thrombose, infarctus)
Frontallappen (m.): lobe (m.) frontal
Fruchttod (m.), intrauteriner: mort (f.) du foetus in utero
Fruchtwasseruntersuchung (f.): amniocentèse (f.), ponction (f.) de liquide amniotique
Fructosetoleranztest (m.): épreuve (f.) de charge au fructose
Fructoseintoleranz (f.): intolérance (f.) héréditaire au fructose
früh(zeitig): précoce
Früherkennung (f.): dépistage (m.) précoce
Frühgeburt (f.) (Vorgang): accouchement (m.) prématuré
Frühgeburt (f.): prématuré (m.)
frühreif: précoce
Frühsommer-Meningoenzephalitis (f.) (FSME): encéphalite (f.) de la taïga, encéphalite (f.) verno-estivale russe
FSME (= Frühsommer-Meningoenzephalitis (f.)): encéphalite (f.) de la taïga, encéphalite (f.) verno-estivale russe
fühlen: sentir, ressentir
Fundus (m.): fond (m.)
Fundus (m.) ventriculi: fond (m.) de l'estomac (clin.), grosse tubérosité (f.) (anat.)
funktionell: fonctionnel, le
Fuß (m.): pied (m.)
Fußgewölbe (n.): voûte (f.) plantaire
Fußrücken (m.): dos (m.) du pied
Fußsohle (f.): plante (f.) du pied
Fußwurzelknochen (mpl.): os (mpl.) du tarse

G

Galle (f.): bile (f.)
Gallenblase (f.): vésicule (f.) biliaire
Gallengänge (mpl.), extrahepatische: voies (fpl.) biliaires extrahépatiques
Gallengänge (mpl.), intrahepatische: voies (fpl.) biliaires intrahépatiques
Gallengangskarzinom (n.): cancer (m.) des voies biliaires
Gallenstein (m.): calcul (m.) biliaire
Gallenwege (mpl.), extrahepatische: voies (fpl.) biliaires extrahépatiques
Gallenwege (mpl.), intrahepatische: voies (fpl.) biliaires intrahépatiques
Gallenwegsdyskinesie (f.): dyskinésie (f.) biliaire, dystonie (f.) biliaire
Gallenwegsentzündung (f.): cholangite (f.)
gallertig: gélatineux, se
Gamma-Glutamyl-Transferase (f.) (Gamma-GT): gammaglutamyl transférase (f.), gamma-GT (f.)
Gang (m.): canal (m.)
Gangrän (f.): gangrène (f.)
Ganzkörperplethysmographie (f.): pléthysmographie (f.)
Gastrektomie (f.), totale: gastrectomie (f.) totale
Gastrinbestimmung (f.): détermination (f.) du dosage de la gastrine sérique
Gastritis (f.), akute: gastrite (f.) aiguë
Gastritis (f.), chronisch aktive: gastrite (f.) chronique active

Gastroenterologie (f.): gastro-entérologie (f.)
Gastrointestinaltrakt (m.): appareil (m.) digestif, système (m.) digestif
Gaumen (m.): palais (m.)
Gaumenbogen (m.): pilier (m.) du voile du palais
Gaumenmandel (f.): amygdale (f.) palatine
Gebärmutter (f.): utérus (m.), matrice (f.)
Gebärmutterfundus (m.): fond (m.) de l'utérus
Gebärmutterhals (m.): col (m.) de l'utérus, col (m.) utérin
Gebiß (n.), künstliches: prothèse (f.) dentaire, appareil (m.) dentaire, dentier (m.)
Geburt (f.): accouchement (m.), naissance (f.), délivrance (f.)
Geburtshelfer (m.): obstétricien, ne (m., f.)
Geburtshilfe (f.): obstétrique (f.)
Gedächtnisverlust (m.): amnésie (f.)
gedämpft (z.B. Ton, Geräusch): assourdi, e (ex.: son, bruit, souffle)
Gefäß (n.): vaisseau (m.)
Gefäßimplantat (n.): tube (m.) prothétique
Gefäßleiden (n.): affection (f.) vasculaire
Gefäßwand (f.): paroi (f.) vasculaire
Gefühl (n.): sensation (f.)
Gegengift (n.): antidote (m.)
Gehirn (n.): cerveau (m.)
Gehirnerschütterung (f.): commotion (f.) cérébrale
Gehirnschlag (m.): accident (m.) vasculaire cérébral
Gehörgang (m.): conduit (m.) auditif
Geisteskrankheit (f.): maladie (f.) mentale
gekammert (z.B. Erguß): cloisonné, e (ex.: épanchement)
gelatinös: gélatineux, se
Gelbfieber (n.): fièvre (f.) jaune
Gelbsucht (f.): ictère (m.), jaunisse (f.)
Gelenk (n.): articulation (f.)
Gelenkblockade (f.): blocage (m.) articulaire
Gelenkerguß (m.): épanchement (m.) articulaire
Gelenkrheumatismus (m.), primär chronischer: arthrite (f.) rhumatoïde
Gelenkschmerzen (mpl.): douleurs (fpl.) articulaires
geneigt: déclive
Genesung (f.): convalescence (f.)
genetisch fixiert: lié, e au patrimoine génétique
Genick (n.): nuque (f.)
Genitale (n.): appareil (m.) génital
Genitale (n.), weibliches: appareil (m.) génital de la femme, appareil (m.) génital féminin
Genitale (n.), männliches: appareil (m.) génital de l'homme, appareil (m.) génital masculin
Genitaltuberkulose (f.): tuberculose (f.) génitale
gereizt: irrité, e, énervé, e
geringfügig (z.B. Blutungen): discret, ète (ex.: saignements)
geringgradig: faible, en quantité faible, modéré, e
Gerinnungsstörungen (fpl.): troubles (mpl.) de la coagulation
Gesamteiweiß (n.): protéines (fpl.) totales
Gesäß (n.): fesses (fpl.)
Geschlecht (n.): sexe (m.)
Geschlechtsapparat (m.): appareil (m.) génital
Geschlechtsapparat (m.), männlicher: appareil (m.) génital de l'homme, appareil (m.) génital masculin
Geschlechtsapparat (m.), weiblicher: appareil (m.) génital de la femme, appareil (m.) génital féminin
Geschlechtskrankheit (f.): maladie (f.) sexuellement transmissible (MST), maladie (f.) vénérienne
Geschlechtsmerkmal (n.): caractère (m.) sexuel
Geschlechtsorgan (n.): organe (m.) génital
Geschlechtsorgane (npl.), äußere: organes (mpl.) génitaux externes (OGE)

Geschlechtsorgane (npl.), innere: organes (mpl.) génitaux internes (OGI)
Geschlechtsverkehr (m.): rapports (mpl.) (sexuels)
Geschmacksstörungen (fpl.): troubles (mpl.) de la sensation de goût
geschwollen (z.B. Beine): gonflé, e, enflé, e (ex.: jambes)
Geschwulst (f.): tumeur (f.)
Geschwür (n.): ulcère (m.), ulcération (f.)
Gesicht (n.): face (f.), visage (m.)
Gesichtscreme (f.): crème (f.) pour le visage
Gesichtsanomalien (fpl.): anomalies (fpl.) de la face
Gesichtsfarbe (f.): teint (m.)
Gesichtsrötung (f.): rougeur (f.) du visage
gesteigert (z.B. Ausfluß): abondant, e (ex.: écoulement)
gesunden : guérir
Gesundheit (f.): santé (f.)
Gewebe (n.): tissu (m.)
Gewebsentnahme (f.): prélèvement (m.) de tissu
Gewebsprobe (f.): biopsie (f.)
Gewebstod (m.): nécrose (f.)
Gewicht (n.): poids (m.)
Gewicht (n.), an G. zunehmen: prendre du poids, (grossir)
Gewichtsabnahme (f.): perte (f.) de poids, perte (f.) pondérale
Gewichtsverlust (m.): perte (f.) de poids, perte (f.) pondérale
Gewichtszunahme (f.): prise (f.) de poids
Gewohnheit (f.): habitude (f.)
Gicht (f.): goutte (f.)
Gichtanfall (m.): accès (m.) de goutte
Gichtknoten (m.): tophus (m.) (goutteux)
Gichtmittel (n.): antigoutteux (m.)
Gichtniere (f.): rein (m.) goutteux
Gichttophus (m.): tophus (m.) (goutteux)
Giemen (n.): sibilance (f.)
Giemsa-Färbung (f.): coloration (f.) de Giemsa
Gierke-Krankheit (f.): maladie (f.) de von Gierke
Gips (m.): plâtre (m.)
Gipsverband: (m.) bandage (m.) plâtré
Glans (m.): gland (m.)
glatt: lisse
Glatze (f.): tête (f.) chauve
gleichmäßig: homogène
Gleithernie (f.): hernie (f.) par glissement
Gliedmaße (f.): membre (m.)
Gliedmaße (f.), obere: membre (m.) supérieur
Gliedmaße (f.), untere: membre (m.) inférieur
Glioblastom (n.): glioblastome (m.)
Gliom (n.): gliome (m.)
Globalinsuffizienz (f.): insuffisance (f.) cardiaque globale (ICG)
Globus (m.) hystericus: boule (f.) hystérique
Globussyndrom (n.): boule (f.) hystérique
Glomerulosklerose (f.), diabetische: syndrome (m.) de Kimmelstiel et Wilson
Glomerulosklerose (f.) Kimmelstiel-Wilson: glomérulosclérose (f.) de Kimmelstiel-Wilson
Glomerulonephritis (f.): glomérulonéphrite (f.)
Glottis (f.): glotte (f.)
Glotzauge (n.): exophtalmie (f.)
Glucocorticoid (n.): glucocorticoïde (m.)
Glucose (f.): glucose (f., m.)
Glucosebelastungstest (m.): test (m.) de tolérance au glucose, épreuve (f.) de tolérance au glucose (HPGO)
Glukosurie (f.): glycosurie (f.)
Glutamat-Oxalacetat-Transaminase (f.): transaminase (f.) glutamique oxaloacétique (TGO)
Glutamat-Pyruvat-Transaminase (f.): transaminase (f.) glutamique pyruvique (TGP)
Glutealmuskulatur (f.): muscles (mpl.) de la fesse

Glutenenteropathie (f.): maladie (f.) coeliaque, intolérance (f.) au gluten
Glykämie (f.): glycémie (f.)
Glykogenose (f.): glucogénose (f.)
Glykosylierung (f.): glycoysation (f.)
Goldenhar-Syndrom (n.): syndrome (m.) oculo-auriculo-vertébral de Goldenhar
Goretexbypass (m.): by-pass (m.) (Goretex), pontage (m.) prothétique (Goretex)
GOT (=Glutamat-Oxalacetat-Transaminase (f.)): transaminase (f.) glutamique oxaloacétique (TGO)
GPT (=Glutamat-Pyruvat-Transaminase (f.)): transaminase (f.) glutamique pyruvique (TGP)
Granulozyt (m.): granulocyte (m.)
Gravidität (f.): grossesse (f.)
gravierend: grave
Greisenalter (n.): vieillesse (f.)
Grimmdarm (m.) (histologisch): côlon (m.)
Grindflechte (f.): teigne (f.) favique
Grippevirus (n.): virus (m.) grippal
Großzehe (f.): gros orteil (m.)
Großzehengrundgelenk (n.): articulation (f.) du gros orteil
Grübchen (n.): fovéole (f.)
Grünholzfraktur (f.): fracture (f.) en bois vert, tassement (m.) en »motte de beurre«
Gürtelrose (f.): zona (m.)
gurgeln: gargariser
gut differenziert: bien différencié, e
gutartig: bénin, gne
Gutachten (n.): expertise (f.)
Gynäkologe, login (m., f.): gynécologue (m., f.)
Gyrus (m.) cinguli: circonvolution (f.) du corps calleux

H

H_2-Blocker (m.): antihistaminique H_2 (m.)
Haaransatz (m.): racine (f.) des cheveux, naissance (f.) des cheveux
Haarausfall (m.): alopécie (f.), chute (f.) des cheveux
Haare (npl.) (Kopf): cheveux (mpl.)
Haare (npl.) (Körper): poils (mpl.)
Haarimplantat (n.): implant (m.) de cheveux
Haemangioma (n.) cavernosum: angiome (m.) caverneux
Haemangioma (n.) tubero-nodosum: angiome (m.) tubéreux, fraise
hämatinisiert: hématisé, e
Hämatom (n.): hématome (m.)
Hämatom (n.), epidurales: hématome (m.) épidural
Hämatom (n.), intrazerebrales: hématome (m.) intra-cérébral
Hämatom (n.), retroplazentares: hématome (m.) rétroplacentaire
Hämatom (n.), subdurales: hématome (m.) sous-dural
Hämaturie (f.): hématurie (f.)
Hämaturie (f.), initiale: hématurie (f.) initiale
Hämaturie (f.), terminale: hématurie (f.) terminale
Hämoccult-Test (m.): test (m.) Hémocult
Hämochromatose (f.): hémochromatose (f.)
Hämoptoe (f.): hémoptysie (f.)
Hämorrhagie (f.): hémorragie (f.)
hämorrhagisch: hémorragique
Hämorrhoide (f.): hémorroïde (f.)
Hämosiderose (f.): hémosidérose (f.)
Hämostase (f.): hémostase (f.)
Hämostatikum (n.): hémostatique (m.)
Hämothorax (m.): hémothorax (m.)
hager: maigre
Haken halten: tirer les pelles
Halbseitenlähmung (f.): hémiplégie (f.)
Halluzination (f.): hallucination (f.)
Hals (m.): cou (m.)
Hals (m.), kratziger: gorge (f.) prise
Hals (m.), Frosch im H. haben: avoir un chat dans la gorge
Hals-Nasen-Ohren-Arzt, -Ärztin (m., f.): oto-rhino-laryngologue (m.), médecin (m., f.) ORL
Halskrawatte (f.): minerve (f.), collier (m.) cervical rigide
Halsschmerzen (mpl.): mal (m.) à la gorge, maux (mpl.) de gorge

Halsvenen (fpl.): veines (fpl.) cervicales
Halsweh (n.): mal (m.) à la gorge, maux (mpl.) de gorge
Halszyste (f.): kyste (m.) cervical
hamartomatös : hamartomateux, se
Hand (f.): main (f.)
Handbeatmungsgerät (n.): insufflateur (m.) manuel, ambu (m.)
Handfläche (f.), (innere): paume (f.)
Handgelenk (n.): poignet (m.)
Handrücken (m.): dos (m.) de la main
Handwurzelknochen (mpl.): os (mpl.) du carpe
harmlos: bénin, gne
Harn (m.): urine (f.)
Harnblase (f.): vessie (f.)
Harndrang (m.): besoin (m.) d'uriner, besoin (m.) mictionnel
Harngries (m.): gravelle (f.), sable (m.) urinaire
Harnleiter (m.): uretère (m.)
Harnleiterkarzinom (n.): carcinome (m.) de l'uretère
Harnleiterpapillom (n.): papillome (m.) de l'uretère
Harnröhre (f.): urètre (m.)
Harnröhrenöffnung (f.): méat (m.) de l'urètre
Harnsäure (f.): acide (m.) urique
Harnsediment (n.): sédiment (m.) urinaire
Harnstoff (m.): urée (f.)
Harnstoffstickstoff (m.): azote (m.) d'urée
Harnstoff-Stickstoff-Konzentration (f.) (im Blut): concentration (f.) sanguine d'azote d'urée
Harnstrahl (m.): jet (m.) d'urine
Harnverhaltung (f.): rétention (f.) de l'urine
Harnwegsinfekt (m.): infection (f.) urinaire
Haschisch (n.): haschisch (m.), (fam.) hasch (m.), ki(e)f (m.)
Hasenscharte (f.): fente (f.) labiopalatine, bec-de-lièvre (m.)
Hauptbronchus (m.): bronche (f.) souche
Hauptstamm (m.) (z.B. linke Kranzarterie): tronc (m.) (ex.: artère coronaire gauche)
Hausarzt (m.): médecin (m.,) de famille
Haut (f.): peau (f.)
Hautabschürfung (f.): écorchure (f.)
Hautarzt, -ärztin (m., f.): dermatologue (m., f.)
Hauterkrankung (f.): maladie (f.) cutanée, maladie (f.) de la peau, dermatose (f.)
Hautkolorit (n.): couleur (f.) de la peau
Hautkrankheit (f.): maladie (f.) cutanée, maladie (f.) de la peau, dermatose (f.)
Hautprobleme (npl.): problèmes (mpl.) de peau
Hautreaktion (f.): cutiréaction (f.), réaction (f.) cutanée
Hautrötung (f.): érythème (m.)
Hautsalbe (f.): pommade (f.) dermique
Hauttest (m.): test (m.) cutané
Hauttuberkulose (f.): lupus (m.) tuberculeux, lupus (m.) vulgaire
HCG-Test (m.): test (m.) dexaméthasone gonadotrophines chorioniques, test (m.) de stimulation freinage (HCG)
Hebamme (f.): sage-femme (f.)
heben: lever
Heberden-Arthrose (f.): arthrose (f.) interphalangienne distale
heftig (z.B. Schmerz): vif, ve, fort, e (ex.: douleur)
Heftpflaster (n.): sparadrap (m.)
heilen : guérir
Heilgymnastik (f.) (mit Massagebehandlung): kinésithérapie (f.)
Heilungsverlauf (m.), komplikationsloser: guérison (f.) sans complications
Heilverfahren (n.): traitement (m.)
heiser: enroué, e
Hemiplegie (f.): hémiplégie (f.)
Hemisphärenspalt (m.): scissure (f.) inter-hémisphérique
Hepatitis B (f.): hépatite B (f.)
Hepatomegalie (f.): hépatomégalie (f.)

Hepatozyt (m.): hépatocyte (m.)
Herdschatten (m.): opacité (f.) en foyer
Hernie (f.): hernie (f.)
Heroin (n.): héroïne (f.)
Herpes (m.) zoster: zona (m.)
hervorgerufen werden (von): être dû, due (à), être provoqué, e (par)
hervorrufen: provoquer
Herz (n.): coeur (m.)
Herzdruckmassage (f.): massage (m.) cardiaque externe
Herzerkrankung (f.): affection (f.) cardiaque, maladie (f.) cardiaque
Herzfrequenz (f.): fréquence (f.) cardiaque (FC)
Herzgeräusch (n.): souffle (m.) cardiaque
Herzgröße (f.): dimension (f.) du coeur
Herzindex (m.): index (m.) cardiaque
Herzinsuffizienz (f.), globale: insuffisance (f.) cardiaque globale (ICG)
Herzkammer (f.), linke: ventricule (m.) gauche (VG)
Herzklopfen (n.): palpitations (fpl.) (cardiaques)
Herzkrankheit (f.): affection (f.) cardiaque, maladie (f.) cardiaque
Herzkrankheit (f.), koronare: maladie (f.) coronarienne
Herz-Kreislauf-Erkrankung (f.): maladie (f.) de l'appareil cardiovasculaire
Herz-Kreislauf-System (n.): appareil (m.) cardiovasculaire, appareil (m.) circulatoire
Herzleiden (n.): affection (f.) cardiaque, maladie (f.) cardiaque (f.)
Herzminutenvolumen (HMW) (n.): débit (m.) cardiaque (DC), volume (m.) cardiaque minute (Qc)
Herzneurose (f.): névrose (f.) cardiaque
Herzohr (n.), rechtes: auricule (f.) droite
Herzohr (n.), linkes: auricule (f.) gauche
Herzschlag (m.): battement (m.) du coeur
Herzschrittmacher (m.): pacemaker (m.), stimulateur (m.) cardiaque
Herzspitze (f.): pointe (f.) du coeur
Herzton (m.): bruit (m.) du coeur
Herztransplantation (f.): greffe (f.) du coeur
Herzversagen (n.), akutes globales: insuffisance (f.) globale aiguë
Herzvolumen (n.): volume (m.) cardiaque, volume (m.) du coeur (VC)
Hexenschuß (m.): lumbago (m.)
Hiatushernie (f.): hernie (f.) hiatale
Hilfspfleger (m.): aide-soignant (m.)
Hilfsschwester (f.): aide-soignante (f.)
Hilusdrüsen (fpl.): ganglions (mpl.) des pédicules pulmonaires
hindern: empêcher
Hinterhaupt (n.): occiput (m.)
Hinterhauptslage (f.), linke vordere: présentation (f.) occipito-iliaque gauche antérieure (OIGA)
Hinterhauptslage (f.), rechte vordere: présentation (f.) occipito-iliaque droite postérieure (OIDP)
Hinterhorn (n.): corne (f.) postérieure, corne (f.) dorsale
Hinterkopf (m.): occiput (m.)
Hinterstrang (m.): cordon (m.) postérieur
Hinterteil (n.): fesses (fpl.)
Hinterwand (f.): paroi (f.) postérieure
Hirn (n.): cerveau (m.)
Hirnanhangdrüse (f.): hypophyse (f.), glande (f.) pituitaire
Hirnbiopsie (f.): biopsie (f.) cérébrale
Hirndurchblutungsstörung (f.): insuffisance (f.) circulatoire cérébrale, accident (m.) vasculaire cérébral
Hirnerkrankung (f.): maladie (f.) du cerveau, maladie (f.) cérébrale
Hirnerweichung (f.): ramollissement (m.) cérébral
Hirnhäute (fpl.), weiche: leptoméninges (fpl.)
Hirnhaut (f.): méninge (f.)

Hirnkontusionsherd (m.): contusion (f.) cérébrale en foyer
Hirnmark (n.): moelle (f.) cérébrale
Hirnmetastase (f.): métastase (f.) cérébrale
Hirnnerv (m.): nerf (m.) crânien
Hirnrinde (f.): écorce (f.) cérébrale, cortex (m.)
Hirnschlag (m.): apoplexie (f.)
Hirnstamm (m.): tronc (m.) cérébral
Hirsutismus (m.): hirsutisme (m.)
histologisch: histologique
Histologie (f.): histologie (f.)
Hitzewallung (f.): bouffée (f.) de chaleur
HMV (=Herzminutenvolumen (n.)): débit (m.) cardiaque (DC), volume (m.) cardiaque minute (Qc)
HNO-Arzt, -Ärztin (m., f.): oto-rhino-laryngologue (m., f.), médecin (m.) ORL
Hoden (m.): testicule (m.)
Hodenimplantation (f.), orthotope: implant (m.) testiculaire orthotope
Hodenkarzinom (n.): cancer (m.) du testicule
Hodensack (m.): scrotum (m.), bourse (f.)
Hodentorsion (f.): torsion (f.) testiculaire
Höcker (m.): bosse (f.)
homogen: homogène
Hormonbehandlung (f.): traitement (m.) hormonal
Hormoneinnahme (f.): prise (f.) hormonale
Hormonproduktion (f.): production (f.) hormonale
Hormonstatus (m.): état (m.) hormonal
Hornlamelle (f.): lamelle (f.) cornée
Hufeisenniere (f.): rein (m.) en fer à cheval
Hüfte (f.): hanche (f.)
Hüftkopfprothese (f.): prothèse (f.) de la tête fémorale
Hüftluxation (f.), kongenitale: luxation (f.) congénitale de la hanche
Humerus (m.): humérus (m.)
Humerusköpfchen (n.): tête (f.) humérale
Hundebiß (m.): morsure (f.) de chien
husten: tousser
Husten (m.): toux (f.)
Husten (m.), produktiver: toux (f.) chargée
Husten (m.), trockener: toux (f.) sèche
Husten (m.), unproduktiver: toux (f.) sèche
Hustenanfall (m.): quinte (f.) de toux
Hustenreiz (m.): envie (f.) de tousser
Hydronephrose (f.): hydronéphrose (f.)
Hymen (n.): hymen (m.)
Hymenalatresie (f.): atrésie (f.) hyménéale, imperforation (f.) de l'hymen
hyperämisch: hyperémique
Hypercholesterinämie (f.): hypercholestérolémie (f.)
hyperchromatisch: hyperchromatique
Hyperglykämie (f.): hyperglycémie (f.)
Hyperkapnie (f.): hypercapnie (f.)
Hyperlipidämie (f.): hyperlipidémie (f.)
Hyperlipoproteinämie (f.): hyperlipoprotéinémie (f.)
Hyperplasie (f.): hyperplasie (f.)
Hyperplasie (f.), fokale foveoläre: hyperplasie (f.) fovéolaire en foyer
Hyperplasie (f.), noduläre: hyperplasie (f.) nodulaire
hyperplastisch : hyperplasique
Hyperprolaktinämie (f.): hyperprolactinémie (f.)
Hypertelorismus (m.): hypertélorisme (m.)
Hyperthyreose (f.): hyperthyroïdie (f.), hyperthyréose (f.)
Hypertonie (f.): hypertension (f.)
Hypertonie (f.), pulmonale: hypertension (f.) artérielle pulmonaire (HTAP)
Hypertrophie (f.): hypertrophie (f.)

Hyperurikämie (f.): hyperuricémie (f.)
Hypogastrium (n.): hypogastre (m.)
Hypogonadismus (m.): hypogonadisme (m.)
Hypokortizismus (m.): hypocorticalisme (m.) insuffisance (f.) surrénale
Hypophyse (f.): hypophyse (f.), glande (f.) pituitaire
Hypoplasie (f.): hypoplasie (f.)
Hypothermie (f.): hypothermie (f.)
Hypothyreose (f.): hypothyroïdie (f.), hypothyréose (f.)
Hypotonie (f.): hypotension (f.)
Hypoxidose (f.): hypoxidose (f.)
Hypoxie (f.): hypoxie (f.)
Hysterektomie (f.): hystérectomie (f.)

I

ikterisch (z.B. Hautkolorit): ictérique (ex.: couleur de la peau)
Ikterus (m.): ictère (m.)
Ikterus (m.), mechanischer: ictère (m.) par obstruction
Ileum (n.): iléon (m.)
Ileum (n.), terminales: iléon (m.) terminal
Immobilisierung (f.): immobilisation (f.)
Immunabwehrkräfte (fpl.): défenses (fpl.) immunitaires
Immunglobulin (n.): immunoglobuline (f.)
Immunisierung (f.), aktive: immunisation (f.) active
Immunisierung (f.), passive: immunisation (f.) passive
Immunitätslage (f.): état (m.) immunitaire
Immunmangel (m.): déficience (f.) immunitaire, carence (f.) immunitaire
Immunologie (f.): immunologie (f.)
Immunstatus (m.): état (m.) immunitaire
impfen: vacciner
Impfkalender (m.): calendrier (m.) vaccinal
Impfpaß (m.): certificat (m.) de vaccination
Impfschutz (m.): immunité (f.) vaccinale
Impfstoff (m.): vaccin (m.)
Impfung (f.): vaccination (f.)
Implantat (n.): implant (m.)
in situ erhalten: conservé, e in situ
Indigokarminprobe (f.): épreuve (f.) à la phenolsulfonephtaléine
Infekt (m.): infection (f.)
infektiös: infectieux, se
Infektion (f.): infection (f.)
Infektion (f.), chronische: infection (f.) chronique
Infektion (f.), fliegende: infection (f.) volante
Infektionskrankheit (f.): maladie (f.) infectieuse
Infektionsweg (m.): voie (f.) d'infection
Infektiosität (f.): contagiosité (f.)
Infertilität (f.): stérilité (f.)
Infiltrat (n.): infiltration (f.)
Infiltration (f.): infiltration (f.)
infiltrativ: infiltrant, e
infiltrierend: infiltrant, e
infraklavikulär: sous-claviculaire
Infusion (f.): perfusion (f.)
Ingestion (f.): ingestion (f.)
Inguinalregion (f.): région (f.) inguinale
inhalieren: inhaler, faire des inhalations
Injektion (f.): piqûre (f.), injection (f.)
Injektionsnadel (f.): aiguille (f.) hypodermique
injizierbar: injectable
inkarzerieren: incarcérer
Inkompatibilität (f.): incompatibilité (f.)
inkontinent sein: perdre ses urines, être incontinent, e
Inkubationszeit (f.): période (f.) d'incubation
Inkubator (m.): incubateur (m.), couveuse (f.)
Inlay (n.): inlay (m.)
Innenknöchel (m.): malléole (m.) interne
inoperabel: inopérable
Inselapparat (m.): appareil (m.) insulaire

Inselzelladenom (n.): insulinome (m.)
Inspektion (f.): inspection (f.)
Insuffizienz (f.), akute globale: insuffisance (f.) globale aiguë
Insuffizienz (f.), akute respiratorische: insuffisance (f.) respiratoire aiguë (IRA)
Insuffizienz (f.), chronische respiratorische: insuffisance (f.) respiratoire chronique (IRC)
Insulin (n.): insuline (f.)
insulinabhängig: insulinodépendant, e
Insulinom (n.): insulinome (m.)
insulinpflichtig: insulinodépendant, e
Insulinspiegel (m.): taux (m.) d'insuline
insulinunabhängig: non insulinodépendant, e
Insult (m.), apoplektischer: syndrome (m.) d'apoplexie cérébrale
Intensität (f.): intensité (f.)
Intentionstremor (m.): tremblement (m.) intentionnel, tremblement (m.) d'intention
interaurikulär: interauriculaire
Internist, in (m., f.): spécialiste (m., f.) des maladies internes, spécialiste (m.) en médecine (interne)
Interruptio (f.): interruption (f.) de grossesse
interstitiell: interstitiel, le
interventrikulär: interventriculaire
Intestinum (n.): intestin (m.)
Intoxikation (f.): intoxication (f.)
Intrakutantest (m.): test (m.) intradermique
intramuskulär: intramusculaire
intranukleär: intranucléaire
intrauterin: intra-utérin, e
Intrauterinpessar (n.) (IUP): stérilet (m.), dispositif (m.) intra-utérin (DIU)
intravenös: intraveineux, se
Intubationsbesteck (n.): boîte (f.) d'intubation
IRV (=inspiratorisches Reservevolumen (n.)): volume (m.) de réserve inspiratoire (VRI)
isoliert: isolé, e
Isotopenclearanceverfahren (n.): clearance isotopique (f.)
Isotopennephrographie (f.): néphrographie (f.) radio-isotopique
Isthmus (m.) uteri: isthme (m.) utérin
IU (=Intrauterinpessar (n.)): dispositif (m.) intra-utérin (DIU)
IUD (=intrauterine device): dispositif (m.) intra-utérin (DIU)
IUP (=Intrauterinpessar (n.)): dispositif (m.) intra-utérin (DIU)

J

Jacketkrone (f.): couronne (f.) jacket
Jakob-Creutzfeldt-Erkrankung (f.): maladie (f.) de Creutzfeldt-Jacob
Jejunum (n.): jéjunum (m.)
Jirásek-Zuelzer-Wilson-Syndrom (n.): syndrome (m.) de Zuelzer
jucken: démanger
Jucken (n.): démangeaison (f.)
Juckreiz (m.): démangeaison (f.), prurit (m.)
Jugend (f.), frühe: première jeunesse (f.)
Jugularispulskurve (f.): jugulogramme (m.)
Jugulum (n.): fosse (f.) jugulaire
Jungfernhäutchen (n.): hymen (m.)

K

Kachexie (f.): cachexie (f.)
Kahnbein (n.) (Hand): scaphoïde (m.)
Kahnbein (n.) (Fuß): scaphoïde (m.) tarsien
Kala-Azar (f.): kala-azar (m.)
Kaliber (n.): calibre (m.)
Kalkaneus (m.): calcanéum (m.)
kaltschweißig: couvert, e de sueurs froides
kalzifiziert: calcifié, e
Kammerflattern (n.): flutter (m.) ventriculaire
Kammerflimmern (n.): fibrillation (f.) ventriculaire
Kammertachykardie (f.): tachycardie (f.) ventriculaire

Kapillarpunktion (f.) der Blase: ponction (f.) sus-pubienne de la vessie
Kaposi-Sarkom (n.): maladie (f.) de Kaposi, acrosarcomatose (f.) de Kaposi
Kapsel (f.): (anat.) capsule (f.), (pharm.) gélule (f.)
Kapuzenmuskel (m.): muscle (m.) trapèze
Kardia (f.): cardia (m.)
Kardiaschleimhaut (f.): muqueuse (f.) cardiale, muqueuse (f.) du cardia
Kardiologie (f.): cardiologie (f.)
Kardiomimetikum (n.): cardio-accélérateur (m.)
Kardiospasmus (m.): achalasie (f.) de l'oesophage, cardiospasme (m.)
Karotispulskurve (f.): carotidogramme (m.) (Ctg)
Karzinoidsyndrom (n.): syndrome (m.) carcinoïde
Karzinom (n.): cancer (m.), carcinome (m.)
Karzinom (n.), adenoidzystisches: cylindrome (m.), carcinome (m.) adénocystique
Karzinom (n.), bronchioloalveoläres: carcinome (m.) bronchioloalvéolaire
Karzinom (n.), hepatozelluläres: épithelioma (m.) hépatocellulaire
Karzinom (n.), kolorektales: cancer (m.) colorectal
Kastration (f.): castration (f.)
Kayser-Fleischer-Ring (m.): anneau (m.) de Kayser-Fleischer
Kehle (f.): gorge (f.)
Kehlkopf (m.): larynx (m.)
Keimnachweis (m.): identification (f.) du germe
Kennzeichen (n.): signe (m.)
Keratose (f.), aktinische: kératose (f.) actinique
Keratose (f.), seborrhoische: verrue (f.) séborrhéique
Kernig-Zeichen (n.): signe (m.) de Kernig
Kern-Plasma-Relation (f.): rapport (m.) nucléo-cytoplasmique
Kernspintomographie (f.): remnographie (f.)
Keuchhusten (m.): coqueluche (f.)
KHK (= koronare Herzkrankheit (f.)): maladie (f.) coronarienne
Kiefer (m.): mâchoire (f.)
Kieferhöhle (f.): sinus (m.) maxillaire
Kind (n.): enfant (m.)
Kinderarzt, -ärztin (m., f.): pédiatre (m.)
Kinderklinik (f.): hôpital (m.) pour enfants
Kinderkrankheit (f.): maladie (f.) infantile
Kinderlähmung (f.): poliomyélite (f.) antérieure aiguë, polio (f.)
Kindesalter (n.): enfance (f.)
Kindheit (f.): enfance (f.)
Kinn (n.): menton (m.)
Kinn (n.), Vergröberung des Kinns: hypertrophie (f.) du menton
Kittel (m.): blouse (f.) blanche
Kitzler (m.): clitoris (m.)
klagen [über]: se plaindre [de]
Klangqualität (f.): qualité (f.) du son
Klavikulafraktur (f.): fracture (f.) de la clavicule
Klavikulardrüse (f.): ganglion (m.) de Troisier, signe (m.) de Charles Emile Troisier
Kleiderlaus (f.): pou (m.) de corps
Kleinhirn (n.): cervelet (m.), petit cerveau (m.)
Kleinhirn-: cérébelleux, se
Klimakterium (n.): climatère (m.)
Kliniker, in (m., f.): clinicien (m., f.)
Klinikverwaltung (f.): administration (f.) de l'hôpital
klinisch: clinique
klinisch-pathologische Konferenz (f.) (CPC): confrontation (f.) anatomoclinique
Klippel-Trénaunay-Syndrom (n.): syndrome (m.) de Klippel-Trénaunay-Parkes-Weber
Klitoris (f.): clitoris (m.)
Kloß (m.) im Hals haben: avoir un chat dans la gorge
Klumpfuß (m.): pied (m.) bot
Knie (n.): genou (m.)

Kniegelenk (n.): articulation (f.) du genou
Kniegelenkschlittenprothese (f.): prothèse (f.) fémorotibiale bicompartimentale
Kniescheibe (f.): rotule (f.)
Knochen (m.): os (m.)
Knochenknirschen (n.): crépitation (f.) osseuse
Knochenkontinuität (f.): continuité (f.) de l'os
Knochenreiben (n.): crépitation (f.) osseuse
Knochensplitter (m.): esquille (f.) osseuse
Knöchel (m.): cheville (f.)
Knötchen (n.): papule (f.)
Knollennase (f.): rhinophyme (m.)
Knoten (m.): nodule (m.), nodosité (f.)
Koagulopathie (f.), disseminierte intravaskuläre: coagulation (f.) intravasculaire disséminée (CIVD)
Koch-Bazillus (m.): bacille (m.) de Koch (BK), bacille (m.) de la tuberculose
Kohlendioxid (n.): gaz (m.) carbonique
Kohlensäurespannung (f.): pression (f.) partielle du gaz carbonique (paCO)
Kohlensäurepartialdruck (m.): pression (f.) partielle du gaz carbonique (paCO)
Koilozyt (m.): coïlocyte (m.)
Kokain (n.): cocaïne (f.), (fam.) coco (f.)
Kollaps (m.): collapsus (m.)
Koloileoskopie (f.): colo-iléoscopie (f.), (fam.) coke
Kolitis (f.), bakterielle: colite (f.) d'origine bactérienne
Kolitis (f.), ischämische: colite (f.) ischémique
Kolitis (f.), parasitär induzierte: colite (f.) d'origine parasitaire
Kolitis (f.), pseudomembranöse: colite (f.) pseudo-membraneuse
Kolitis (f.), virale: colite (f.) d'orgine virale
Kolon (n.): côlon (m.)
Kolonkarzinom (n.): cancer (m.) du côlon
Koloskopie (f.): coloscopie (f.)
Kolposkopie (f.): colposcopie (f.)
Koma (n.), hepatisches: coma (m.) hépatique
kompakt (z.B. Tumor): solide (ex.: tumeur)
Kompartmentsyndrom (n.): syndrome (m.) du compartiment
Kompensation (f.): compensation (f.)
Komplikation (f.): complication (f.)
Kompression (f.): compression (f.)
Kompressionsbruch (m.): fracture (f.) par tassement, fracture (f.) par compression
komprimieren: comprimer
kongenital: congénital, e
Konjunktiva (f.): conjonctive (f.)
Konjunktivitis (f.): conjonctivite (f.)
Konjunktivaltest (m.): test (m.) conjonctival
konservieren: conserver
Konsistenz (f.): consistance (f.)
konstant (z.B. Gewicht): stable (ex.: poids)
Konstitution (f.): constitution (f.)
Konsultation (f.): consultation (f.)
Kontagiosität (f.): contagiosité (f.)
Kontaktblutung (f.): saignement (m.) au contact
Kontaktdermatitis (f.): dermite (f.) de contact
Kontaktekzem (n.), (allergisches): eczéma (m.) de contact (allergique)
Kontaktlinse (f.): verre (m.) de contact
Kontamination (f.): contamination (f.)
Kontrazeption (f.): contraception (f.)
Kontrazeptivum (n.): contraceptif (m.)
Kontrollabstrich (m.): frottis (m.) de contrôle
Kontusionsherd (m.) (des Gehirns): foyer (m.) de contusion (cérébrale)
Konvexität (f.): convexité (f.)

Konzentrationsprobe (f.): épreuve (f.) de concentration
Kopf (m.): tête (f.)
Kopflaus (f.): pou (m.) de tête
Kopfschmerzen (mpl.): céphalées (fpl.), migraines (fpl.), maux (mpl.) de tête, mal (m.) à la tête
Koronavirus (m.): coronavirus (m.)
Koronararteriensklerose (f.), hochgradig kalzifizierte: athérosclérose (f.) coronarienne calcifiée disséminée
Koronarangiographie (f.): coronarographie (f.)
Koronarinsuffizienz (f.): insuffisance (f.) coronarienne
Koronarsklerose (f.): athérosclérose (f.) coronarienne
Körperhaare (npl.): poils (mpl.)
Körperhygiene (f.): hygiène (f.) du corps
Körperlotion (f.): lotion (f.) pour le corps
Körperpflege (f.): hygiène (f.) du corps
Körperregion (f.): région (f.) du corps
Körpertemperatur (f.): température (f.) du corps, température (f.) corporelle
Korpusschleimhaut (f.) (des Magens): muqueuse (f.) corporéale, muqueuse (f.) du corps
Korsett (n.): corset (m.)
Kostodiaphragmalwinkel (m.): cul-de-sac (m.) costodiaphragmatique
kräftig: solide
Krätze (f.): gale (f.)
Kragen (m.), spanischer: paraphimosis (f.)
Krampfader (f.): varice (f.)
Krampfanfall (m.): crise (f.) convulsive
krank: malade
Krankenbericht (m.): observation (f.)
Krankengeschichte (f.): histoire (f.) de la maladie (HDLM, HMA)
Krankenhaus (n.): hôpital (m.)
Krankenhausaufnahme (f.): admission (f.) à l'hôpital, hospitalisation (f.)
Krankenkasse (f.): caisse-maladie (f.)
Krankenpflegehelfer (m.): aide-soignant (m.)
Krankenpflegehelferin (f.): aide-soignante (f.)
Krankenpflegeschüler (m.): élève (m.) infirmier
Krankenpflegeschülerin (f.): élève (f.) infirmière
Krankenschwester (f.): infirmière (f.)
Krankentransportfahrer (m.): ambulancier (m.)
Krankenträger (m.): brancardier (m.)
Krankenwagen (m.): ambulance (f.)
Krankheit (f.) (Leiden): maladie (f.), affection (f.)
Krankheit (f.) (Gebrechen, Siechtum): état (m.) maladif
Krankheitsbild (n.): tableau (m.) clinique
Krankheitserreger (m.): agent (m.) pathogène
Kranzarterie (f.), linke: artère (f.) coronaire gauche (CG)
Kranzarterie (f.), rechte: artère (f.) coronaire droite (CD)
Kratzspuren (fpl.): traces (fpl.) de grattage
Kräutertee (m.): infusion (f.)
Kreatinin (n.): créatinine (f.)
Kreatinkinase (f.) (CK): créatine phosphokinase (f.) (CPK)
Krebs (m.): cancer (m.)
Kreislauf (m.): circulation (f.)
Kreislaufstörung (f.): trouble (m.) de la circulation, trouble (m.) circulatoire
Kreislaufprobleme (npl.): problèmes (mpl.) de tension
Kreislaufzeiten (fpl.): vitesse (f.) circulatoire
Kreuzband (n.): ligament (m.) croisé
Kreuzschmerzen (mpl.): lombalgies (fpl.), mal (m.) aux reins
Kriegsversehrter (m.): invalide (m.) de guerre
Krise (f.): crise (f.)
Kristall (m.): cristal (m.)

Kropf (m.): goitre (m.)
Krücke (f.): béquille (f.)
Krummdarm (m.): côlon (m.) sigmoïde
Kruste (f.): croûte (f.)
Kubitalvenen (fpl.): veines (fpl.) cubitales
Kuchenniere (f.): rein (m.) en éponge
Kupfer (n.): cuivre (m.)
Kürettage (f.): curet(t)age (m.)
Kurzatmigkeit (f.): dyspnée (f.)

L

Labia (npl.) majora pudendi: grandes lèvres (fpl.)
Labia (npl.) minora pudendi: petites lèvres (fpl.), nymphes (fpl.)
Laborant, in (m., f.): laborantin, ine (m., f.)
Laborarzt (m.): médecin (m.) biologiste
Laborbefund (m.): résultats (mpl.) biologiques
Laboruntersuchung (f.): examen (m.) biologique
Laborwerte (mpl.): résultats (mpl.) biologiques
Lactobacillus (m.) acidophilus: bacille (m.) de Doederlein
Lactosetest (m.): test (m.) de tolérance au lactose
Lactoseintoleranz (f.): intolérance (f.) au lactose, alactasie (f.)
Lactosemalabsorption (f.): intolérance (f.) au lactose, alactasie (f.)
Lähmung (f.): paralysie (f.)
Lähmung (f.), vollständige: paralysie (f.) complète
Lähmung (f.), unvollständige: paralysie (f.) incomplète, parésie (f.)
Längsriffelung (f.) (der Bronchialschleimhaut): aspect (m.) en raille
Läppchentest (m.): test (m.) épicutané, épidermoréaction (f.)
Läusebefall (m.): pédiculose (f.)
Lage (f.) (im Geburtskanal): présentation (f.)
Lage (f.) (Schicht): couche (f.)
Lamina (f.) propria mucosae: lamina (f.) propria mucosae
Landmannshaut (f.): peau (f.) de l'agriculteur
Laparoschisis (f.): laparoschisis (m.)
Larve (f.): larve (f.)
Laryngoskopie (f.): laryngoscopie (f.)
Larynx (m.): larynx (m.)
lateral: latéral, e
Lateralsklerose (f.), amyotrophe (ALS): sclérose (f.) latérale amyotrophique (SLA)
Lavage (f.): lavage (m.)
Laxans (n.): laxatif (m.)
Laxanzienenteropathie (f.): colite (f.) de laxatifs
Lazeration (f.): lacération (f.)
Le-Fort-Fraktur (f.): fracture (f.) de Le Fort
Lebendimpfstoff (m.): vaccin (m.) vivant atténué
lebensgefährlich sein (für jdn.): mettre en danger la vie (de qn)
Lebensweise (f.): mode (m.) de vie
Leber (f.): foie (m.)
Leberausfallskoma (n.): coma (m.) par défaillance hépatique
Leberbiopsie (f.): biopsie (f.) du foie
Lebererkrankung (f.): maladie (f.) du foie
Leberfleck (m.): grain (m.) de beauté, naevus (m.) pigmentaire
Leberkarzinom (n.), primäres: épithelioma (m.) hépatocellulaire, cancer (m.) primitif du foie, cancer (m.) primitif des cellules hépatiques
Leberkoma (n.): coma (m.) hépatique
Leberlappen (m.): lobe (m.) du foie
Lebervenen (fpl.): veines (fpl.) sus-hépatiques
Leberzelladenom (n.): adénome (m.) du foie
Leberzerfallskoma (n.): coma (m.) par dégénérescence hépatique
Leberzirrhose (f.): cirrhose (f.) du foie
Leberzirrhose (f.), feingranuläre: cirrhose (f.) micronodulaire du foie

Leberzirrhose (f.), feinknotige: cirrhose (f.) micronodulaire du foie
Lederhaut (f.): derme (m.)
Lehrbuch (n.): manuel (m.)
leichter (z.B. Schmerzen): peu intense (ex.: douleurs)
Leichtverletzter (m.): blessé (m.) léger
leiden [an]: souffrir [de]
Leiomyom (n.): léiomyome (m.)
Leishmaniose (f.): leishmaniose (f.)
Leiste (f.): aine (f.)
Leistenband (n.): arcade (f.) crurale, arcade (f.) de Fallope, arcade (f.) fémorale, ligament (m.) de Poupart
leistungsfähig: performant, e
Lepra (f.): lèpre (f.)
Leptomeningen (fpl.): leptoméninges (fpl.)
Lernschwester (f.): élève (f.) infirmière
Leukoplakie (f.): leucoplasie (f.)
Leukorrhö (f.): leucorrhée (f.), pertes (fpl.) blanches
Leukozyt (m.): globule (m.) blanc (GB), leucocyte (m.)
Leukozytose (f.): leucocytose (f.)
Lichen (m.): lichen (m.)
Lichen (m.) ruber planus: lichen (m.) plan
Lichen (m.) sclerosus et atrophicus: lichen (m.) scléro-atrophique
Lichenifikation (f.): lichénification (f.)
Licht (n.), polarisiertes: lumière (f.) polarisée
Lig. (n.) cruciatum: ligament (m.) croisé
Lig. (n.) inguinale: arcade (f.) crurale, arcade (f.) de Fallope, arcade (f.) fémorale, ligament (m.) de Poupart
Lig. (n.) patellae: ligament (m.) rotulien, tendon (m.) rotulien
Ligatur (f.): ligature (f.)
Linksherzdilatation (f.): dilatation (f.) du ventricule gauche
Linksherzinsuffizienz (f.): insuffisance (f.) ventriculaire gauche (IVG)
Linksherzkatherisierung (f.): cathétérisme (m.) cardiaque gauche
Links(herz)katheterismus (f.): cathétérisme (m.) cardiaque gauche
Linksherzsyndrom (n.), hypoplastisches: hypoplasie (f.) du coeur gauche
Lipidsenker (m.): hypolipidémiant (m.)
Lippen-Kiefer-Gaumenspalte (f.): fente (f.) labio-palatine, bec-de-lièvre (m.)
Liquor (m.) (cerebrospinalis): liquide (m.) céphalo-rachidien (LCR)
Litholyse (f.): litholyse (f.)
livid: livide
Lobus (m.) caudatus: lobe (m.) caudé, lobe (m.) de Spiegel
Lobus (m.) quadratus: lobe (m.) carré
Logopäde, pädin (m., f.): orthophoniste (m., f.)
lokalisiert: localisé, e
Lokalmaßnahme(n) (f(pl).): traitement (m.) local
Lösung (f.), wäßrige: solution (f.) aqueuse
LSD (n.): LSD (m.)
Luer-Ansatz (m.): cône (m.) de Luer
Lues (f.): syphilis (f.)
Luftröhre (f.): trachée (f.)
Lumbago (f.): lumbago (m.)
Lumbalgien (fpl.): mal (m.) aux reins, lombalgies (fpl.)
Lumbalpunktion (f.): ponction (f.) lombaire (PL)
Lumen (n.): lumière (f.)
Lumenbildung (f.), unterbliebene: absence (f.) d'ouverture d'un canal ou orifice naturel
Lumpektomie (f.): tumorectomie (f.)
Lunatum (n.): sémi-lunaire (m.)
Lunge (f.): poumon (m.)
Lungenabszeß (m.): abcès (m.) du poumon
Lungencompliance (f.), statische: compliance (f.) pulmonaire statique (C pulm stat)
Lungenembolie (f.): embolie (f.) pulmonaire

Lungenemphysem (n.): emphysème (m.) pulmonaire (m.)
Lungenemphysem (n.), zentroazinäres: emphysème (m.) centro-acinaire
Lungenemphysem (n.), zentrolobuläres: emphysème (m.) centrolobulaire
Lungenentzündung (f.): pneumonie (f.)
Lungenerkrankung (f.): pneumopathie (f.)
Lungenfeld (n.): champ (m.) pulmonaire
Lungenfibrose (f.): fibrose (f.) pulmonaire
Lungenfunktionsprüfung (f.): épreuve (f.) fonctionnelle respiratoire
Lungenhilus (m.): hile (m.) pulmonaire
Lungenkarzinom (n.), kleinzelliges: carcinome (m.) bronchique microcellulaire, carcinome (m.) microcellulaire du poumon
Lungenlobulus (m.): lobule (m.) pulmonaire
Lungenoberfeld (n.): champ (m.) pulmonaire supérieur
Lungenödem (n.): oedème (m.) pulmonaire
Lungenödem (n.), intraalveoläres: oedème (m.) pulmonaire intra-alvéolaire
Lungenödem (n.), interstitielles: oedème (m.) pulmonaire interstitiel
Lungenparenchym (n.): parenchyme (m.) pulmonaire
Lungenriß (m.): rupture (f.) du parenchyme pulmonaire
Lungenszintigraphie (f.): scintigraphie (f.) pulmonaire
Lungentuberkulose (f.): tuberculose (f.) pulmonaire
Lungenunterfeld (n.): champ (m.) pulmonaire inférieur
Lungenunterlappen (m.): lobe (m.) pulmonaire inférieur
Lunula (f.): lunule (f.)
Lupus (m.) erythematodes: lupus (m.) érythémateux
Lupus (f.) disseminatus: lupus (m.) érythémateux disséminé (LED), lupus (m.) érythémateux systémique
Lupus (m.) vulgaris: lupus (m.) tuberculeux
Luxation (f.): déboîtement (m.), luxation (f.)
Lyell-Syndrom (n.): syndrome (m.) de Lyell
Lymphknoten (m.): ganglion (m.) lymphatique
Lymphknoten (mpl.), axilläre: chaîne (f.) lymphatique axillaire
Lymphknoten (mpl.), supraklavikuläre: ganglions (mpl.) sus-claviculaires
Lymphknotenmetastase (f.): métastase (f.) ganglionnaire
Lymphogranulomatose (f.): maladie (f.) de Hodgkin
Lymphographie (f.): angiographie (f.) lymphatique
Lymphozyt (m.): lymphocyte (m.)
Lyse (f.): lyse (f.)

M

M. (m.) biceps brachii: muscle (m.) biceps brachial
M. (m.) deltoides: muscle (m.) deltoïde
M. (m.) latissimus dorsi: muscle (m.) grand dorsal
M. (m.) pectoralis major: muscle (m.) grand pectoral
M. (m.) pectoralis minor: muscle (m.) petit pectoral
M. (m.) sartorius: muscle (m.) couturier
M. (m.) soleus: muscle (m.) soléaire
M. (m.) trapezius: muscle (m.) trapèze
M. (m.) triceps brachii: muscle (m.) triceps brachial
MacBurney-Punkt (m.): point (m.) de MacBurney
Magen (m.): estomac (m.)
Magen (m.), $^2/_3$-Resektion des Magens: gastrectomie (f.) partielle des $^2/_3$ inférieurs
Magen-Darm-Passage (f.) (MDP): transit (m.) gastroduodénal

Magen-Darm-Trakt (m.): système (m.) digestif
Magenbeschwerden (fpl.): problèmes (mpl.) gastriques
Magenkorpus (n.): corps (m.) de l'estomac
Magenfrühkarzinom (n.): cancer (m.) précoce de l'estomac
Magenfundus (m.): fond (m.) de l'estomac (clin.), grosse tubérosité (f.) (anat.)
Magengegend (f.): niveau (m.) de l'estomac
Magengeschwür (n.): ulcère (m.) gastrique, ulcère (m.) de l'estomac
Magenkarzinom (n.): cancer (m.) de l'estomac
Magenkrämpfe (mpl.): crampes (fpl.) d'estomac
Magenpförtner (m.) (obs.): pylore (m.)
Magenschleimhautfalten (fpl.): plis (mpl.) gastriques
Magenschleimhautrelief (n.), Vergröberung des M.s: épaississement (m.) de la muqueuse gastrique
Magensekretionsanalyse (f.): analyse (f.) de la sécrétion gastrique
Magenstumpfkarzinom (n.): cancer (m.) sur moignon gastrique
Magenulkus (n.): ulcère (m.) de l'estomac, ulcère (m.) gastrique
Magenwand (f.): paroi (f.) gastrique
mager: maigre
Mahlzahn (m.): molaire (m.)
major malformation: malformation (f.) majeure
Makroangiopathie (f.), diabetische: macro-angiopathie (f.) diabétique
Makrolid (m.): macrolide (m.)
Malabsorptionssyndrom (n.): syndrome (m.) de malabsorption
Malaria (f.): paludisme (m.)
Malaria (f.) tropica: paludisme (m.) tropical
Mallory-Weiss-Syndrom (n.): syndrome (m.) de Mallory-Weiss
Mamille (f.): mamelon (m.)
Mamma (f.): sein (m.)
Mammakarzinom (n.): cancer (m.) du sein
Mammakarzinom (n.), duktales: cancer (m.) du sein canalaire
Mammakarzinom (n.), inflammatorisches: mastite (f.) carcinomateuse
Mammakarzinom (n.), lobuläres: cancer (m.) du sein lobulaire
Mammasonographie (f.): échographie (f.) des seins
Mammographie (f.): mammographie (f.)
Mangelernährung (f.): malnutrition (f.)
männlich: mâle
Mantoux-Probe (f.): réaction (f.) de Mantoux, test (m.) de Mantoux
Marihuana (n.): marihuana, marijuana (f.), (fam.) marie-jeanne (f.)
Marklager (n.): centre (m.) médullaire, noyau (m.) central
Marknagelung (f.): enclouage (m.)
Masern (pl.): rougeole (f.)
Masern-Mumps-Röteln-Impfschutz (m.): ROR (m.)
Massenunfall (m.): carambolage (m.) monstre (pop.)
Masseur, euse (m., f.): masseur (m., f.)
mäßig: modéré, e
Mastdarm (m.): rectum (m.)
Mastektomie (f.): mammectomie (f.), mastectomie (f.)
Master-Test (m.): test (m.) des deux marches, two-step test (m.) de Master
Matrix (f.): matrice (f.)
MDP (=Magen-Darm-Passage (f.)): transit (m.) gastroduododuodénal
medial: médial, e
median: médian, e
Mediastinum (n.): médiastin (m.)
Medikament (n.): médicament (m.)
Medizinisch-technischer Assistent (m.), Medizinisch-technische Assistentin (f.): technicien, ne (m., f.) de laboratoire d'analyses de biologie médicale
Medulla (f.) oblongata: bulbe (m.) rachidien, moelle (f.) allongée

Medulloblastom (n.): médulloblastome (m.)
Mehrlingsschwangerschaft (f.): grossesse (f.) multiple
Melanom (n.) malignes: mélanome (m.) malin
Menarche (f.): apparition (f.) des premières règles
Menarche (f.), ausgebliebene: non-apparition (f.) des règles après 18 ans
Meningiom (n.): méningiome (m.)
Meningitis (f.): méningite (f.)
Meningoenzephalitis (f.): méningo-encéphalite (f.)
Meningokokkensepsis (f.), perakute: septicémie (f.) suraiguë à méningocoques
Meningozele (f.): méningocèle (f.)
Meniskusruptur (f.): rupture (f.) d'un ménisque/des ménisques
Menopause (f.): ménopause (f.)
Menorrhagie (f.): ménorragie (f.)
Mesenterialinfarkt (m.): infarctus (m.) mésentérique
Mesenterialvenen (fpl.): veines (fpl.) mésentériques
Messer (n.) (chir.): bistouri (m.)
Messerkonisation (f.): conisation (f.) par bistouri
Metabolismus (m.): métabolisme (m.)
Metakarpalknochen (m.): métacarpien (m.) (MC)
Metaplasie (f.), intestinale: métaplasie (f.) intestinale
Meteorismus (m.): ballonnement (m.), [gaz] (mpl.), météorisme (m.)
Metrorrhagie (f.): métrorragie (f.)
Mikroangiopathie (f.), diabetische: microangiopathie (f.) diabétique
Mikrohämaturie (f.): hématurie (f.) microscopique
Mikromelie (f.): micromélie (f.)
Mikrophthalmie (f.): microphtalmie (f.)
Milchzahn (m.): dent (f.) de lait
Miliartuberkulose (f.): tuberculose (f.) miliaire
Milz (f.): rate (f.)
Milzbrand (m.): charbon (m.)
Milzschwellung (f.): splénomégalie (f.)
Milzvene (f.): veine (f.) splénique
minderjährig: mineur, e
Mineralstoffe (mpl.): produits (mpl.) minéraux
minor (m.) malformation: malformation (f.) mineure
Mißbildung (f.): malformation (f.)
Mischstaubfibrose (f.): fibrose (f.) à poussières mixtes
Mitralklappe (f.): valvule (f.) mitrale, valve (f.) mitrale
Mitral(klappen)stenose (f.): rétrécissement (m.) mitral (RM)
Mitralklappeninsuffizienz (f.): insuffisance (f.) mitrale (IM)
Mitralsegel (n.): valvule (f.) mitrale, valve (f.) mitrale
Mittel (n.), blutdrucksenkendes: antihypertenseur (m.)
Mittel (n.), wehenförderndes: utérotonique (m.)
Mittel (n.), wehenhemmendes: utérorel axant (m.)
Mittelbauch (m.): région (f.) ombilicale
Mittelfinger (m.): médius (m.)
Mittelfußknochen (m.): métatarsien (m.)
Mittelhandknochen (m.): métacarpien (m.) (MC)
Mittelhirn (n.): mésencéphale (m.)
Mittellappen (m.): lobe (m.) moyen
Mittellappenbronchus (m.): bronche (f.) lobaire moyenne
Mittelohr (n.): oreille (f.) moyenne
Mittelstrahlurin (m.): urine (f.) du milieu du jet
Monatsblutung (f.): règles (fpl.)
Mondbein (n.): semilunaire (m.)
Monitorüberwachung (f.), kontinuierliche: monitorage (m.) continu
monofil: monofil
Monozyt (m.): monocyte (m.)
Mons (m.) pubis: mont (m.) de Vénus
Morbidität (f.): morbidité (f.)
Morbus (m.) Basedow: maladie (f.) de Basedow

Morbus (m.) Bowen: maladie (f.) de Bowen
Morbus (m.) Brocq: parapsoriasis (m.) en plaques (de Brocq)
Morbus (m.) Crohn: maladie (f.) de Crohn
Morbus (m.) Gaucher: maladie (f.) de Gaucher
Morbus (m.) Hirschsprung: maladie (f.) de Hirschsprung
Morbus (m.) Hodgkin: maladie (f.) de Hodgkin
Morbus (m.) Kimmelstiel-Wilson: syndrome (m.) de Kimmelstiel et Wilson
Morbus (m.) Ménétrier: maladie (f.) de Ménétrier
Morbus (m.) Paget: maladie (f.) de Paget
Morbus (m.) Whipple: maladie (f.) de Whipple, lipodystrophie (f.) intestinale
Morbus (m.) Wilson: maladie (f.) de Wilson, dégénérescence (f.) hépato-cérébrale
morgendlich: matinal, e
Morgenurin (m.): urine (f.) du matin
morphologisch: morphologique
Motilität (f.): motilité (f.)
Motorradunfall (m.): accident (m.) de moto
MTA (m., f.): technicien, ne (m., f.) de laboratoire d'analyses de biologie médicale
müde: fatigué, e
Müdigkeit (f.): fatigue (f.), lassitude (f.)
Müller-Gang (m.): canal (m.) de Muller
Mukoepidermoidkarzinom (n.): tumeur (f.) muco-épidermoïde
Mukolytikum (n.): mucolytique (m.)
Mukopolysaccharidose (f.): mucopolysaccharidose (f.)
Mukosa (f.): muqueuse (f.)
Mukosaprolapssyndrom (n.): prolapsus (m.) du rectum, prolapsus (m.) rectal
Mukoviszidose (f.): mucoviscidose (f.), fibrose (f.) kystique du pancréas
Mumps (m.): oreillons (mpl.)
Mund (m.): bouche (f.)
Mundhöhle (f.): cavité (f.) buccale
Mundschleimhaut (f.): muqueuse (f.) buccale
Mundspatel (m.): abaisse-langue (m.)
Mund-zu-Mund-Beatmung (f.): bouche-à-bouche (m.)
Mund-zu-Nase-Beatmung (f.): bouche-à-nez (m.)
Mündung (f.): orifice (m.)
Muscularis (f.) mucosae: muscularis (f.) mucosae
musikalisch: musical, e
Muskel (m.), glatter: muscle (m.) lisse
Muskel (m.), quergestreifter: muscle (m.) strié
Muskel (m.): muscle (m.)
Muskel(teil)abriß (m.): désinsertion (f.) d'un muscle
Muskeleigenreflexe (mpl.), gesteigerte: réflexes (mpl.) ostéo-tendineux vifs (ROT vifs)
Muskelfaser (f.): fibre (m.) musculaire
Muskelkontraktur (f.), ischämische: syndrome (m.) de Volkmann
Mutterkuchen (m.): placenta (m.)
Muttermund (m.): exocol (m.) (clin.), museau (m.) de tanche (anat.), portion (f.) intravaginale du col de l'utérus
Mutterpaß (m.): livret (m.) de maternité
Mycosis (f.) fungoides: mycosis (f.) fongoïde
Myelinolyse (f.), zentrale pontine: myélinolyse (f.) centrale du pont
Mykoplasma (n.): mycoplasma (m.)
Mykose (f.): mycose (f.)
Myokardinfarkt (m.): infarctus (m.) du myocarde (IM)
myokardial: myocardique
Myokardszintigramm (n.): scintigramme (m.) myocardique
Myometrium (n.): myomètre (m.)

N

Nabel (m.): ombilic (m.)
Nabelbruch (m.): omphalocèle (f.)
Nabelschnur (f.): cordon (m.) ombilical

Nabelschnurknoten (m.): noeud (m.) du cordon
Nabelschnurumschlingung (f.): circulaire (m.) du cordon
Nabelschnurvorfall (m.): procidence (f.) du cordon
Nachtschwester (f.): infirmière (f.) de nuit
Nachweis (m.) (z.B. von Krankheitskeimen): mise (f.) en évidence (ex.: de germes pathogènes)
nachweisen: mettre en évidence
Nacken (m.): nuque (f.)
Nackensteife (f.): raideur (f.) de la nuque
Nackensteifigkeit (f.): raideur (m.) de la nuque
Nadel (f.): aiguille (f.)
Nadelhalter (m.): porte-aiguille (f.)
Nävuszellnävus (m.): naevus (m.) pigmentaire
Naevus (m.) araneus: angiome (m.) stellaire
Naevus (m.) flammeus: angiome (m.) plan, naevus (m.) flammeus, tache (f.) de vin, envie (f.)
Nagel (m.): ongle (m.)
Nagelhaut (f.): petite peau (f.)
Nagelwall (m.): repli (m.) sus-unguéal
Naht (f.): suture (f.)
Nahtmaterial (n.): trousse (f.) de suture
Narbe (f.): cicatrice (f.)
Narkolepsie (f.): narcolepsie (f.)
Nase (f.): nez (m.)
Nase (f.), verstopfte: nez (m.) bouché
Nasenatmung (f.), behinderte: obstruction (f.) nasale
Nasenbluten (n.): saignement (m.) du nez, épistaxis (f.)
Nasengang (m.), unterer: méat (m.) inférieur
Nasenhöhle (f.): fosse (f.) nasale
Nasenloch (n.): narine (f.)
Nasenmuschel (f.): cornet (m.) nasal
Nasennebenhöhlen (fpl.): sinus (mpl.) paranasaux
Nasenrachenfibrom (n.), juveniles: fibrome (m.) naso-pharyngien, fibrome (m.) saignant de la puberté masculine
Nasenrachenraum (m.): région (f.) rhinopharyngée
Nasenscheidewand (f.): cloison (f.) nasale
Nasenseptum (n.): cloison (f.) nasale
Nasenspekulum (n.): rhinoscope (m.)
Nasenspitze (f.): pointe (f.) du nez
Nasopharynx (m.): rhinopharynx (m.)
nässen: suinter
Nativurin (m.): urine (f.) émise fraîchement, urine (f.) émise spontanément
Nebenbefunde (mpl.): observations (fpl.) secondaires
Nebenniere (f.): glande (f.) surrénale
Nebennierenrindentumor (m.): tumeur (f.) de la cortico-surrénale
Nebennierenrindenunterfunktion (f.): hypocorticalisme (m.)
Neigung (f.) [zu]: tendance (f.) [à]
Nekrose (f.): nécrose (f.)
Nephrektomie (f.): néphrectomie (f.)
Nephrektomie (f.), peritoneale: néphrectomie (f.) péritonéale
Nephritis (f.): néphrite (f.)
Nephritis (f.), eitrige: néphrite (f.) purulente
Nephrolithiasis (f.): calcul (m.) rénal, lithiase (f.) rénale
Nerv (m.): nerf (m.)
nervös: énervé, e
Nervus (m.) opticus: nerf (m.) optique
Neugeborenenpneumonie (f.): pneumonie (f.) des nouveau-nés
Neugeborenes (n.): nouveau-né (m.)
Neuralrohr (n.): tube (m.) neural
Neurodermitis (f.): névrodermite (f.)
Neuroleptikum (n.): neuroleptique (m.)
Neurologie (f.): neurologie (f.)

neurologisch: neurologique
neurophysiologisch: neurophysiologique
Niemann-Pick-Krankheit (f.): maladie (f.) de Niemann-Pick
Niere (f.): rein (m.)
Niere (f.), polyzystische: rein (m.) polykystique, polykystose (f.) rénale
Niere (f.), stumme: rein (m.) muet
Nieren-: rénal, e
Nierenabszeß (m.): anthrax (m.) rénal
Nierenagenesie (f.): agénésie (f.) rénale
Nierenamyloidose (f.): amylose (f.) rénale
Nierenangiographie (f.): angiographie (f.) rénale
Nierenarterie (f.): artère (f.) rénale
Nierenbecken (n.): bassinet (m.) (du rein)
Nierenbeckenkarzinom (n.): carcinome (m.) du bassinet
Nierenbeckenpapillom (n.): papillome (m.) du bassinet
Nierenerkrankung (f.): maladie (f.) rénale
Nierenhilus (m.): hile (m.) rénal
Niereninsuffizienz (f.): insuffisance (f.) rénale
Niereninsuffizienz (f.), chronische: insuffisance (f.) rénale chronique
Nierenkapsel (f.): capsule (f.) rénale
Nierenkarzinom (n.): cancer (m.) du rein
Nierenkarzinom (n.), klarzelliges: cancer (m.) du rein à cellules claires, hypernéphrome (m.)
Nierenkelch (m.): calice (m.) du rein
Nierenkelcherweiterung (f.): dilatation (f.) des calices du rein
Nierenkolik (f.): colique (f.) néphrétique
Nierenkrankheit (f.): maladie (f.) rénale
Nierenlager (n.): loge (f.) rénale
Nierenparameter (m.): paramètre (m.) rénal
Nierenrestfunktion (f.): fonction (f.) rénale résiduelle
Nierenschale (f.): haricot (m.)
Nierenschmerzen (mpl.): douleurs (fpl.) au niveau des reins
Nierensonographie (f.): échographie (f.) des reins
Nierenstein (m.): calcul (m.) rénal, lithiase (f.) rénale
Nierenszintigraphie (f.): scintigraphie (f.) rénale
Nierenvene (f.): veine (f.) rénale
Nierenversagen (n.): insuffisance (f.) rénale
Nikolski-Zeichen (f.): signe (m.) de Nikolski
Nisse (f.): lente (f.)
Nitrofurantoin (f.): nitrofurantoïne (f.)
Nitropräparat (n.): dérivé (m.) nitré, antiangoreux (m.) nitré
Nodulus (m.): nodule (m.)
Normbereich (m.), im: dans les limites de la normale
Notarztwagen (m.): ambulance (f.) de réanimation, ambulance (f.) médicalisée
Notfallabor (n.): laboratoire (m.) d'urgence
notfallmäßig: en urgence
Noxe (f.): agent (m.) nocif
NZN (=Nävuszellnävus (m.)): naevus (m.) pigmentaire
nüchtern: à jeun
Nuklearmedizin (f.): médecine (f.) nucléaire
Nykturie (f.): nycturie (f.)

O

o.B. (=ohne Befund): sans particularité notable (SP), rien à signaler (RAS)
Oberarzt, ärztin (m., f.): assistant (m., f.), chef (m.) de service
Oberbauch (m.): épigastre (m.)
oberflächlich: superficiel, le
Oberhaut (f.): épiderme (m.)
Oberin (f.): surveillante (f.)
Oberkiefer (m.): mâchoire (f.) supérieure
Oberkieferprothese (f.): prothèse (f.) supérieure

Oberlappen (m.): lobe (m.) supérieur
Oberlappenbronchus (m.): bronche (f.) lobaire supérieure
Oberlippe (f.): lèvre (f.) supérieure
Oberpfleger (m.): surveillant (m.), infirmier chef (m.)
Oberschenkel (m.): cuisse (f.)
Oberschenkelprothese (f.): prothèse (f.) crurale
Oberschenkelschaftfraktur (f.): fracture (f.) de la diaphyse fémorale
Oberschwester (f.): surveillante (f.), infirmière (f.) chef
Objektträger (m.): lame (f.)
Obliteration (f.): oblitération (f.)
Obstipation (f.): constipation (f.)
obstipiert: constipé, e
Ochronose (f.): ochronose (f.)
Ödem (n.): oedème (m.)
ödematös: oedémateux, se
Öffnung (f.): orifice (m.)
ohnmächtig werden: perdre connaissance, s'évanouir, (fam.) tomber dans les pommes
Ohr (n.): oreille (f.)
Ohr (n.), äußeres: oreille (f.) externe
Ohrläppchen (n.): lobule (m.)
Ohrmuschel (f.): pavillon (m.)
Okzipitalpol (m.): pôle (m.) occipital
Olekranon (n.): coude (m.)
Oligodendrogliom (n.): oligodendrogliome (m.)
Oligurie (f.): oligurie (f.)
Omphalozele (f.): omphalocèle (f.)
OP (=Operation (f.), Operationssaal (m.)): salle (f.) d'opération
OP-Pfleger (m.): infirmier (m.) de salle d'opération
OP-Schwester (f.): infirmière (f.) de salle d'opération
Operation (f.): opération (f.), intervention (f.) chirurgicale
Operation (f.), Wertheim-: opération (f.) de Wertheim
Operationssaal (m.): salle (f.) d'opération
operativ entfernen: enlever, réséquer
Orchiektomie (f.): orchi(d)ectomie (f.)
Organ (n.): organe (m.)
Organbildung (f.): organogénésie (f.), organogénèse (f.)
Organentwicklung (f.): organogénésie (f.), organogénèse (f.)
Organerkrankung (f.): affection (f.) organique, organopathie (f.)
Organe (npl.), innere: viscères (mpl.)
Orientbeule (f.): leishmaniose (f.) cutanée, bouton (m.) d'Orient
Orthopäde, pädin (m., f.): orthopédiste (m., f.)
Orthopädie (f.): orthopédie (f.)
Orthopnoe (f.): orthopnée (f.)
Os (n.) hyoideum: os (m.) hyoïde
Os (n.) naviculare: scaphoïde (m.) tarsien
Ösophagoskopie (f.): oesophagoscopie (f.)
Ösophagus (m.): oesophage (m.)
Ösophagusachalasie (f.): achalasie (f.) de l'oesophage, cardiospasme (m.)
Ösophagusatresie (f.): atrésie (f.) oesophagienne
Ösophaguskarzinom (n.): cancer (m.) de l'oesophage
Ösophagusmanometrie (f.): manométrie (f.) oesophagienne
Ösophagusmotilität (f.): motilité (f.) oesophagienne
Ösophagusperforation (f.), traumatische: rupture (f.) traumatique de l'oesophage
Ösophagusruptur (f.), spontane: rupture (f.) spontanée de l'oesophage, syndrome (m.) de Boerhaave
Ösophagusvarize (f.): varice (f.) oesophagienne
Ösophagusvarizenblutung (f.): rupture (f.) de varices oesophagiennes
Osteoporose (f.): ostéoporose (f.)
Osteosynthese (f.): ostéosynthèse (f.)
Ostium (n.) urethrae: méat (m.) de l'urètre
Otoskop (n.): otoscope (m.)

Otoskopie (f.): otoscopie (f.)
Ovar (n.): ovaire (m.)
Ovarialfibrom (n.): fibrome (m.) de l'ovaire
Ovarialkarzinom (n.): cancer (m.) de l'ovaire
Ovarialkystom (n.): kyste (m.) de l'ovaire
Ovarialkystom (n.), muzinöses: kyste (m.) mucoïde de l'ovaire
Ovarialkystom (n.), seröses: kyste (m.) séreux de l'ovaire
Ovarialtumor (m.): tumeur (f.) de l'ovaire, tumeur (f.) ovarienne
Ovarialzyste (f.): kyste (m.) de l'ovaire
Ovarialzyste (f.), seröse: kyste (m.) séreux de l'ovaire
Ovarialzyste (f.), muzinöse: kyste (m.) mucoïde de l'ovaire
Ovulationsauslösung (f.): induction (f.) de l'ovulation
Ovulationsstörung (f.): dysovulation (f.)
Ovulum (n.) Nabothi: kyste (m.) de Naboth
Oxalurie (f.): oxalurie (f.)
Oxyuren (fpl.): oxyures (mpl.)

P

Pädiater, in (m., f.): pédiatre (m., f.)
Paget-Krankheit (f.): maladie (f.) de Paget
palmar: palmaire
Palpation (f.): palpation (f.)
pandemisch: pandémique
Panenzephalitis (f.), subakute sklerosierende (SSPE): panencéphalite (f.) sclérosante subaiguë (PSS)
Pankreas (n.): pancréas (m.)
Pankreaskauda (f.): queue (f.) du pancréas
Pankreaskarzinom (n.): cancer (m.) du pancréas
Pankreaskopf (m.): tête (f.) du pancréas
Pankreaskopfkarzinom (n.): cancer (m.) de la tête du pancréas
Pankreaskorpus (n.): corps (m.) du pancréas
Pankreasschwanzkarzinom (n.): cancer (m.) de la queue du pancréas
Pankreatitis (f.): pancréatite (f.)
Pankreatitis (f.), akute tryptische: pancréatite (f.) aiguë
Pankreatitis (f.), chronische: pancréatite (f.) chronique
Pankreolauryltest (m.): test (m.) de pancréolauryl
Papanicolaou-Karzinomdiagnostik (f.): test (m.) de Papanicolaou
Papel (f.): papule (f.)
Papilla (f.) duodeni minor: petite caroncule (f.)
Papilla (f.) duodeni major: grande caroncule (f.)
Papillenkarzinom (n.): cancer (m.) papillaire
Papillitis (f.): papillite (f.)
Papillomavirus (n.): papillomavirus (m.)
Paralyse (f.): paralysie (f.)
Parameter (m.): paramètre (m.)
Parametrium (n.): paramètre (m.)
Paranephritis (f.): paranéphrite (f.)
Paraphimose (f.): paraphimosis (f.)
Parapsoriasis (f.) en plaques: parapsoriasis (m.) en plaques (de Brocq)
Parenchym (n.): parenchyme (m.)
Parenchymrarefikation (f.): raréfaction (f.) parenchymateuse
Parenchymverkalkung (f.), kleinherdige: calcification (f.) parenchymateuse en forme de chancre d'inoculation
parenchymatös: parenchymateux, se
Parese (f.): parésie (f.), paralysie (f.) incomplète
Parietalhirn (n.): lobe (m.) pariétal
Patella (f.): rotule (f.)
Patellarreflex (m.): réflexe (m.) rotulien, réflexe (m.) quadricipital
Patellarsehne (f.): ligament (m.) rotulien, tendon (m.) rotulien
Pathologe, login (m., f.): anatomopathologiste (m., f.)
Patient (m.): sujet (m.), patient (m.)

Patient (m.), polytraumatisierter: polytraumatisé (m.)
Pedikulose (f.): pédiculose (f.)
Pel-Epstein-Typ (m.): type (m.) de Pel Epstein
Pemphigoid (n.): pemphigoïde (m.)
Pemphigus (m.): pemphigus (m.)
Penicillin (n.): pénicilline (f.)
Penis (m.): pénis (m.), verge (f.), membre (m.), phallus (m.)
Peniskarzinom (n.): cancer (m.) du pénis
Pericarditis (f.) constrictiva: péricardite (f.) chronique constrictive
Perikard (n.): péricarde (m.)
Perikarderguß (m.): épanchement (m.) du péricarde
Perikarditis (f.), akute: péricardite (f.) aiguë
Perikardreiben (n.): frottement (m.) péricardique
Perinephritis (f.): périnéphrite (f.)
Peritoneallavage (f.): lavage (m.) péritonéal
Peritonealspülung (f.): lavage (m.) péritonéal
Peritoneum (n.): péritoine (m.)
Peritonitis: (f.) péritonite (f.)
periumbilikal: périombilical, e
Perkussion (f.): percussion (f.)
Perücke (f.): perruque (f.)
Personalchef (m.): directeur (m.) du personnel, chef (m.) du personnel
Perthes-Versuch (m.): manoeuvre (f.) de Perthes
Pes (m.) adductus: pied (m.) adductus
Pes (m.) cavus: pied (m.) creux
Pes (m.) equinus: pied (m.) bot équin
Pes (m.) varus: pied (m.) bot varus
Pest (f.): peste (f.)
Petechialblutung (f.): hémorragie (f.) pétéchiale
Petechien (fpl.): purpura (m.) pétéchial
Peutz-Jeghers-Polyp (m.): polype (m.) hamartomateux type Peutz-Jeghers-Touraine
Pfaundler-Hurler-Syndrom (n.): maladie (f.) de Hurler
Pfeifen (n.): sibilance (f.)
Pfeiffer-Drüsenfieber (n.): mononucléose (f.) infectieuse (MNI)
Pfortader (f.): veine (f.) porte
Pfropfgestose (f.): toxémie (f.) gravidique surajoutée
pH (m.): potentiel (m.) en hydrogène (pH)
pH-Metrie (f.): pHmétrie (f.)
Pharynx (m.): pharynx (m.)
Phase (f.): phase (f.)
Phenylketonurie (PKU) (f.): phénylcétonurie (f.) (PCU)
Phimose (f.): phimosis (m.)
Phlebotonikum (n.): topique (m.) en phlébologie
Phokomelie (f.): phocomélie (f.)
Phonokardiogramm (n.): phonocardiogramme (m.) (PCG)
Phosphatase (f.), alkalische: phosphatase (f.) alcaline (PA)
Phosphaturie (f.): phosphaturie (f.)
Physiotherapeut, in (m., f.): kinésithérapeute (m., f.)
Pia (f.) mater: pie-mère (f.)
Pick-Erkrankung (f.): maladie (f.) de Pick
Pickwick-Syndrom (n.): syndrome (m.) de Pickwick
Pigment (n.): pigment (m.)
Pigmentierung (f.): pigmentation (f.)
Pigmentierungsstörung(en) (f(pl.)): troubles (mpl.) de la pigmentation
Pigmentpurpura (f.): purpura (m.) pigmentaire
Pigmentzellnävus (m.): naevus (m.) pigmentaire
Pilzerkrankung (f.): mycose (f.)
Pinzette (f.): pince (f.)
Pinzette (f.), anatomische: pince (f.) à disséquer
Pinzette (f.), chirurgische: pince (f.) chirurgicale
Pirquet-Reaktion (f.): cuti-réaction (f.) de Von Pirquet, test (m.) de Von Pirquet
Pityriasis (f.) rosea: pityriasis (m.) rosé

Placenta (f.) praevia: placenta (m.) praevia
Plaque (f.): plaque (f.)
Plasmaersatzmittel (n.): succédané (m.) du plasma
Plasmaexpander (m.): liquide (m.) de remplissage plasmatique
Plasmazellpneumonie (f.): pneumonie (f.) interstitielle plasmacytaire
Plateau (n.): plateau (m.)
Platte (f.): plaque (f.)
Plattenepithel (n.): épithélium (m.) pavimenteux
Plattenepithelkarzinom (n.): carcinome (m.) épidermoïde, carcinome (m.) à cellules squameuses
platzen (z.B. Blase): éclater (ex.: ampoule)
Platzwunde (f.): plaie (f.)
Plazenta (f.): placenta (m.)
Plazentalösung (f.), vorzeitige: décollement (m.) prématuré du placenta
Pleura (f.): plèvre (f.)
Pleuraerguß (m.): épanchement (m.) pleural
Pleura (f.) parietalis: plèvre (f.) pariétale
Pleuraspalt (m.): cavité (f.) pleurale
Pleura (f.) visceralis: plèvre (f.) pulmonaire, plèvre (f.) viscerale
Pleuritis (f.): pleurésie (f.), pleurite (f.)
Plexus (m.) brachialis: plexus (m.) brachial
Plexus (m.) mesentericus: plexus (m.) mésentérique
Plexus (m.) myentericus: plexus (m.) sous-muqueux (d'Auerbach), plexus (m.) myentérique (de Meissner)
Plexus (m.) submucosus: plexus (m.) sous-muqueux (d' Auerbach), plexus (m.) myentérique (de Meissner)
Pneumokoniose (f.): pneumoconiose (f.)
Pneumonie (f.): pneumonie (f.)
Pneumonie (f.), interstitielle: pneumonie (f.) interstitielle
Pneumopathie (f.): pneumopathie (f.)
Pneumotachographie (f.): pneumotachographie (f.)
Pneumothorax (m.): pneumothorax (m.)
Pocken (fpl.): variole (f.)
Podagra (f.): podagre (f.)
Poliklinik (f.), chirurgische: accueil (m.) chir(urgical)
Polio(myelitis) (f.): poliomyélite (f.) antérieure aiguë
Pollakisurie (f.): pollakiurie (f.)
Pollen (m.): pollen (m.)
Polydaktylie (f.): polydactylie (f.)
polyfil: polyfil
Polyglobulie (f.): polyglobulie (f.)
Polymyxin (n.): polymyxine (f.)
Polyneuritis (f.): polynévrite (f.)
Polyneuropathie (f.), diabetische: polyneuropathie (f.) diabétique
Polyp (m.): polype (m.)
Polyp (m.), juveniler: polype (m.) juvénile
Polyurie (f.): polyurie (f.)
polyzyklisch: polycyclique
Pompe-Syndrom (n.): maladie (f.) de Pompe
Pons (m.) Varoli: protubérance (f.) annulaire, pont (m.) de Varole
Portio (f.) (vaginalis): exocol (m.) (clin.), museau (m.) de tanche (anat.), portion (f.) intravaginale du col de l'utérus
postmenopausal: post-ménopausique
postprandial: post-prandial, e
Postzentralregion (f.): circonvolution (f.) pariétale ascendante
PQ-Dauer (f.): espace PQ (m.)
PQ-Zeit (f.): espace PQ (m.)
prädisponierend: prédisposant, e
präkanzerös: précancéreux, se
Präkanzerosen (fpl.): lésions (fpl.) précancéreuses, précancéroses (fpl.)
Präeklampsie (f.): pré-eclampsie (f.)
Prämolar (m.): prémolaire (m.)
Präputium (n.): prépuce (m.)
Präzentralregion (f.): circonvolution (f.) frontale ascendante

Prellung (f.): contusion (f.), écrasement (m.)
Prick-Test (m.): prick test (m.)
Primäraffekt (m.): primo-infection (f.)
Primäreffloreszenz (f.): efflorescence (f.) primaire, lésion (f.) élémentaire primaire
Primärkomplex (m.): complexe (m.) primaire
Prion (n.): prion (m.)
Privatdozent (PD) (m.): praticien (m.) hospitalier (PH)
Proband (m.): témoin (m.)
Probelaparotomie (f.): laparotomie (f.) exploratrice
Processus (m.) spinalis: apophyse (f.) épineuse
Processus (m.) uncinatus: crochet (m.) du pancréas, petit pancréas (m.)
Prodrome (npl.): prodromes (mpl.)
Prognose (f.): pronostic (m.)
progressiv: croissant, e
Proliferation (f.): prolifération (f.)
Prophylaxe (f.), medikamentöse: prophylaxie (f.) médicamenteuse
Prostata (f.): prostate (f.)
Prostataabszeß (m.): abcès (m.) de la prostate
Prostataadenom (n.): adénome (m.) prostatique
Prostatakarzinom (n.): carcinome (m.) de la prostate
Prostatamittellappen (m.): lobe (m.) médian prostatique
Prostataseitenlappen (m.), linker: lobe (m.) gauche prostatique
Prostataseitenlappen (m.), rechter: lobe (m.) droit prostatique
Prostatasonographie (f.): échographie (f.) de la prostate
Prostatitis (f.), chronische: prostatite (f.) chronique
Prostatitis (f.), eitrige: prostatite (f.) aiguë
Protein (n.): protéine (f.)
Proteinurie (f.): protéinurie (f.)
Prothetik (f.), enorale: prothétique (f.) intra-buccale
protrahieren: retarder
Pruritus (m.): prurit (m.)
Pseudomembranen (fpl.): fausses membranes (fpl.)
Pseudozyste (f.): pseudokyste (m.)
Psoriasis (f.): psoriasis (m.)
Psychiater, in (m., f.): psychiatre (m., f.)
Psychiatriepfleger (m.): infirmier (m.) du secteur psychiatrique
Psychiatrieschwester (f.): infirmière (f.) du secteur psychiatrique
psychiatrisch: psychiatrique
Psychopharmakon (n.): médicament (m.) psychotrope
psychosozial: psycho-social, e
Pubertas (f.) praecox: puberté (f.) précoce
Pulmonalklappe (f.): valvule (f.) sigmoïde de l'artère pulmonaire
Pulmonarkapillardruck (m.): pression (f.) capillaire pulmonaire (PCP)
Pulmonary wedge pressure: résistances (fpl.) vasculaires pulmonaires
Puls (m.): pouls (m.)
Puls (m.), alternierender: pouls (m.) alternant
Puls (m.), fadenförmiger: pouls (m.) filiforme
Puls (m.), flacher: pouls (m.) petit
Puls (m.), rascher: pouls (m.) accéléré
Puls (m.), regelmäßiger: pouls (m.) régulier
Puls (m.), schnellender: pouls (m.) bondissant
Puls (m.), unregelmäßiger: pouls (m.) irrégulier
Purpura (f.): exanthème (m.) purpurique
Purpura (f.) fulminans: purpura fulminans (m.)
purulent: purulent, e
Pustel (f.): pustule (f.)
putrid: putride
Pyelographie (f.), retrograde: pyélographie (f.) rétrograde
Pyelonephritis (f.): pyélonéphrite (f.)
Pyelonephritis (f.), akute primäre: pyélonéphrite (f.) primaire aiguë

Pyelonephritis (f.), akute sekundäre: pyélonéphrite (f.) secondaire aiguë
Pyelonephritis (f.), chronische: pyélonéphrite (f.) chronique
Pylorus (m.): pylore (m.)
Pyramidenbahn (f.): faisceau (m.) pyramidal
Pyurie (f.): pyurie (f.)

Q

Q-Zacke (f.): onde Q (f.)
QRS-Komplex (m.): onde QRS (f.)
QT-Dauer (f.): espace QT (m.)
QT-Zeit (f.): espace QT (m.)
Quaddel (f.): papule (f.) oedémateuse
Quadrantenresektion (f.): quadrantectomie (f.)
quantitativ: quantitatif, ve
Quarantäne (f.): quarantaine (f.)
Quartalssäufer (m.): dipsomane (m.), alcoolique (m.) type épsilon
Quecksilber (n.): mercure (m.)
Querbruch (m.): fracture (f.) transversale
Querlage (f.): présentation (f.) transversale
Quetschung (f.): contusion (f.), écrasement (m.)
Quote (f.): taux (m.)
Quotient (m.), respiratorischer: quotient (m.) respiratoire (QR)

R

R-Zacke (f.): onde R (f.)
Rabies (f.): rage (f.)
Rachen (m.): gorge (f.)
Rachenmandel (f.): amygdale (f.) pharyngienne
Rachenmandelhyperplasie (f.): végétations (fpl.), végétations (fpl.) adénoïdes
rachitisch: rachitique
Radiologe, login (m., f.): radiologue (m., f.)
Radiologie (f.): radiologie (f.)
Radius (m.): radius (m.)
Ramus (m.) circumflexus: artère (f.) auriculo-ventriculaire, artère (f.) circonflexe
Ramus (m.) interventricularis anterior: artère (f.) interventriculaire antérieure, intraventriculaire (f.) antérieure
Ramus (m.) marginalis sinister: artère (f.) marginale gauche
Rasselgeräusch (n.): râle (m.)
RAST (m.): radioallergosorbenttest (m.) (RAST)
Rate (f.): taux (m.)
Ratschow-Lagerungsprobe (f.): épreuve (f.) posturale de Ratschow
rauchen: fumer
Raucher (m.): fumeur (m.)
Rechtsbeistand (m.): conseil (m.) juridique
Rechtsherzdilatation (f.): dilatation (f.) du ventricule droit
Rechtsherzinsuffizienz (f.): insuffisance (f.) ventriculaire droite (IVD)
Rechtsherzkatheterisierung (f.): cathéterisme (m.) cardiaque droit
Rechts(herz)katheterismus (m.): cathéterisme (m.) cardiaque droit
reduziert: réduit, e
Reflex (m.): réflexe (m.)
Reflexhammer (m.): marteau (m.) à réflexes
Reflux (m.), gastroösophagealer: reflux (m.) gastro-oesophagien (RGO)
Regelblutung (f.): règles (fpl.)
Regenerationsschleimhaut (f.): muqueuse (f.) régénérative
Rehabilitation (f.): rééducation (f.)
Reibegeräusch (n.): frottement (m.)
Reihenuntersuchung (f.): examen (m.) de dépistage
Reizblase (f.): vessie (f.) irritable
Reizkolon (n.): côlon (m.) irritable, côlon (m.) hyperspasmodique
Rekonvaleszenz (f.): convalescence (f.)
Rekordansatz (m.): cône (m.) de Rekord
Rektalprolaps (m.): prolapsus (m.) rectal
Rektosigmoidoskopie (f.): proctorectosigmoïdoscopie (f.)
Rektum (n.): rectum (m.)

Rektumprolaps (m.): prolapsus (m.) du rectum, prolapsus (m.) rectal
renal: rénal, e
Reproduktionsphase (f.): phase (f.) reproductive
reproduktiv: reproducteur, trice
Resektat (n.): pièce (f.) réséquée
Resektion (f.): amputation (f.), résection (f.), ablation (f.)
Reservevolumen (n.), expiratorisches: volume (m.) de réserve expiratoire (VRE)
Reservevolumen (n.), inspiratorisches: volume (m.) de réserve inspiratoire (VRI)
resezieren: réséquer
Residualkapazität (f.), funktionelle: capacité (f.) résiduelle fonctionnelle (CRF)
Residualvolumen (n.): volume (m.) résiduelle (VR)
Residuum (n.): séquelle (f.)
Resistenz (f.): résistance (f.)
Respiration (f.): respiration (f.)
Respirationstrakt (m.): appareil (m.) respiratoire
Respirator (m.): respirateur (m.)
Restharn (m.): urine (f.) résiduelle
Restharnbestimmung (f.): mesure (f.) de l'urine résiduelle
Retinopathie (f.), diabetische: rétinopathie (f.) diabétique
Retroflexio (f.) uteri: rétroflexion (f.) utérine, rétroflexion (f.) de l'utérus
Retroversio (f.) uteri: rétroversion (f.) utérine, rétroversion (f.) de l'utérus
Rettungswagen (m.): ambulance (f.) de réanimation, ambulance (f.) médicalisée
Rettungsdienst (m.), frz.: SAMU (m.), Service (m.) d'Aide Médicale Urgente
Rettungssanitäter (m.): secouriste (m.)
Rezept (n.): ordonnance (f.)
RF (=rheumatisches Fieber (n.)): rhumatisme (m.) articulaire aigu (RAA)
Rhesusinkompatibilität (f.), fetomaternale: incompatibilité (f.) rhésus foeto-maternelle
Rheumatisches Fieber (n.): rhumatisme (m.) articulaire aigu (RAA)
Rheumatismus (m.): rhumatisme (m.)
Rhinitis (f.): rhinite (f.)
Rhinophym (n.): rhinophyme (m.)
Rhinovirus (n.): rhinovirus (m.)
Ribonukleinsäure (f.): acide (m.) ribonucléique (ARN)
Riesenfaltenmagen (m.): maladie (f.) de Ménétrier
Riesenzelle (f.): cellule (f.) géante
Riesenzellkarzinom (n.) der Lunge: carcinome (m.) à grandes cellules du poumon
Rifamyzin (n.): rifamycine (f.)
Rinderwahnsinn (m.): maladie (f.) des vaches folles
Ringelröteln (fpl.): érythème (m.) infectieux, cinquième maladie (f.)
Ringfinger (m.): annulaire (m.)
Ringknorpel (m.): cartilage (m.) cricoïde
Rippe (f.): côte (f.)
Rippenbogen (m.): arc (m.) costal, rebord (m.) costal
Rippenserienfraktur (f.): volet (m.) costal
Riß (m.): rupture (f.)
Risus (m.) sardonicus: rire (m.) sardonique
RNS (=Ribonukleinsäure (f.)): acide (m.) ribonucléique (ARN)
Röntgenaufnahme (f.): radiographie (f.)
Röntgenassistent, in (m., f.): radiomanip (m., f.), manipulateur, trice (m., f.) radiographe, manipulateur, trice (m., f.) d'électroradiographie médicale
Röntgendiagnostik (f.): radiographie (f.)
Röntgenologe, login (m., f.): radiologue (m., f.)
Röteln (fpl.): rubéole (f.)
Rollstuhl (m.): fauteuil (m.) roulant
Rosazea (f.): acné (f.) rosacée

Roseola (f.) infantum: roséole (f.) infantile, exanthème (m.) subit, sixième maladie (f.)
Rubeola (f.): rubéole (f.)
Rubeosis (f.) faciei: rougeur (f.) du visage
Rücken (m.): dos (m.)
Rückenmark (n.): moelle (f.) épinière
Rückfallfieber (n.): fièvre (f.) récurrente, spirochétose (f.) récurrente, borréliose (f.) récurrente
Rückgrat (n.): rachis (m.), colonne (f.) vertébrale
rülpsen: éructer
Rugae (fpl.) gastricae: plis (mpl.) gastriques
Rugae (fpl.) vaginae: crêtes (fpl.) du vagin
Ruhe (f.): repos (m.)
Ruhigstellung (f.): immobilisation (f.)
Ruhr (f.): dysenterie (f.)
Ruptur (f.): rupture (f.)
RV (= Residualvolumen (n.)): volume (m.) résiduel (VR)

S

S-Zacke (f.): onde S (f.)
Samenblase (f.): vésicule (f.) séminale
Sanitätswagen (m.): ambulance (f.)
Sarcoma (n.) botryoides: sarcome (m.) botryoïde
Sarkoidose (f.): sarcoïdose (f.)
Sarkom (n.): sarcome (m.)
Sauerstoff (m.): oxygène (m.)
Sauerstoffpartialdruck (m.): pression (f.) partielle de l'oxygène (paO)
Sauerstoffsättigung (f.): saturation (f.) en oxygène (SaO)
Säufer (m.): gros buveur (m.)
Säugling (m.): nourrisson (m.)
Saugglocke (f.): ventouse (f.)
Scaphoideum (n.): scaphoïde (m.)
Schädel (m.): crâne (m.)
Schädelbasis (f.): base (f.) du crâne
Schädelbasisbruch (m.): fracture (f.) de la base crânienne, fracture (f.) de la base du crâne
Schädelbasisfraktur (f.): fracture (f.) de la base crânienne, fracture (f.) de la base du crâne
Schädel-Hirn-Trauma (n.): traumatisme (m.) crânio-cérébral
Schädelkalottenfraktur (f.): fracture (f.) de la voûte crânienne
Schädigung (f.): lésion (f.)
Schädigung (f.), intrauterine: atteinte (f.) intra-utérine
schälen, sich (z.B. Haut): peler (ex.: peau)
Schamlippen (fpl.), große: grandes lèvres (fpl.)
Schamlippen (fpl.), kleine: petites lèvres (fpl.), nymphes (fpl.)
Schanzverband (m.): minerve (f.), collier (m.) cervical rigide
Scharlach (m.): scarlatine (f.)
Scheidenfornix (f.): cul-de-sac (m.) vaginal, dôme (m.) vaginal
Scheitel (m.): vertex (m.)
Schenkel (m.) (z.B. His-Bündel): branche (f.) (ex.: faisceau de His)
Schenkel (m.) (Ober-): cuisse (f.)
Schenkelhalsbruch (m.): fracture (f.) du col de fémur
Schenkelhalsfraktur (f.): fracture (f.) du col de fémur
Schicht (f.): couche (f.)
Schichtarbeit (f.) leisten: faire les trois-huit
Schichtaufnahmeverfahren (n.): tomographie (f.)
Schichtungsstörung (f.), vollständige (z.B. des Epithels): désorganisation (f.) architecturale complète (ex.: de l'épithélium)
Schieber (m.): plat (m.) de lit
Schienbein (n.): tibia (m.)
Schiene (f.): éclisse (f.), attelle (f.)
Schilddrüse (f.): glande (f.) thyroïde, corps (m.) thyroïde
Schilddrüsenüberfunktion (f.): hyperthyroïdie (f.), hyperthyréose (f.)
Schilddrüsenunterfunktion (f.): hypothyroïdie (f.), hypothyréose (f.)
Schildknorpel (m.): cartilage (m.) thyroïde

Schiller-Jodprobe (f.): test (m.) de Schiller
Schistosomiasis (f.): schistosomiasis (f.)
Schizophrenie (f.): schizophrénie (f.)
Schläfe (f.): tempe (f.)
Schlaf (m.): sommeil (m.)
Schlafmittel (n.): somnifère (m.)
Schlag (m.): coup (m.)
Schlagader (f.): artère (f.)
Schlaganfall (m.): apoplexie (f.)
Schlangenbiß (m.): morsure (f.) de serpent
Schleimdrüse (f.): glande (f.) muqueuse
Schleimhaut (f.): muqueuse (f.)
Schleimhauteinblutungen (fpl.), kleine: ecchoses (fpl.)
Schleimhautpemphigoid (n.): pemphigoïde (m.) cicatriciel, pemphigus (m.) bénin des muqueuses
schleimig (z.B. Sputum): glaireux, se (ex.: crachat)
Schleudertrauma (n.): syndrome (m.) d'accélération et de décélération, coup (m.) de lapin (fam.)
Schlingenbiopsie (f.): biopsie (f.) à l'anse (f.)
Schluckauf (m.): hoquet (m.)
Schluckbeschwerden (fpl.): dysphagie (f.), difficultés (fpl.) à avaler
schlucken: avaler
Schluckstörungen (fpl.): problèmes (mpl.) à avaler, difficultés (fpl.) à avaler
Schlüsselbein (n.): clavicule (f.)
Schlüsselbeinfraktur (f.): fracture (f.) de la clavicule
Schlüsselbeingrube (f.): fosse (f.) claviculaire
Schlußstörung (f.): défaut (m.) de fermeture
Schmerz (m.): douleur (f.), mal (m.)
Schmerz (m.), anfallsartiger: douleur (f.) paroxystique, douleur (f.) soudaine
Schmerz (m.), anhaltender: douleur (f.) permanente
Schmerz (m.), aussetzender: douleur (f.) intermittente
Schmerz (m.), beklemmender: douleur (f.) constrictive
Schmerz (m.), bohrender: douleur (f.) térébrante
Schmerz (m.), brennender: douleur (f.) brûlante, brûlure (f.)
Schmerz (m.), dumpfer: douleur (f.) sourde
Schmerz (m.), epigastrischer: douleur (f.) épigastrique
Schmerz (m.), gellender: douleur (f.) aiguë
Schmerz (m.), geringer: douleur (f.) modérée, douleur (f.) légère
Schmerz (m.), klopfender: douleur (f.) pulsative, douleur (f.) battante
Schmerz (m.), krampfartiger: douleur (f.) spasmodique
Schmerz (m.), lebhafter: douleur (f.) vive
Schmerz (m.), leichter: douleur (f.) légère
Schmerz (m.), mittelmäßiger: douleur (f.) moyenne
Schmerz (m.), schwacher: douleur (f.) faible
Schmerz (m.), spontaner: douleur (f.) spontanée
Schmerz (m.), starker: douleur (f.) forte
Schmerz (m.), stechender: douleur (f.) lancinante, douleur (f.) aiguë, douleur (f.) fulgurante
Schmerz (m.), tiefer: douleur (f.) profonde
schmerzempfindlich: sensible à la douleur
schmerzen: faire mal
Schmerzen (mpl.), retrosternale: douleurs (fpl.) rétro-sternales
schmerzhaft: douloureux, se
schmerzlos: indolore
Schmerzmittel (n.): antalgique (m.), calmant (m.)
schmerzunempfindlich: insensible à la douleur
Schmetterlingsbruch (m.): fracture (f.) en aile de papillon
Schmierblutung (f.): hémorragie (f.) minime, spotting (m.)

Schmierinfektion (f.): infection (f.) par souillure
Schnauzbart (m.): moustache (f.)
Schneidermuskel (m.): muscle (m.) couturier
Schneidezahn (m.): incisive (f.)
Schnittentbindung (f.): césarienne (f.)
Schnittfläche (f.): niveau (m.) du coupe
Schnittwunde (f.): coupure (f.)
Schnupfen (m.): rhume (m.)
Schnupfen (m.), sich den S. holen: s'enrhumer
Schock (m.): choc (m.)
Schocklunge (f.): syndrome (m.) de détresse respiratoire aiguë (SDRA),insuffisance (f.) respiratoire aiguë idiopathique, poumon (m.) de choc
Schrägbruch (m.): fracture (f.) oblique
Schreibkraft (f.): dactylo(graphe) (f.)
Schub (m.): poussée (f.)
Schubladenphänomen (n.): signe (m.) du tiroir
Schulter (f.): épaule (f.)
Schulterblatt (n.): omoplate (m.)
Schuppe (f.): squame (f.), (cuir chevelu) pellicule (f.)
Schuppenflechte (f.): psoriasis (m.)
Schüttelfrost (m.): frissons (mpl.)
Schutzimpfung (f.): immunisation (f.) préventive
Schwäche (f.): faiblesse (f.)
schwanger: enceinte
Schwangerschaft (f.): grossesse (f.)
Schwangerschaftsabbruch (m.): interruption (f.) de grossesse
Schwangerschaftsabbruch (m.), legaler: interruption (f.) légale de grossesse
Schwangerschaftserbrechen (n.): vomissement (m.) gravidique
Schwangerschaftstest (m.): test (m.) de grossesse
Schweinerotlauf (m.): érysipéloïde (m.), rouget (m.) de porc
Schweißausbrüche (mpl.): sueurs (fpl.)
Schwellung (f.): grosseur (f.), enflure (f.)
schwer(wiegend): grave
Schweregefühl (n.): sensation (f.) de lourdeur
Schwertfortsatz (m.): appendice (m.) xiphoïde
Schwerverletzter (m.): blessé (m.) grave, grand blessé (m.)
Schwesternhelferin (f.): aide-soignante (f.)
Schwesternschülerin (f.): élève (f.) infirmière
Schwindel (m.): vertige (m.)
schwitzen: transpirer
Scratch-Test (m.): scratchtest (m.), test (m.) de grattage
Screening (n.): dépistage (m.)
Sectio (f.): césarienne (f.)
Sedativum (n.): sédatif (m.)
Sedierung (f.): sédation (f.)
Sediment (n.): dépôt (m.)
Seemannshaut (f.): peau (f.) du marin
Segmentbronchus (m.): bronche (f.) segmentaire
Sehne (f.): tendon (m.)
Sehnen(teil)abriß (m.): désinsertion (f.) d'un tendon
Sehrinde (f.): aire (f.) visuelle striée
Seitenventrikel (m.): ventricule (m.) latéral
Sekretär, in (m., f.): secrétaire (m., f.)
Sekretin-Pankreozymin-Test (m.): épreuve (f.) de la sécrétine-pancréozyme
Sekretion(srate) (f.), tubuläre: sécrétion (f.) tubulaire
Sektion (f.): autopsie (f.)
Sektionsgehilfe (m.): auxiliaire (m.) d'autopsies
Sekundäreffloreszenz (f.): efflorescence (f.) secondaire, lésion (f.) élémentaire secondaire
1-Sekundenkapazität (f.): VEMS (= volume (m.) expiratoire maximal seconde)
Seminom (n.): séminome (m.)
Semiologie (f.): sém(é)iologie (f.)
semiquantitativ: semi-quantitatif, e

Senium (n.): vieillesse (f.)
Senkniere (f.): ptose (f.) rénale
Sensibilitätsstörung (f.): trouble (m.) de la sensibilité
Septierung (f.): cloisonnement (m.)
Septumdeviation (f.): cloison (f.) déviée
serologisch: sérologique
Serumharnstoff (m.): concentration (f.) sanguine d'urée
Serumkreatitin (n.): concentration (f.) sanguine de créatinine
Seuche (f.): épidémie (f.)
sezernieren: sécréter
Siamesische Zwillinge (mpl.): siamois (mpl.)
Siderose (f.): sidérose (f.)
Siebbein (n.): os (m.) ethmoïde
Siebbeinhöhle (f.): sinus (m.) ethmoïdal
Siechtum (n.): état (m.) maladif
Siegelringzelle (f.): cellule (f.) en bague à chaton
Siegelringzellkarzinom (n.): carcinome (m.) de cellules en bague, carcinome (m.) mucipare
Siliconbrust (f.): prothèse (f.) mammaire siliconée
Silikose (f.): silicose (f.)
Simulant (m.): simulateur (m.)
Singultus (m.): hoquet (m.)
Sinnestäuschung (f.): hallucination (f.)
Sinus (m.) coronarius: sinus (m.) coronaire
Sinus (m.) Morgagni: ventricule (m.) de Morgagni
Sinusarrhythmie (f.): arythmie (f.) sinusale
Sinusbradykardie (f.): bradycardie (f.) sinusale
Sinustachykardie (f.): tachycardie (f.) sinusale
Skabies (f.): gale (f.)
Skalpell (n.): bistouri (m.)
Skelett (n.): squelette (m.)
Sklera (f.): sclérotique (f.)
Sklerose (f.): sclérose (f.)
sklerosiert: sclérosé, e
Sklerosierung (f.), endoskopische: traitement (m.) de sclérose endoscopique
Skrotum (n.): scrotum (m.), bourse (f.)
Slow-Virus-Erkrankung (f.): maladie (f.) à virus lent
Sodbrennen (n.): brûlures (fpl.) d'estomac, aigreurs (fpl.) d'estomac
solid (Konsistenz): solide (consistance)
Somnolenz (f.): somnolence (f.)
Sonnenbrand (m.): coup (m.) de soleil
Sonnencreme (f.): crème (f.) de soleil
Sonnenschutzfaktor (m.): degré (m.) de protection
Sonographie (f.): échographie (f.)
Soor (m.): muguet (m.)
Sozialanamnese (f.): antécédents (mpl.) sociaux (ATCD sociaux)
Spaltfuß (m.): pince (f.) de homard
Spalthand (f.): pince (f.) de homard
Spaltlampe (f.): lampe (f.) à fente
Spaltlampenuntersuchung (f.): examen (m.) à la lampe à fente
Spannungspneumothorax (m.): pneumothorax (m.) compressif
Spasmolytikum (n.): spasmolytique (m.)
spät: tardif, ve
Spätfolgen (fpl.): suites (fpl.) tardives
Spätgestose (f.): toxémie (f.) gravidique
Spatzenhunger (m.): appétit (m.) d'oiseau
Speiche (f.): radius (m.)
Speicheldrüse (f.): glande (f.) salivaire
Speicherung (f.) (z.B. von Mineralsalzen): stockage (m.) (ex.: de sels minéraux)
Speiseröhre (f.): oesophage (m.)
Spezialfärbung (f.): coloration (f.) spéciale
Spezialist, in (m., f.): spécialiste (m., f.)
Spezialklinik (f.): clinique (f.) spécialisée
Sphinktermuskulatur (f.): muscles (mpl.) sphinctériens
Spina (f.) bifida: spina bifida (m.)

Spina (f.) iliaca anterior superior: épine (f.) iliaque antéro-supérieure
spinal: spinal, e
Spiralbruch (m.): fracture (f.) spiroïde
Spirale (f.): stérilet (m.), dispositif (m.) intra-utérin (DIU)
Spirale (f.), Curschmann-S.: spirale (f.) de Curschmann
Spiralfraktur (f.): fracture (f.) spiroïde
Spirographie (f.): spirographie (f.)
Spitz-Nävus (m.): mélanome (m.) juvénile de Spitz
Spitz-Tumor (m.): mélanome (m.) juvénile de Spitz
Splenomegalie (f.): splénomégalie (f.)
Splitterbruch (m.): fracture (f.) comminutive
sporadisch: sporadique
Sportherz (n.): coeur (m.) d'athlète
Sprache (f.): langue (f.)
Sprechstunde (f.): consultation (f.)
Sprechzimmer (n.): cabinet (m.), (hôp.) salle (f.) de consultation
Spritze (f.): seringue (f.)
Spritze (f.), eine S. geben: faire une piqûre à qqw
Sproßpilz (m.): blastomycète (m.)
Sprue (f.), tropische: sprue (f.), sprue (f.) tropicale
Sprungbein (n.): astragale (m.)
Sprunggelenk (n.), oberes: articulation (f.) tibio-tarsienne, articulation (f.) du cou de pied
Sprunggelenk (n.), unteres: articulation (f.) médio-tarsienne, articulation (f.) astragalo-calcanéo-scaphoïdienne
Spülung (f.): lavage (m.)
Sputum (n.): crachat (m.)
SSPE (= subakute sklerosierende Panenzephalitis (f.)): panencéphalite (f.) sclérosante subaiguë (PSS)
ST-Strecke (f.): segment ST (m.)
ST-Streckenhebung (f.): sus-décalage (m.) du segment ST
ST-Streckensenkung (f.): sous-décalage (m.) du segment ST
stabil: stable
Stabilität (f.): stabilité (f.)
Stadium (n.): phase (f.)
Stärke (f.): intensité (f.)
Stamm (m.): tronc (m.) (anat.)
3-Stamm-Erkrankung (f.): insuffisance (f.) coronarienne tritronculaire
Standardmortalitätsrelation (f.): relation (f.) standard de mortalité
starr: rigide
Stase (f.): stase (f.)
Station (f.): unité (f.) de soins
Stationsarzt (m.): médecin (m.) responsable de l'unité de soins
Stationspfleger (m.): infirmier (m.) responsable de l'unité de soins
Stationsschwester (f.): infirmière (f.) responsable de l'unité de soins
Status (m.) asthmaticus: état (m.) de mal asthmatique
Staub (m.): poussière (f.)
Staubinde (f.): garrot (m.)
Stauung (f.): stase (f.)
Stehversuch (m.): épreuve (f.) d'orthostatisme
steif: rigide
Stein (m.): calcul (m.), lithiase (f.)
Steinauflösung (f.): litholyse (f.)
Steißbein (n.): coccyx (m.)
Steißbeinbruch (m.): fracture (f.) du coccyx
Steißbeinfraktur (f.): fracture (f.) du coccyx
Steißlage (f.): présentation (f.) du siège
Stenose (f.): rétrécissement (m.)
Stenose (f.), entzündliche: rétrécissement (m.) inflammatoire
stenosiert: rétréci, e, sténosé, e
Sterilisation (f.): stérilisation (f.)
Sterilisierung (f.): stérilisation (f.)
Sternalmark (n.): moelle (f.) sternale
Sternchennävus (m.): angiome (m.) stellaire
Sternum (n.): sternum (m.)
Stethoskop (n.): stéthoscope (m.)
stillen: allaiter (un enfant)
Stimmband (n.): corde (f.) vocale
Stimme (f.): voix (f.)
Stimme (f.), belegte: voix (f.) prise

Stimme (f.), hohe: voix (f.) aiguë
Stimme (f.), rauhe: voix (f.) rauque
Stimme (f.), tiefe: voix (f.) basse
Stimmgabel (f.): diapason (m.)
Stimmlippe (f.): corde (f.) vocale inférieure
Stimmritze (f.): glotte (f.)
Stimmung (f.): humeur (f.)
Stimmverlust (m.): perte (f.) de voix
Stirn (f.): front (m.)
Stirnlappen (m.): lobe (m.) frontal
Stirnreflektor (m.): miroir (m.) frontal
Stock (m.): canne (f.)
Störung (f.): trouble (m.)
Störungen (fpl.), motorische: troubles (mpl.) moteurs
Störungen (fpl.), sensible: troubles (mpl.) sensibles
Störungen (fpl.), zerebrale: troubles (mpl.) cérébraux
Stoffwechsel (m.): métabolisme (m.)
Stoffwechselerkrankung (f.): maladie (f.) métabolique
Stoffwechselerkrankung (f.), generalisierte: maladie (f.) métabolique généralisée
Stoffwechselkrankheit (f.): maladie (f.) métabolique
Stoffwechselstörung (f.): trouble (m.) métabolique
Stoß (m.): choc (m.)
Stoßwellenlithotripsie (f.), extrakorporale: lithotritie (f.) extracorporelle (LEC)
Strahlentherapie (f.): radiothérapie (f.)
Strang (m.): bride (f.)
Streß (m.): stress (m.), surmenage (m.)
Streßulkus (n.): ulcère (m.) de stress
Stridor (m.): stridor (m.)
Stroma (n.): stroma (m.)
Strommarke (f.): brûlure (f.) par électricité
Struma (f.): goitre (m.)
Student (m.) der klinischen Studienabschnitte: étudiant (m.) hospitalier, externe (m.)
stürzen: tomber
2-Stufen-Test (m.): two-step-test (m.) de Master, test (m.) des deux marches
Stützverband (m.): bandage (m.) de fixation
Stuhl (m.): selles (fpl.)
Stuhl (m.), harter: selles (fpl.) dures
Stuhl (m.), wäßriger: selles (fpl.) liquides
24-Stunden-Sammelurin (m.): urine (f.) des 24 heures
Stupor (m.): stupeur (f.)
Sturge-Weber-Krabbe-Krankheit (f.): syndrome (m.) de Sturge-Weber
Sturz (m.): chute (f.)
subakut: suraigu, ë
Subarachnoidalblutung (f.): hémorragie (f.) sous-arachnoïdienne, hémorragie (f.) méningée
subkutan: sous-cutané, e
Subluxation (f.): subluxation (f.)
submukös: sous-muqueux, se
subserös: sous-séreux, se
Substraktionsangiographie (f.), digitale (DSA): soustraction (f.) angiographique digitale
Suggillation (f.): sugillation (f.)
Sulcus (m.) coronarius: sillon (m.) auriculo-ventriculaire, sillon (m.) coronaire
Sulcus (m.) centralis: scissure (f.) de Rolando
superfiziell: superficiel, le
Superinfektion (f.), bakterielle: surinfection (f.) bactérienne
Sylvi-Fissur (f.): scissure (f.) latérale (de Sylvius)
Sympathomimetikum (n.): sympathomimétique (m.)
Symptom (n.): signe (m.), symptôme (m.)
Symptomatologie (f.): sém(é)iologie (f.)
Symptomatik (f.): symptômes (mpl.)
Syndaktylie (f.): syndactylie (f.)
Syndrom (n.): syndrome (m.)
Syndrom (n.), prämenstruelles: syndrome (m.) prémenstruel
Syndrom (n.), zerebelläres: syndrome (m.) cérébelleux

Syndrom (n.) der zuführenden Schlinge: syndrome (m.) de l'anse afférente
Syndrom (n.) der blinden Schlinge: syndrome (m.) de l'anse borgne
Syndrom (n.) des kurzen Darms: syndrome (m.) du grêle court
Syphilis (f.): syphilis (f.)
Systemischer Lupus (m.) erythematodes: lupus (m.) érythémateux disséminé (LED), lupus (m.) érythémateux systémique
Systole (f.): systole (f.)
Szirrhus (m.): squirrhe (m.)

T

T-Welle (f.): onde T (f.)
T-Zacke (f.): onde T (f.)
Tablett (n.): plateau (m.)
Tablette (f.): comprimé (m.), cachet (m.)
Tachykardie (f.), paroxysmale: tachycardie (f.) paroxystique
Tachykardie (f.), ventrikuläre: tachycardie (f.) ventriculaire
Tagesschwester (f.): infirmière (f.) de jour
Talgdrüse (f.): glande (f.) sébacée
Talus (m.): astragale (m.)
Tamponade (f.): tamponnade (m.), tamponnement (m.)
Taschenband (m.): corde (f.) vocale supérieure, bande (f.) ventriculaire
Taschenfalte (f.): corde (f.) vocale supérieure, bande (f.) ventriculaire
Tay-Sachs-Idiotie (f.): maladie (f.) de Tay-Sachs
Tay-Sachs-Syndrom (n.): maladie (f.) de Tay-Sachs
Tbc (=Tuberkulose (f.)): tuberculose (f.)
TC (=Totalkapazität (f.)): capacité (f.) totale (CPT, CT)
TE (=Tonsillektomie (f.)): amygdalectomie (f.)
Teeaufguß (m.) (Kräutertee): infusion (f.)
Teint (m.): teint (m.)
Teleangiektasie (f.): télangiectasie (f.)
Temperatur (f.): température (f.)
Temporalhirn (n.): lobe (m.) temporal
Temporallappen (m.): lobe (m.) temporal
Temporalpol (m.): pôle (m.) temporal
Temporalregion (f.): région (f.) temporale
TEP (=Totalendoprothese (f.)): endoprothèse (f.) totale
Teststäbchen (n.): bandelette (f.) réactive
Teststreifen (m.): bandelette (f.) réactive
Tetanus (m.): tétanos (m.)
Thalamus (m.): thalamus (m.)
Therapie (f.), medikamentöse: cures (fpl.) médicamenteuses
thermisch: thermique
Thermographie (f.): thermographie (f.)
Thorakopagus (m.): thoracopage (m.)
Thorax (m.): thorax (m.)
Thoraxableitung (f.): dérivation (f.) thoracique, dérivation (f.) précordiale
Thoraxcompliance (f.), statische: compliance (f.) thoracique statique (Cthor stat)
Thoraxseite (f.): côté (m.) thoracique
Thoraxverletzung (f.): traumatisme (m.) thoracique
Thrombolytikum (n.): thrombolytique (m.)
Thrombose (f.): thrombus (m.), thrombose (f.)
Thrombozyt (m.): plaquette (f.), thrombocyte (m.)
Thrombozytenaggregationshemmer (m.): antiagrégant (m.) plaquettaire
Thyreoidea (f.): glande (f.) thyroïde, corps (m.) thyroïde
Tierhaare (npl.): poils (mpl.) d'animaux

Tiffeneau-Test (m.): test (m.) de Tiffeneau, volume (m.) expiratoire maximum seconde (VEMS)
Tinea (f.) barbae: teigne (f.) de la barbe
Tinea (f.) capitis: teigne (f.) favique
Tinea (f.) corporis: teigne (f.) corporelle
Tinea (f.) inguinalis: teigne (f.) inguinale
Tinea (f.) pedis: teigne (f.) du pied, pied (m.) d'athlète
Tollwut (f.): rage (f.)
Tomographie (f.): tomographie (f.)
Tonsille (f.): amygdale (f.) palatine
Tonsillektomie (f.): amygdalectomie (f.)
Tophus (m.): tophus (m.)
Totalcompliance (f.), statische: compliance (f.) totale statique (C totstat)
Totalendoprothese (f.) (TEP): endoprothèse (f.) totale
Totalkapazität (f.): capacité (f.) totale (CPT, CT)
Totimpfstoff (m.): vaccin (m.) à germes tués
Trachea (f.): trachée (f.)
Trachealbifurkation (f.): bifurcation (f.) trachéale
Trachealbifurkation (f.), Spreizung der: élargissement (m.) de la carène
Trachealknorpel (mpl.), [spangenförmige]: cartilages (mpl.) de la trachée
Trachom (n.): trachome (m.)
Traktionsdivertikel (n.): diverticule (m.) de traction
Transaminase (f.): transaminase (f.)
transpirieren: transpirer
Transportmedium (n.): milieu (m.) de transport
Transposition (f.) der großen Gefäße: transposition (f.) des gros vaisseaux
Traubenzucker (m.): glucose (m., f.)
Trauma (n.): traumatisme (m.)
Trauma (n.), stumpfes: traumatisme (m.) fermé
Tremor (m.): tremblement (m.)
Trendelenburg-Versuch (m.): manoeuvre (f.) de Trendelenburg
Trepanation (f.): trépanation (f.)
Trigonum (n.) vesicae Lieutaudi: trigone (m.) vésical de Lieutaud
Trikuspidalklappe (f.): valvule (f.) tricuspide
Trikuspidalstenose (f.): rétrécissement (m.) tricuspidien
Tripus (m.) Halleri: tronc (m.) coeliaque
Trizeps (m.): muscle (m.) triceps brachial
Trizepsreflex (m.): réflexe (m.) tricipital
trocken: sec, sèche
Trommelfell (n.): tympan (m.)
Trommelschlegelfinger (mpl.): hippocratisme (m.) digital
Tröpfcheninfektion (f.): infection (f.) par gouttelettes
Tropfen (m.): goutte (f.)
Trophozoit (m.): trophozoïte (m.)
trüb (z.B. Urin): trouble (ex.: urine)
Trübung (f.): opacité (f.)
Trümmerbruch (m.): fracture (f.) comminutive
Truncus (m.): tronc (m.)
Truncus (m.) brachiocephalicus: tronc (m.) artériel brachiocéphalique
Truncus (m.) coeliacus: tronc (m.) coeliaque
Trypanosomiasis (f.): trypanosomiase (f.), tripanosom(at)ose (f.)
Tubargravidität (f.): grossesse (f.) tubaire
Tube (f.): trompe (f.) de Fallope, trompe (f.) utérine, trompe (f.)
Tuberkelbazillus (m.): bacille (f.) de Koch (BK), bacille (f.) tuberculeuse
Tuberkulinpflasterprobe (f.): patch-test (m.), timbre (f.) tuberculinique
Tuberkulinreaktion (f.): réaction (f.) cutanée tuberculinique
Tuberkulintest (m.): test (m.) à la tuberculine
Tuberkulose (f.): tuberculose (f.)
Tubus (m.): tube (m.)
Tumor (m.): tumeur (f.)

Tumoreinblutung (f.): remaniement (m.) hémorragique intratumoral
Tumorinfiltration (f.): infiltration (f.) tumorale
Tumorkompression (f.): compression (f.) tumorale
Tumorlokalisation (f.): siège (m.) tumoral
Tumortyp (m.): type (m.) tumoral
Tumorzelle (f.): cellule (f.) tumorale
TV (=tidal volume): volume (m.) courant (VC)
Typhus (m.): fièvre (f.) typhoïde
Typhus (m.) abdominalis: typhus (m.) abdominal
Typhus (m.) exanthematicus: typhus (m.) exanthématique
Tzanck-Test (m.): cytodiagnostic (m.) de Tzanck

U

Übelkeit (f.): haut-le-coeur (m.), mal (m.) au coeur, nausée (f.)
U-Welle (f.): onde U (f.)
überanstrengen, sich: se surmener
überarbeiten, sich: se surmener
Überdehnung (f.): surdistension (f.)
Überforderung (f.): surcharge (f.), surmenage (m.)
übergeben, sich: vomir
überlastet: surmené, e
Überlastung (f.): surcharge (f.), surmenage (m.)
Überlaufblase (f.): globe (m.) vésical
übertragen (z.B. Infektion): communiquer, transmettre (ex.: infection)
Übertragung (f.): grossesse (f.) prolongée
überzählig: surnuméraire, accessoire
überziehen (mit): revêtir (de)
Ulcus (n.) cruris venosum: ulcère (m.) de jambe variqueux
Ulcus (n.) duodeni: ulcère (m.) duodénal, ulcère (m.) du duodénum
Ulkus, Ulcus (n.): ulcère (m.)
Ulkusmittel (n.): anti-ulcéreux (m.)
Ulna (f.): cubitus (m.), ulna (f.)
Ultraschalldiagnostik (f.): échographie (f.)
Ulzeration (f.): ulcération (f.)
Umformung (f.): transformation (f.)
Umgebung (f.): environnement (m.)
umkippen (fam.): tomber dans les pommes (fam.)
Umsatz (m.): métabolisme (m.)
Umwandlung (f.): transformation (f.)
Umwelt (f.): environnement (m.)
Unbehagen (n.): malaise (f.)
Unfall (m.): accident (m.)
Unfallversicherung (f.): assurance-accidents (f.)
Unfruchtbarkeit (f.): stérilité (f.)
unilateral: unilatéral, e
unproduktiv (z.B. Husten): sec, sèche (ex.: toux)
unregelmäßig (z.B. Puls): irrégulier, ière (ex.: pouls)
unspezifisch: non spécifique
Unterarm (m.): avant-bras (m.)
Unterbauch (m.): hypogastre (m.)
Unterkiefer (m.): mâchoire (f.) inférieure, maxillaire (m.) inférieur
Unterkieferprothese (f.): prothèse (f.) inférieure
Unterkühlung (f.): hypothermie (f.)
Unterlappen (m.): lobe (m.) inférieur
Unterlappenbronchus (m.): bronche (f.) lobaire inférieure
Unterlippe (f.): lèvre (f.) inférieure
Unterschenkel (m.): jambe (f.)
Unterschenkelfraktur (f.): fracture (f.) de la jambe
Unterschenkelgehgips (m.): botte (f.) plâtrée de marche
Unterschenkelmuskulatur (f.): muscles (mpl.) jambiers
Unterschenkelprothese (f.): prothèse (f.) jambière
Untersuchung (f.): examen (m.)
Untersuchung (f.), bakteriologische: examen (m.) bactériologique
Untersuchung (f.), histologische: examen (m.) histologique
Untersuchung (f.), klinische: examen (m.) clinique
Untersuchung (f.), körperliche: examen (m.) physique

Untersuchung (f.), mikroskopische: examen (m.) microscopique
Untersuchung (f.), zytologische: examen (m.) cytologique
Untersuchungshandschuhe (mpl.): gants (mpl.) de caoutchouc, gants (mpl.) d'examen
Untersuchungsliege (f.): table (f.) d'examen
Untersuchungsstuhl (m.), gynäkologischer: fauteuil (m.) gynécologique
Untersuchungszimmer (n.): salle (f.) d'examen
Unverträglichkeit (f.): incompatibilité (f.)
Unwohlsein (n.): haut-le-coeur (m.), malaise (f.)
Uratkristall (m.): cristal (m.) d'urate
Uraturie (f.): uraturie (f.)
Ureter (m.): uretère (m.)
Ureteratresie (f.): atrésie (f.) urétérale
Ureterektasie (f.): uréterectasie (f.)
Ureterenkatheterismus (m.): cathétérisme (m.) urétéral
Ureterostium (n.): orifice (f.) urétérale
Ureterstein (m.): calcul (m.) urétéral
Urethra (f.): urètre (m.)
Urethritis (f.): urétrite (f.)
Urethrographie (f.): urétrographie (f.)
Urethrozystoskopie (f.): cysto-urétroscopie (f.)
Urikosurikum (n.): uricosurique (m.)
Urin (m.): urine (f.), urines (fpl.)
Urin (m.), frischer: urine (f.) fraîchement émise
Urinal (n.): urinal (m.)
Urinfiltrat (n.): filtrat (m.) urinaire
Uringlas (n.): urinal (m.)
Urinsediment (n.): sédiment (m.) urinaire
Urinstatus (m.): examen (m.) cytobactériologique urinaire (ECBU)
Urinuntersuchung (f.): examen (m.) des urines
urinieren: uriner
Urogenitaltrakt (m.): appareil (m.) urogénital
Urogenitaltuberkulose (f.): tuberculose (f.) urogénitale
Urologe, login (m., f.): urologue (m., f.)
Urothel (n.): urothélium (m.)
Urothellage (f.): couche (f.) urothéliale
Urothelschicht (f.): couche (f.) urothéliale
Urotuberkulose (f.): tuberculose (f.) urinaire
Uterus (m.): utérus (m.), matrice (f.)
Uterus (m.), retroflektierter: utérus (m.) en rétroflexion, rétroflexion (f.) utérine, rétroflexion (f.) de l'utérus
Uteruskontraktion (f.): contraction (f.) utérine
Uterusmyom (n.): fibromyome (m.) utérin
Uterusmyom (n.), intramurales: fibromyome (m.) uterin interstitiel
Uterusmyom (n.), submuköses: fibromyome (m.) utérin sous-muqueux
Uterusmyom (n.), subseröses: fibrome (m.) utérin sous-séreux
Uterusruptur (f.): rupture (f.) utérine
Uvula (f.): luette (f.)
Uvula (f.) bifida: luette (f.) bifide

V

Vagina (f.): vagin (m.)
Vaginalabstrich (m.): frottis (m.) vaginal
Vaginalaplasie (f.): absence (f.) congénitale du vagin
Vaginalatresie (f.): atrésie (f.) vaginale
Vaginalfalten (fpl.): crêtes (fpl.) du vagin
Vaginaluntersuchung (f.): toucher (m.) vaginal (TV)
Vaginismus (m.): vaginisme (m.)
Vaginitis (f.): vaginite (f.)
Vakuumextraktion (f.): extraction (f.) par ventouse (obstétricale)
Vakzine (npl.): vaccin (m.)
Valvula (f.) Bauhini: valvule (f.) de Bauhin, valvule (f.) iléo-colique
Valvuloplastie (f.): valvuloplastie (f.)

Variante (f.): variété (f.)
Variation (f.): variation (f.)
Varietät (f.): variété (f.)
Varikose (f.): maladie (f.) variqueuse
Varize (f.): varice (f.)
Vasodilatator (m.): vasodilatateur (m.)
Vater-Papille (f.): grande caroncule (f.)
VC (=Vitalkapazität (f.)): capacité (f.) vitale (CV)
Vegetationen (fpl.), adenoide: végétations (fpl.) adénoïdes
Vena (V.), Vene (f.); Venae (Vv.), Venen (fpl.): veine, (f.) (V.), veines (fpl.)
V. (f.) anonyma: veine (f.) brachiocéphalique
V. (f.) cava inferior: veine (f.) cave inférieure
V. (f.) cava superior: veine (f.) cave supérieure
V. (f.) femoralis: veine (f.) fémorale
Vv. (fpl.) hepaticae: veines (fpl.) sus-hépatiques
V. (f.) jugularis: veine (f.) jugulaire
V. (f.) lienalis: veine (f.) splénique
V. (f.) mesenterica superior: veine (f.) mésentérique supérieure
V. (f.) portae: veine (f.) porte
V. (f.) renalis: veine (f.) rénale
V. (f.) saphena magna: veine (f.) saphène interne
V. (f.) subclavia: veine (f.) sous-clavière
Vv. (fpl.) ulnaris: veines (fpl.) cubitales
Ventilations-Perfusions-Quotient (m.): rapport (m.) ventilation, perfusion (f.) ($\dot{V}A$, $\dot{Q}C$)
Ventriculus (m.) laryngis: ventricule (m.) de Morgagni
Ventrikel (m.): ventricule (m.)
Ventrikel (m.), linker: ventricule (m.) gauche (VG)
Ventrikel (m.), rechter: ventricule (m.) droit (VD)
Ventrikeldruck (m.) links, enddiastolischer: pression (f.) télédiastolique ventriculaire gauche (PTDVG)
Ventrikeldruck (m.) rechts, enddiastolischer: pression (f.) télédiastolique ventriculaire droite (PTDVD)
Ventrikelszintigramm (n.): scintigramme (m.) ventriculaire
Verätzung (f.): brûlure (f.) chimique
Veranlagung (f.) [zu]: prédisposition (f.) [à]
Veratmungspyelogramm (n.): urographie (f.) inspiratoire, expiratoire
Verband (m.): bandage (m.)
Verbandmull (m.): gaze (f.) de pansement
Verbandszeug (n.): trousse (f.) de pansement
Verbandsschwester (f.): panseuse (f.)
Verblichener (f.): défunt (m.)
Verbrauchskoagulopathie (f.): coagulation (f.) intravasculaire disséminée (CIVD)
Verbrennung (f.): brûlure (f.)
Verbrennung (f.) 1., 2., 3. Grades: brûlure (f.) du 1er, 2e, 3e degré
verbrühen, sich; s'ébouillanter
verdauen: digérer
Verdauung (f.): digestion (f.)
Verdauungsapparat (m.): appareil (m.) digestif
Verdickung (f.) (z.B. von Gewebe): épaississement (m.) (ex.: tissulaire)
vereinbar: compatible
Verengung (f.): rétrécissement (m.)
vererben (eine Krankheit): transmettre (une maladie)
Vererbung (f.): hérédité (f.)
Verfassung (f.), körperliche: constitution (f.)
Vergiftung (f.): intoxication (f.), empoisonnement (m.)
Vergröberung (f.) (z.B. des Magenschleimhautreliefs): épaississement (m.) (ex.: de la muqueuse gastrique)
vergrößert: augmenté, e de volume
Verhalten (n.): comportement (m.)
verhindern: empêcher
Verhütungsmittel (n.): contraceptif (m.)

verkalkt: calcifié, e
Verkehrsunfall (m.): accident (m.) de la route, accident (m.) de la circulation, accident (m.) de voie publique (AVP)
verkrampfen: crisper
verlaufen (Krankheit): évoluer (maladie)
verletzt, leicht: légèrement blessé, e
verletzt, schwer: gravement blessé, e
Verletzter (m.): blessé (m.)
Verletzung (f.): blessure (f.), lésion (f.), traumatisme (m.)
Verletzung (f.), innere: traumatisme (m.) viscéral
Verletzung (f.), schwere: grand traumatisme (m.), traumatisme (m.) grave
vernarben: cicatricer
verquollen: oedémateux, se (ex.: tissu), gonflé, e (ex.: visage, tissu)
Verrenkung (f.): déboîtement (m.), foulure (f.), luxation (f.)
versagen (z.B. Knie): dérober (ex.: genou)
Verschattung (f.): opacité (f.)
verscheiden: décéder
verschlechtern, sich (Zustand des Patienten): s'aggraver, se détériorer (état du patient)
Verschlechterung (f.): détérioration (f.), aggravation (f.)
verschlimmern (sich) (z.B. Beschwerden, Gesundheitszustand): (s')aggraver (ex.: troubles, état du patient)
Verschlimmerung (f.): aggravation (f.)
Verschluß (m.): oblitération (f.), occlusion (f.)
Verschlußikterus (m.): ictère (m.) par obstruction
Verschmutzung (f.): souillure (f.)
Verschraubung (f.): boulonnage (m.)
Versicherungsmedizin (f.): science (f.) médico-actuarielle
verspüren (Gefühl, Schmerz): éprouver, ressentir (sensation, douleur)
Verstauchung (f.): entorse (f.), foulure (f.)
verstopft: constipé, e
Verstopfung (f.): constipation (f.)
Verstorbener (m.): défunt (m.)
Vertigo (f.): vertige (m.)
verträglich: compatible
verunreinigt (z.B. Wunde): souillé, e (ex.: plaie)
Verwaltungsdirektor (m.): chef (m.) de l'administration
Verweilkatheter (m.): sonde (f.) à demeure
Verwerfungszone (f.): zone (f.) de faille
Verwirrtheit (f.), geistige: confusion (f.) mentale
verzögern: retarder
VES (=ventrikuläre Extrasystole (f.)): extrasystole (f.) ventriculaire
Vierlinge (mpl.): quadruplés (mpl.)
Virchow-Drüse (f.): ganglion (m.) de Troisier, signe (m.) de Charles Emile Troisier
Virilismus (m.): virilisme (m.)
Virulenz (f.): virulence (f.)
Virus (n.): virus (m.)
Virus (n.), DNA-haltiges: virus (m.) à ADN
Virus (n.), RNA-haltiges: virus (m.) à ARN
Virusgrippe (f.): grippe (f.) virale
Virusinfekt (m.): infection (f.) virale
Virusinfektion (f.): infection (f.) virale
Viruspneumonie (f.): pneumonie (f.) virale
Vitalfunktion (f.): fonction (f.) vitale
Vitalkapazität (f.): capacité (f.) vitale (CV)
Vitamin (n.): vitamine (f.)
Vitium (n.): vice (m.)
Volkmann-Kontraktur (f.): syndrome (m.) de Volkmann
Volumen (n.), enddiastolisches: volume (m.) télédiastolique
Volumen (n.), endsystolisches: volume (m.) télésystolique
Vomitus (m.): vomissement (m.)
Vorderhorn (n.): corne (f.) antérieure, corne (f.) ventrale

Vorderstrang (m.): cordon (m.) antérieur
Vorderwand (f.): paroi (f.) antérieure
Vorgeschichte (f.): antécédents (mpl.)
Vorhaut (f.): prépuce (m.)
Vorhof (m.), linker: oreillette (f.) gauche
Vorhof (m.), rechter: oreillette (f.) droite
Vorhofextrasystole (f.): extrasystole (f.) auriculaire
Vorhofflattern (n.): flutter (m.) auriculaire
Vorhofflimmern (n.): fibrillation (f.) auriculaire (FA)
Vorhoftachykardie (f.), paroxysmale: tachycardie (f.) auriculaire paroxystique
Vorsorgeuntersuchung (f.): examen (m.) de dépistage
Vorsteherdrüse: prostate (f.)
vorwölben (z.B. Tumor): bomber (ex.: tumeur)
Vulnerabilität (f.): vulnérabilité (f.)
Vulva (f.): vulve (f.)
Vulvitis (f.): vulvite (f.), inflammation (f.) de la vulve
Vulvovaginitis (f.): vulvo-vaginite (f.)

W

wachsen (z.B. Hautmal): grossir (ex.: tache)
Wachstumsretardierung (f.), fetale: hypotrophie (f.) foetale, retard (m.) de croissance in utero (RCIU)
Wade (f.): mollet (m.)
Wadenbein (n.): péroné (m.), fibula (m.)
Wahn (m.): délire (m.)
Wanderniere (f.): rein (m.) mobile
Wange (f.): joue (f.)
Wanzenstich (m.): piqûre (f.) de punaise
Warze (f.): verrue (f.)
Wasser lassen: uriner
Wasserstoffionenkonzentration (f.): pH (m.), potentiel (m.) en hydrogène
Waterhouse-Friderichsen-Syndrom (n.): syndrome (m.) de Waterhouse-Friderichsen
Watteträger (m.): porte-coton (m.)
Wechseljahre (npl.): ménopause (f.)
Wehe (f.): travail (m.)
Wehenhemmer (m.): utérorelaxant (m.)
Wehenschwäche (f.): inertie (f.) utérine
Weichgewebe (n.): partie (f.) molle
weinen: pleurer
Wendung (f.): version (f.)
Wendung (f.), äußere: version (f.) par manoeuvres externes
Wernicke-Enzephalopathie (f.): encéphalopathie (f.) de Wernikke, syndrome (m.) de Korsakoff
wetterfühlig: sensible au temps
Wetterumschwung (m.): changement (m.) de temps
Whipple-Krankheit (f.): maladie (f.) de Whipple, lipodystrophie (f.) intestinale
Widerstand (m.): résistance (f.)
Widerstand (m.) im großen Kreislauf: résistances (fpl.) vasculaires périphériques
Widerwille (m.) [gegen]: dégoût (m.) [pour]
Wilson-Krankheit (f.): maladie (f.) de Wilson, dégénérescence (f.) hépatocérébrale
Wimpern (fpl.): cils (mpl.)
Windpocken (fpl.): varicelle (f.)
Wirbel (m.) (Knochen): vertèbre (f.)
Wirbelbruch (m.): fracture (f.) vertébrale
Wirbelfraktur (f.): fracture (f.) vertébrale
Wirbelknochen (m.): vertèbre (f.)
Wirbelsäule (f.): rachis (m.), colonne (f.) vertébrale
wirksam: efficace
Wohnraumhygiene (f.): hygiène (f.) du logement
Wolff-Parkinson-White-Syndrom (n.): syndrome (m.) de Wolff-Parkinson-White
Wolfsrachen (m.): gueule-de-loup (f.)

WPW-Syndrom (n.): syndrome (m.) de Wolff-Parkinson-White
Wucherung (f.): prolifération (f.)
Wunde (f.): blessure (f.), plaie (f.)
Wundstarrkrampf (m.): tétanos (m.)
Wurmfortsatz (m.): appendice (m.) vermiculaire

X Y

Xeroradiographie (f.): xéroradiographie (f.)
Xiphoid (n.): appendice (m.) xiphoïde
Xylosebelastungstest (m.): épreuve (f.) au xylose, test (m.) au xylose

Z

Zäkum (n.): caecum (m.)
Zäruloplasmin (n.): céruléoplasmine (f.)
Zahn (m.): dent (f.)
Zahnfleisch (n.): gencives (fpl.)
Zahnprothese (f.): prothèse (f.) dentaire, dentier (m.), appareil (m.) dentaire
Zangenbiopsie (f.): biopsie (f.) à la pince
Zangengeburt (f.): accouchement (m.) aux fers, accouchement (m.) au forceps
Zeckenbiß (m.): piqûre (f.) de tique
Zehe (f.): orteil (m.)
Zehe (f.), große: gros orteil (m.)
Zeigefinger (m.): index (m.)
Zelle (f.): cellule (f.)
Zellabwehr (f.): défense (f.) cellulaire
Zellkern (m.): noyau (m.) cellulaire
Zenker-Divertikel (n.): diverticule (m.) de Zenker, diverticule (m.) pharyngo-oesophagien
Zentralnervensystem (n.): système (m.) nerveux central (SNC)
zerbeißen: croquer
zergehen lassen, [langsam] im Mund: laisser fondre dans la bouche
zerkauen: croquer
Zerrung (f.): élongation (f.)
Zervix (f.): col (m.) de l'utérus, col (m.) utérin
Zervixabstrich (m.): frottis (m.) cervical
Zervixektopie (f.): ectopie (f.) cervicale
Zervixquadrant (m.): quadrant (m.) cervical
Zervixriß (m.): déchirure (f.) du col utérin
Zervixruptur (f.): déchirure (f.) du col utérin
Zervizitis (f.): cervicite (f.)
Ziegenpeter (m.): oreillons (mpl.)
Zink (n.): zinc (m.)
Zinkleimverband (m.): cataplasme (m.) à argile
Zittern (n.): tremblement (m.)
ZNS (=Zentrales Nervensystem (n.)): système (m.) nerveux central (SNC)
Zöliakie (f.): maladie (f.) coeliaque, intolérance (f.) au gluten
ZPM (=Zentrale Pontine Myelinolyse (f.)): myélinolyse (f.) centrale du pont
Zuckerkrankheit (f.): diabète (m.)
zugrundeliegend: sous-jacent, e
zunehmen (Gewicht): prendre du poids (grossir)
zunehmen (z.B. Schmerz): augmenter (ex.: douleur)
zunehmend: progressif, ve
Zunge (f.): langue (f.)
zurückbilden, sich (z.B. Symptome): régresser (ex.: symptômes)
zusammendrücken: comprimer
zusammenziehen: crisper
Zusatzversicherung (f.): caisse (f.) complémentaire
Zustand (m.): état (m.)
Zwangshaltung (f.): attitude (f.) forcée
Zwerchfell (n.): diaphragme (m.)
Zwerchfellhernie (f.): hernie (f.) diaphragmatique
Zwerchfellkuppel (f.): coupole (f.) diaphragmatique
Zwergwuchs (m.), diastrophischer: nanisme (m.) diastrophique
Zwillinge (mpl.): jumeaux (mpl.)

Zwillinge (mpl.), eineiige: des vrais jumeaux (mpl.), des jumeaux (mpl.) univitellins

Zwillinge (mpl.), zweieiige: des faux jumeaux (mpl.)

Zwillingsschwangerschaft (f.): grossesse (f.) gémellaire

Zwischenfall (m.): complication (f.)

Zwölffingerdarm (m.): duodénum (m.)

Zwölffingerdarmgeschwür (n.): ulcère (m.) duodénal, ulcère (m.) du duodénum

Zyanose (f.): cyanose (f.)

Zyklopie (f.): cyclopie (f.)

Zylinder (m.), granulierter: cylindre (m.) granuleux

Zylinder (m.), hyaliner: cylindre (m.) hyalin

Zystektasie (f.): cystectasie (f.)

Zystenniere (f.): rein (m.) polykystique, polykystose (f.) rénale

Zystitis (f.), akute primäre: cystite (f.) primaire aiguë

Zystographie (f.): cystographie (f.)

Zytomegalie (f.): cytomégalie (f.)

Zytoplasma (n.): cytoplasme (m.)

Zystektomie (f.): cystectomie (f.)

Zytostase (f.): traitement (m.) cytostatique

Zytostatikum (n.): cytostatique (m.)

14. Französisch-deutsches Wörterbuch

A

A., a. (= artère): Arterie (f.)
AA (= anévrisme aortique): Aortenaneurysma (n.)
AAS (= acide acétyl-salicylique): Acetylsalicylsäure (f.) (ASS)
abaissé, e: erniedrigt, gesenkt
abcès (m.): Abszeß (m.)
abcès (m.) du poumon: Lungenabszeß (m.)
abcès (m.) de la prostate: Prostataabszeß (m.)
abdo (= abdominal): abdominell
abdomen (m.): Abdomen (n.), Bauch (m.)
abdomen (m.) sans préparation (ASP): Abdomenleeraufnahme (f.), Abdomenübersichtsaufnahme (f.)
abdominal, e: abdominell
ablation (f.): Resektion (f.), Ablatio (f.)
abondant, e : reichlich
absence (f.) congénitale du vagin: Vaginalaplasie (f.)
absence (f.) d'ouverture d'un canal ou orifice naturel: unterbliebene Lumenbildung (f.), Atresie (f.)
accéléré, e (pouls): rasch, beschleunigt (Puls)
accès (m.): Anfall (m.), Zutritt (m.)
accès (m.) de goutte: Gichtanfall (m.)
accès (m.) épileptiforme: epileptiformer Anfall (m.)
accès (m.) migraineux: Kopfschmerzattacke (f.)
accueil (m.) chirurgical (Acc.chir.): chirurgische Ambulanz (f.), chirurgische Poliklinik (f.)
accident (m.): Unfall (m.)
accident (m.) de la circulation: Verkehrsunfall (m.)
accident (m.) de la route: Verkehrsunfall (m.)
accident (m.) de moto: Motorradunfall (m.)
accident (m.) de voie publique (AVP): Verkehrsunfall (m.)
accident (m.) du travail: Berufsunfall (m.), Arbeitsunfall (m.)
accident (m.) ischémique transitoire (AIT): transitorische ischämische Attacke (f.) (TIA)
accident (m.) professionnel: Berufsunfall (m.), Arbeitsunfall (m.)
accouchement (m.): Entbindung (f.), Geburt (f.), Niederkunft (f.)
accouchement (m.) au forceps: Zangengeburt (f.)
accouchement (m.) aux fers: Zangengeburt (f.)
accouchement (m.) normal à terme (ANT): regelrechte Geburt (f.)
accouchement (m.) prématuré: Frühgeburt (f.) (Vorgang)
accueil (m.): Poliklinik (f.), Ambulanz (f.), Aufnahme (f.)
accueil (m.) chir(urgical): chirurgische Poliklinik (f.), chirurgische Ambulanz (f.), chirurgische Aufnahme (f.)
ACE (= antigène carcino-embryonnaire): karzinoembryonales Antigen (n.) (CEA)
ACFA (= arythmie complète avec fibrillation): Vorhofflimmern (n.) mit kompletter Arrythmie
achalasie (f.) de l'oesophage: Ösophagusachalasie (f.), Kardiospasmus (m.)

achondroplasie (f.): Achondroplasie (f.), Chondrodysplasie (f.), Chondrodystrophie (f.)
acide (m.) acétyl-salicylique (AAS): Acetylsalicylsäure (f.) (ASS)
acide (m.) aminé: Aminosäure (n.)
acide (m.) désoxyribonucléique (ADN): Desoxyribonukleinsäure (f.) (DNA, DNS)
acide (m.) ribonucléique (ARN): Ribonukleinsäure (f.) (RNS, RNS)
acide (m.) urique: Harnsäure (f.)
acné (f.) rosacée: Rosazea (f.)
acquis, e (ex.: immunité, maladie): erworben (z.B. Immunität, Krankheit)
acrocéphalo(poly)syndactylie (f.): Akrozephalo(poly)syndaktylie (f.)
acromégalie (f.): Akromegalie (f.)
acrosarcomatose (f.) de Kaposi: Kaposi-Sarkom (n.)
actinomycose (f.): Aktinomykose (f.)
adénocarcinome (m.): Adenokarzinom (n.)
adénofibrome (m.): Fibroadenom (n.)
adénome (m.): Adenom (n.)
adénome (m.) du foie: Leberzelladenom
adénome (m.) prostatique: Prostataadenom (n.)
adénome (m.) tubulaire: tubuläres Adenom (n.)
adénome (m.) tubulovilleux: tubulovillöses Adenom (n.)
adénome (m.) villeux: villöses Adenom (n.)
adénomyose (f.): Adenomyomatose (f.), Endometriose (f.)
adénopathie (f.) (ADP): Lymphknotenschwellung (f.)
adénovirus (m.): Adenovirus (n.)
adhérences (fpl.) amniotiques: Amnionschnüre (fpl.)
adiposité (f.): Adipositas (f.), Fettsucht (f.)
administration (f.) de l'hôpital: Klinikverwaltung (f.)
admission (f.) à l'hôpital: stationäre Aufnahme (f.)
ADN (= acide désoxyribonucléique): Desoxyribonukleinsäure (f.) (DNA, DNS)
ADP (= adénopathie): Lymphknotenschwellung (f.)
AEG (= altération de l'état général): Änderung (f.) des Allgemeinzustands
AF (= antécédénts familiaux): Familienanamnese (f.)
affecter: angreifen, affizieren
affection (f.): Erkrankung (f.), Krankheit (f.), Leiden (n.)
affection (f.) cardiaque: Herzleiden (n.), Herzkrankheit (f.), Herzerkrankung (f.)
affection (f.) des voies aériennes inférieures: Erkrankung (f.) der unteren Atemwege
affection (f.) des voies aériennes supérieures: Erkrankung (f.) der oberen Atemwege
affection (f.) des voies respiratoires supérieures: Erkrankung (f.) der oberen Atemwege
affection (f.) neurologique: neurologische Erkrankung (f.)
affection (f.) organique: Organerkrankung (f.)
affection (f.) prédisposante: prädisponierende Erkrankung (f.)
affection (f.) vasculaire: Gefäßleiden (n.)
âge (m.): Alter (n.)
âge (m.) adulte: Erwachsenenalter (n.)
âge (m.) avancé: höheres Alter (n.), fortgeschrittenes Alter (n.)
âge (m.) de la procréation: geschlechtsreifes Alter (n.), reproduktionsfähiges Alter (n.)
âge (m.) de procréer: geschlechtsreifes Alter (n.), reproduktionsfähiges Alter (n.), gebärfähiges Alter (n.)
agénésie (f.): Agenesie (f.)
agénésie (f.) rénale: Nierenagenesie (f.)
agent (m.) nocif: Noxe (f.)

agent (m.) pathogène: Krankheitserreger (m.)
aggravation (f.): Verschlechterung (f.), Verschlimmerung (f.)
aggraver: verschlimmern, verschlechtern, erschweren
aide-anesthésiste (f.): Anästhesieschwester (f.)
aide-anesthésiste (m.): Anästhesiepfleger (m.)
aide-soignant (m.): Krankenpflegehelfer (m.), Hilfspfleger (m.)
aide-soignante (f.): Schwesternhelferin (f.), Hilfsschwester (f.), Krankenpflegehelferin (f.)
aigreurs (fpl.) d'estomac: Sodbrennen (n.)
aigu,ë: akut; gellend (Schmerz)
aiguille (f.): Nadel (f.)
aiguille (f.) hypodermique: Injektionsnadel (f.)
aine (f.): Leiste (f.)
aire (f.) visuelle striée: Sehrinde (f.)
aisselle (f.): Achsel (f.)
AIT (= accident ischémique transitoire): transitorische ischämische Attacke (f.) (TIA)
alactasie (f.): Lactoseintoleranz (f.), Lactosemalabsorption (f.)
alanine amino-transférase (f.) (ALAT): Alanin-Aminotransferase (f.) (ALAT)
ALAT (= alanine amino-transférase): Alanin-Aminotransferase
albumine (f.): Albumin (n.)
albuminurie (f.): Albuminurie (f.)
alcaptonurie (f.): Alkaptonurie (f.), Ochronose (f.)
aliments (mpl.) gras: Fettspeisen (fpl.)
aliments (mpl.) très épicés: scharf gewürzte Speisen (fpl.)
allaiter (un enfant): stillen
allergène (m.): Allergen (n.)
allergique: allergisch
alopécie (f.): Alopezie (f.), Haarausfall (m.)
alpha-amylase (f.): Alpha-Amylase (f.)
alpha-foetoprotéine (f.): Alpha-Fetoprotein (n.)
altération (f.) de l'état général (AEG): Änderung (f.) des Allgemeinzustands
alvéoles (fpl.) pulmonaires: Alveolen (fpl.)
ambu (m.): Ambubeutel (m.)
ambulance (f.): Krankenwagen (m.), Sanitätswagen (m.), Feldlazarett (n.)
ambulance (f.) de réanimation: Rettungswagen (m.), Notarztwagen (m.)
ambulance (f.) médicalisée: Rettungswagen (m.), Notarztwagen (m.)
ambulancier (m.): Krankentransportfahrer (m.)
amélie (f.): Amelie (f.)
s'améliorer: sich bessern (z.B. Gesundheitszustand)
amélioration (f.): Besserung (f.) (des Gesundheitszustands)
aménorrhée (f.): Amenorrhö (f.)
amibiase (f.): Amöbiasis (f.)
aminoacidurie (f.): Aminoazidurie (f.)
amnésie (f.): Amnesie (f.), Gedächtnisverlust (m.)
amnésie (f.) antérograde: anterograde Amnesie (f.)
amnésie (f.) rétrograde: retrograde Amnesie (f.)
amniocentèse (f.): Amniozentese (f.), Fruchtwasseruntersuchung (f.)
amp. (= ampoule): Ampulle (f.)
ampoule (f.): Ampulle (f.)
ampoule (f.) (fam.): Blase (f.)
amputation (f.): Amputation (f.), Resektion (f.)
amputation (f.) d'un champ visuel: Gesichtsfeldausfall (m.)
amygdale (f.) palatine: Gaumenmandel (f.), Tonsille (f.)
amygdale (f.) pharyngienne: Rachenmandel (f.)
amygdalectomie (f.): Tonsillektomie (f.) (TE)
amylose (f.) rénale: Nierenamyloidose (f.)
anabolisant (m.): Anabolikum (n.)
analgésique (m.): Analgetikum (n.)
analgésie (f.): Analgesie (f.)

analyse (f.) de la sécrétion gastrique: Magensekretionsanalyse (f.)
analyse (f.) des gaz du sang: Blutgasanalyse (f.)
anamnèse (f.): Anamnese (f.)
anatomique: anatomisch
anatomo-pathologiste (m., f.): Pathologe, login (m., f.)
anémie (f.): Anämie (f.), Blutarmut (f.)
anesthésique (m.): Anästhetikum (n.)
anesthésiste (m., f.): Anästhesist, in (m., f.)
anévrisme (m.): Aneurysma (n.)
anévrisme (m.) aortique (AA): Aortenaneurysma (n.)
anévrisme (m.) aortique abdominal (AAA): Bauchaortenaneurysma (n.)
anévrisme (m.) disséquant: Aneurysma (n.) dissecans
angine (f.): Angina (f.)
angine (f.) de poitrine (AP): Angina (f.) pectoris
angiocardiogramme (m.) (ACG): Angiokardiogramm (n.)
angiographie (f.) lymphatique: Lymphographie (f.)
angiographie (f.) rénale: Nierenangiographie (f.)
angiome (m.): Angiom (n.)
angiome (m.) caverneux: Haemangioma (n.) cavernosum
angiome (m.) plan: Naevus (m.) flammeus, Feuermal (n.), Weinfleck (m.)
angiome (m.) stellaire: Naevus (m.) araneus, Sternchennävus (m.)
angiome (m.) tubéreux : Haemangioma (n.) tubero-nodosum
angioplastie (f.) transluminale percutanée: perkutane Angioplastik (f.)
angiosarcomatose (f.) de Kaposi: Kaposi-Sarkom (n.)
angle (m.) duodéno-jéjunal: Flexura (f.) duodenojejunalis
angor (m.) d'effort: Belastungsangina (f.)
angor (m.) intestinal: Angina (f.) abdominalis
anneau (m.) de Kayser-Fleischer: Kayser-Fleischer-Ring (m.)
annexes (fpl.): Adnexe (mpl.)
annulaire (m.): Ringfinger (m.)
anomalie (f.): Anomalie (f.)
anomalie (f.) chromosomique: chromosomale Anomalie (f.)
anomalie (f.) de la face: Gesichtsanomalie
anosmie (f.): Anosmie (f.)
anovulation (f.): Anovulation (f.)
anse (f.) intestinale: Darmschlinge (f.)
ANT (= accouchement normal à terme): regelrechte Geburt (f.)
antalgique (m.): Schmerzmittel (n.), Analgetikum (n.)
antécédents (mpl.) (ATCD): Vorgeschichte (f.), Anamnese (f.)
antécédents (mpl.) personnels (AP, ATCD personnels): Eigenamnese (f.)
antédédents (mpl.) familiaux (AF, ATCD familiaux): Familienanamnese (f.)
antécédents (mpl.) sociaux (ATCD sociaux): Sozialanamnese (f.)
anthrax (m.) rénal: Nierenabszeß (m.)
antiacide (m.): Antazidum (n.)
anti-agrégant (m.) plaquettaire: Thrombozytenaggregationshemmer (m.)
antianémique (m.): Antianämikum (n.)
antiangoreux (m.) nitré: Nitropräparat (n.)
antiarythmique (m.): Antiarrythmikum (n.)
antibiothérapie (f.): Antibiose (f.)
antibiotique (m.): Antibiotikum (n.)
anticoagulant (m.): Antikoagulans
anticoagulation (f.): Antikoagulation (f.)
antidiabétique (m.): Antidiabetikum (n.)
antidote (m.): Antidot (n.), Gegengift (n.)

antiémétique (m.): Antiemetikum (n.)
antiépileptique (m.): Antiepileptikum (n.)
antifongique (m.): Antimykotikum (n.)
antigène (m.) carcino-embryonnaire (ACE): karzinoembryonales Antigen (n.) (CEA)
antigoutteux (m.): Gichtmittel (n.)
anti-histaminique (m.): Antihistaminikum (n.)
antihistaminique H_2 (m.): H_2-Blocker (m.)
antihypertenseur (m.): Antihypertonikum (n.), Antihypertensivum (n.)
anti-inflammatoire (m.): Antiphlogistikum (n.)
antiprurigineux (m.): Antipruriginosum (n.)
antisérum (m.): Antiserum (n.)
antitussif (m.): Antitussivum (n.)
anti-ulcéreux (m.): Ulkusmittel (n.)
antre (m.) pylorique: Antrum (n.) pyloricum
anurie (f.): Anurie (f.)
anus (m.): Anus (m.)
anxiolytique (m.): Anxiolytikum (n.)
aorte (f.) abdominale: Aorta (f.) abdominalis
aorte (f.) ascendante: Aorta (f.) ascendens
aorte (f.) thoracique: Aorta (f.) thoracica
AP (= angine de poitrine): Angina (f.) pectoris
AP (= antécédents personnels): Eigenanamnese (f.)
AP (= artère pulmonaire): A. (f.) pulmonalis
apexogramme (m.): Apexkardiogramm (n.) (APK)
aphasie (f.): Aphasie (f.)
aphonie (f.): Aphonie (f.)
aplasie (f.): Aplasie (f.)
aplasie (f.) segmentaire: segmentale Aplasie (f.), segmentale Atresie (f.)
aplatissement (m.) des coupoles diaphragmatiques: Zwerchfelltiefstand (m.)
apophyse (f.) épineuse: Dornfortsatz (m.), Processus (m.) spinalis
apoplexie (f.) cérébrale: Gehirnschlag (m.), Schlaganfall (m.)
app. (= appendicectomie): Appendektomie (f.)
apparaître: (plötzlich) auftreten
appareil (m.) à tension : Blutdruckmeßgerät (n.)
appareil (m.) cardiovasculaire: Herz-Kreislauf-System (n.)
appareil (m.) circulatoire: Herz-Kreislauf-System (n.)
appareil (m.) dentaire: Zahnprothese (f.), künstliches Gebiß (n.)
appareil (m.) digestif: Verdauungsapparat (m.), Gastrointestinaltrakt (m.), Verdauungstrakt (m.)
appareil (m.) génital: Genitale (n.), Geschlechtsapparat (m.)
appareil (m.) génital de la femme: weiblicher Geschlechtsapparat (m.), weibliches Genitale (n.)
appareil (m.) génital de l'homme: männlicher Geschlechtsapparat (m.), männliches Genitale (n.)
appareil (m.) génital féminin: weiblicher Geschlechtsapparat (m.), weibliches Genitale (n.)
appareil (m.) génital masculin: männlicher Geschlechtsapparat (m.), männliches Genitale (n.)
appareil (m.) insulaire: Inselapparat (m.)
appareil (m.) locomoteur (app. locomot.): Bewegungsapparat (m.)
appareil (m.) respiratoire: Respirationstrakt (m.)
appareil (m.) urogénital: Urogenitaltrakt (m.)
apparition (f.) des premières règles: Menarche (f.)
appendice (m.) vermiculaire: Appendix (m.) vermiformis, Wurmfortsatz (m.)
appendice (m.) xiphoïde: Schwertfortsatz (m.), Xiphoid (n.)
appendicectomie (f.) (app.): Appendektomie (f.)

appendicite (f.) chronique: chronische Appendizitis (f.)
appétit (m.): Appetit (m.)
appétit (m.), manquer d': keinen Appetit haben
appétit (m.) d'oiseau: Spatzenhunger (m.)
app. locomot. (= appareil locomoteur): Bewegungsapparat (m.)
apraxie (f.): Apraxie (f.)
arc (m.) costal: Rippenbogen (m.)
arcade (f.) crurale: Leistenband (n.), Lig. (n.) inguinale, Poupart-Band (n.)
arcade (f.) de Fallope: Leistenband (n.), Lig. (n.) inguinale, Poupart-Band (n.)
arcade (f.) fémorale: Leistenband (n.), Lig. (n.) inguinale, Poupart-Band (n.)
arcade (f.) sourcilière: Augenbrauenbogen (m.), Augenbrauenwulst (m.)
ARN (= acide ribonucléique): Ribonukleinsäure (f.) (RNA, RNS)
arrachement (m.): (Ab-)Riß (m.)
arrachement (m.) de l'artère sous-clavière: Abriß (m.) der A. subclavia
arrachement (m.) du plexus brachial: Abriß (m.) des Plexus brachialis
artéfact (m.): Artefakt (m.)
artère (f.) (a., A.): Arterie (f.), Schlagader (f.)
A. (f.) auriculo-ventriculaire: R. (m.) circumflexus
A. (f.) carotide commune: A. (f.) carotis communis
A. (f.) carotide primitive: A. (f.) carotis communis
A. (f.) cérébrale antérieure: A. (f.) cerebri anterior
A. (f.) circonflexe: R. (m.) circumflexus
A. (f.) coronaire droite (CD): A. (f.) coronaria dextra, rechte Kranzarterie (f.)
A. (f.) coronaire gauche (CG): A. (f.) coronaria sinistra, linke Kranzarterie (f.)
A. (f.) cubitale: A. (f.) ulnaris
A. (f.) dorsale du pied: A. (f.) dorsalis pedis
A. (f.) fémorale: A. (f.) femoralis
A. (f.) iliaque commune: A. (f.) iliaca communis
A. (f.) iliaque externe: A. (f.) iliaca externa
A. (f.) iliaque primitive: A. (f.) iliaca communis
A. (f.) interventriculaire antérieure: R. (m.) interventricularis anterior
A. (f.) marginale gauche: R. (m.) marginalis sinister
A. (f.) mésentérique supérieure: A. (f.) mesenterica superior
A. (f.) pédieuse: A. (f.) dorsalis pedis
A. (f.) péronière: A. (f.) fibularis, A. (f.) peronea
A. (f.) poplitée: A. (f.) poplitea
A. (f.) pulmonaire (AP): A. (f.) pulmonalis
A. (f.) radiale: A. (f.) radialis
A. (f.) rénale: Nierenarterie (f.), A. (f.) renalis
A. (f.) sous-clavière: A. (f.) subclavia
A. (f.) tibiale antérieure: A. (f.) tibialis anterior
A. (f.) tibiale postérieure: A. (f.) tibialis posterior
A. (f.) ulnaire: A. (f.) ulnaris
artériosclérose (f.) généralisée disséminée: ausgeprägte allgemeine Arteriosklerose (f.)
arthrite (f.): Arthritis (f.)
arthrite (f.) rhumatoïde: rheumatoide Arthritis (f.), primär chronischer Gelenkrheumatismus (m.)
arthrose (f.): Arthrose (f.)
arthrose (f.) interphalangienne distale: Heberden-Arthrose (f.)
articulation (f.): Gelenk (n.)
articulation (f.) astragalo-calcanéo-scaphoïdienne: unteres Sprunggelenk (n.)
articulation (f.) du cou de pied: oberes Sprunggelenk (n.)
articulation (f.) du genou: Kniegelenk (n.)

articulation (f.) du gros orteil: Großzehengrundgelenk (n.)
articulation (f.) interphalangienne 1 (IP1): (Finger-)Mittelgelenk (n.)
articulation (f.) interphalangienne 2 (IP2): (Finger-)Endgelenk (n.)
articulation (f.) médio-tarsienne: unteres Sprunggelenk (n.)
articulation (f.) métacarpo-phalangienne (MCP): Fingergrundgelenk (n.)
articulation (f.) tibio-tarsienne: oberes Sprunggelenk (n.)
arythmie (f.): Arrhytmie (f.)
arythmie (f.) respiratoire: respiratorische Arrhythmie (f.)
arythmie (f.) sinusale: Sinusarrythmie (f.)
ASAT (= aspartate amino-transférase): Aspartat-Aminotransferase (f.) (ASAT)
asbestose (f.): Asbestose (f.)
ascite (m.): Aszites (m.)
ASP (= abdomen sans préparation): Abdomenleeraufnahme (f.), Abdomenübersichtsaufnahme (f.)
aspartate amino-transférase (f.) (ASAT): Aspartat-Aminotransferase (f.) (ASAT)
aspect (m.) en raille: Längsriffelung (f.) (der Schleimhaut bei chronischer Bronchitis)
aspergillose (f.): Aspergillose (f.)
aspiration (f.): Aspiration (f.)
assourdi, e: gedämpft (Klopfschall, usw.)
asthmatique: asthmatisch
asthme (m.): Asthma
asthme (m.) bronchique: Asthma (n.) bronchiale, Bronchialasthma (n.)
asthme (m.) cardiaque: Asthma (n.) cardiale, Herzasthma (n.)
astragale (m.): Talus (m.), Sprungbein (n.)
astrocytome (m.): Astrozytom (n.)
AT (= accident du travail): Berufsunfall (m.), Arbeitsunfall (m.)
ATCD (= antécédents): Vorgeschichte (f.), Anamnese (f.)
athérosclérose (f.) coronarienne: Koronarsklerose (f.)
athérosclérose (f.) coronarienne calcifiée disséminée: hochgradig kalzifizierte Koronararteriensklerose (f.)
atopie (f.): Atopie (f.)
atrésie (f.): Atresie (f.)
atrésie (f.) anale: Analatresie (f.)
atrésie (f.) de l'intestin grêle: Dünndarmatresie (f.)
atrésie (f.) duodénale: Duodenalatresie (f.)
atrésie (f.) hyménale: Hymenalatresie (f.)
atrésie (f.) oesophagienne: Ösophagusatresie (f.)
atrésie (f.) urétérale: Ureteratresie (f.)
atrésie (f.) vaginale: Vaginalatresie (f.)
atrophié, e: atrophisch
ATs (= athérosclérose): Atherosklerose (f.)
atteindre: befallen
atteinte (f.) intra-utérine: intrauterine Schädigung (f.)
attitude (f.) forcée: Zwangshaltung (f.)
augmenté, e de volume: vergrößert
augmenter: zunehmen, erhöhen, steigern
au n (= au niveau de): auf Höhe von
auriculaire (m.): kleiner Finger (m.)
auricule (f.) droite: rechtes Herzohr (n.)
auricule (f.) gauche: linkes Herzohr (n.)
auscultation (f.): Auskultation (f.)
autopsie (f.): Sektion (f.), Autopsie (f.), Leichenöffnung (f.)
auxiliaire (m.) d'autopsie: Sektionsgehilfe (m.)
avancé, e (z.B. athérosclérose coronarienne): fortgeschritten (z.B. Koronarsklerose)
avant-bras (m.): Unterarm (m.)

AVC (= accident vasculaire cérébral): zerebraler Insult (m.), Apoplex (m.)
AVP (= accident de voie publique): Verkehrsunfall (m.)
azote (m.) d'urée: Harnstoffstickstoff (m.)

B

bacille (m.) de Doederlein: Döderlein-Bakterium (n.), Lactobacillus (m.) acidophilus
bacille (m.) de Koch (BK): Tuberkelbazillus (m.), Koch-Bazillus (m.), Mycobacterium (n.) tuberculosis hominis
bacille (m.) tuberculeux: Tuberkelbazillus (m.), Koch-Bazillus (m.), Mycobacterium (n.) tuberculosis hominis
bactérie (f.): Bakterium (n.)
bactériologie (f.): Bakteriologie (f.)
balanite (f.): Balanitis (f.)
ballonnement (m.): Meteorismus (m.), Blähungen (fpl.)
ballonner: blähen
bandage (m.): Verband (m.), Bandage (f.)
bandage (m.) compressif: Druckverband (m.)
bandage (m.) de fixation: Stützverband (m.)
bandage (m.) plâtré: Gipsverband (m.)
bande (f.) ventriculaire: Taschenband (n.), Taschenfalte (f.)
bandelette (f.) réactive: Teststäbchen (n.), Teststreifen (m.)
barbe (f.): Bart (m.)
barbiturique (m.): Barbiturat (n.)
bartholinite (f.): Bartholinitis (f.)
barytose (f.): Barytose (f.)
base (f.) du crâne: Schädelbasis (f.)
bassin (m.) de lit: Bettpfanne (f.), Schieber (m.)
bassinet (m.) (du rein): Nierenbecken (m.)
battement (m.) du coeur: Herzschlag (m.)
BAV (= bloc auriculo-ventriculaire): AV-Block (m.), atrio-ventrikulärer Block (m.)
BAV1 (= bloc auriculo-ventriculaire 1er degré): AV-Block (m.) 1. Grades
BAV2 (= bloc auriculo-ventriculaire 2ème degré): AV-Block (m.) 2. Grades
BAV3 (= bloc auriculo-ventriculaire 3ème degré): AV-Block (m.) 3. Grades
BAVC (= bloc auriculo-ventriculaire complet): kompletter AV-Block (m.)
BAVI (= bloc auriculo-ventriculaire incomplet): inkompletter AV-Block (m.)
BBD (= bloc de branche droit): Rechtsschenkelblock (m.) (RSB)
BBG (= bloc de branche gauche): Linksschenkelblock (m.) (LSB)
BdC (= bruits du coeur): Herztöne (mpl.)
bec-de-lièvre (m.): Lippen-Kiefer-Gaumen-Spalte (f.), Hasenscharte (f.)
bénin, gne: gutartig, harmlos, benigne
berylliose (f.): Berylliose (f.)
besoin (m.) d'uriner: Harndrang (m.)
besoin (m.) mictionnel: Harndrang (m.)
besoins (mpl.) urgents d'aller à la selle: Stuhldrang (m.)
béta-bloquant (m.): Betablocker (m.)
BHA (= bruits hydroaériques): Dauergeräusche (npl.)
bicarbonate (m.): Bicarbonat (n.)
bicéphalité (f.): Doppelköpfigkeit (f.)
bicyclette (f.) ergométrique: Fahrradergometer (m.)
bifurcation (f.) trachéale: Tracheabifurkation (f.)
bilatéral, e: beidseits, bilateral
bile (f.): Galle(nflüssigkeit) (f.)
bilharziose (f.): Bilharziose (f.)
bilirubine (f.) indirecte: indirektes Bilirubin (n.)
biopsie (f.): Biopsie (f.), Gewebsprobe (f.)

biopsie (f.) à l'anse : Schlingenbiopsie (f.)
biopsie (f.) à la pince: Zangenbiopsie (f.)
biopsie (f.) bronchique: Bronchialbiopsie (f.)
biopsie (f.) cérébrale: Hirnbiopsie (f.)
biopsie (f.) ciblée: gezielte Biopsie (f.)
biopsie (f.) du foie: Leberbiopsie (f.)
bistouri (m.): Skalpell (n.), Messer (n.)
BK (= bacille de Koch): Tuberkelbazillus (m.) (TB)
blastomycète (m.): Sproßpilz (m.)
blessé, e: verletzt
blessé (m.): Verletzter (m.)
blessé (m.) grave: Schwerverletzter (m.)
blessé (m.) léger: Leichtverletzter (m.)
blessure (f.): Wunde (f.), Verletzung (f.), Verwundung (f.)
bloc (m.) auriculo-ventriculaire (BAV): atrioventrikulärer Block (m.), AV-Block (m.)
bloc (m.) auriculo-ventriculaire 1er, 2ème, 3ème degré (BAV1,BAV2, BAV3): AV-Block (m.) 1., 2., 3. Grades
bloc (m.) auriculo-ventriculaire complet (BAVC/BAV3): kompletter AV-Block (m.)
bloc (m.) auriculo-ventriculaire incomplet (BAVI/BAV1): inkompletter AV-Block (m.)
bloc (m.) de branche droit: Rechtsschenkelblock (m.)
bloc (m.) de branche gauche: Linksschenkelblock (m.)
blocage (m.) articulaire: Gelenkblockade (f.)
BM (= brûlures mictionnelles): Brennen (n.) beim Wasserlassen
boîte (f.) d'intubation: Intubationsbesteck (n.)
bomber (tumeur): (sich) vorwölben (Tumor) (n.)
bords (mpl.) de résection paramétraux: parametrale Abtragungsränder (mpl.)
borréliose (f.) récurrente: Rückfallfieber (n.)
bosse (f.): Buckel (m.), Höcker (m.)
botte (f.) plâtrée de marche: (Unterschenkel-)Gehgips (m.)
boubas (m.): Frambösie (f.)
bouche (f.): Mund (m.)
bouche-à-bouche (m.): Mund-zu-Mund-Beatmung (f.)
bouche-à-nez (m.): Mund-zu-Nase-Beatmung (f.)
bouffée (f.) de chaleur: Hitzewallung (f.)
bouger: (sich) bewegen
bougirage (m.): Bougierung (f.)
boule (f.) hystérique: Globus (m.) hystericus, Globussyndrom (n.), Globusgefühl (n.)
boulonnage (m.): Verschraubung (f.)
bourdonnement (m.) d'oreilles: Ohrensausen (n.)
bourgeons (mpl.) rudimentaires: rudimentäre Anlagen (fpl.)
bourrelet (m.) endocardique: Endokardkissen (n.)
bourse (f.): Hodensack (m.), Skrotum (n.)
bourse (f.) séreuse rétro-olécrânienne: Bursa (f.) olecrani
bouton (m.) d'Orient: Orientbeule (f.)
BP (= bronchopneumonie): Bronchopneumonie (f.)
BPCO (= broncho-pneumopathie obstructive): chronisch obstruktive Lungenerkrankung (f.), chronic obstructive lung disease (COLD)
bradycardie (f.) sinusale: Sinusbradykardie (f.)
brancardier (m.): Krankenträger (m.)
branche (f.): (Gefäß-) Ast (m.), Schenkel (m.) (His-Bündel)
bras (m.): Arm (m.)
bride (f.): Band (n.), Strang (m.)
brides (fpl.) amniotiques: Amnionschnüre (fpl.)

bronche (f.) lobaire inférieure: Unterlappenbronchus (m.)
bronche (f.) lobaire moyenne: Mittellappenbronchus (m.)
bronche (f.) lobaire supérieure: Oberlappenbronchus (m.)
bronche (f.) segmentaire: Segmentbronchus (m.)
bronche (f.) souche: Hauptbronchus (m.)
bronchectasie (f.): Bronchiektasie (f.)
bronchiole (f.) lobulaire: Bronchiolus (m.) terminalis
bronchiole (f.) terminale: Bronchiolus (m.) terminalis
bronchioles (fpl.) respiratoires: Bronchioli (mpl.) respiratoirii
bronchite (f.): Bronchitis (f.), Bronchialkatarrh (m.)
bronchite (f.) aiguë: akute Bronchitis (f.)
bronchite (f.) asthmatiforme: asthmoide Bronchitis (f.)
bronchite (f.) chronique: chronische Bronchitis (f.)
broncho-alvéolite (f.) aiguë: akute Bronchopneumonie (f.)
bronchopneumonie (f.) (BP): Bronchopneumonie (f.)
bronchopneumopathie (f.) chronique obstructive (BPCO): chronisch obstruktive Lungenerkrankung (f.) (COLD)
bronchofibroscopie (f.): Bronchoskopie (f.)
bronchoscopie (f.): Bronchoskopie (f.)
bruits (mpl.) du coeur (BdC): Herztöne (mpl.)
bruits (mpl.) hydroaériques (BHA): Dauergeräusche (npl.)
brûlant, e: brennend (Schmerz)
brûlure (f.): Verbrennung (f.), Brandwunde (f.), Verbrühung (f.); brennender Schmerz (m.)
brûlure (f.) chimique: Verätzung (f.)
brûlure (f.) du 1er, 2e, 3e degré: Verbrennung (f.) 1., 2., 3. Grades
brûlure (f.) par électricité: Strommarke (f.)
brûlures (fpl.) d'estomac: Sodbrennen (n.)
brûlures (fpl.) mictionnelles (BM): Brennen (n.) beim Wasserlassen
BSH (= bonne santé habituelle): guter Allgemeinzustand (m.), guter AZ
bulbe (m.) olfactif: Bulbus (m.) olfactorius
bulbe (m.) rachidien: Medulla (f.) oblongata
bulle (f.): Blase (f.)
BUR (= bureau des urgences): Notaufnahme (f.)
bureau (m.) des urgences (BUR): Notaufnahme (f.)
by-pass (m.): Bypass (m.)

C

Ca (= carcinome): Karzinom (n.), Krebs (m.)
cabinet (m.) de médecine générale: Allgemeinpraxis (f.)
cabinet (m.) médical: Arztpraxis (f.)
cachet (m.): Tablette (f.)
cachexie (f.): Kachexie (f.)
caecum (m.): Caecum (n.), Zäkum (n.)
cage (f.) thoracique: Brustkorb (m.)
calcanéum (m.): Kalkaneus (m.), Fersenbein (n.)
calcification (f.) parenchymateuse en forme de chancre d'inoculation: kleinherdige Parenchymverkalkung (f.)
calcifié, e: kalzifiziert, verkalkt
calcul (m.) biliaire: Gallenstein (m.)
calcul (m.) coralliforme: Ausgußstein (m.)
calcul (m.) rénal: Nierenstein (m.), Nephrolithiasis (f.)
calcul (m.) urétéral: Ureterstein (m.)
calcul (m.) vésical: Blasenstein (m.)
calendrier (m.) vaccinal: Impfkalender (m.)
calibre (m.): Kaliber (n.)
calice (m.) du rein: Nierenkelch (m.)

calmant (m.): Beruhigungsmittel (n.)
canal (m.): Ductus (m.), Gang (m.), Kanal (m.)
canal (m.) atrio-ventriculaire (CAV): Atrioventrikularkanal (m.), AV-Kanal (m.)
canal (m.) atrio-ventriculaire commun: offener AV-Kanal (m.), Atrioventrikularkanal (m.), Endokardkissendefekt (m.)
canal (m.) auriculo-ventriculaire commun: offener AV-Kanal (m.), Atrioventrikularkanal (m.), Endokardkissendefekt (m.)
canal (m.) cholédoque: Ductus (m.) choledochus
canal (m.) cystique: Ductus (m.) cysticus
canal (m.) de Muller: Müller-Gang (m.)
canal (m.) du Santorini: Ductus (m.) Santorini, Ductus (m.) pancreaticus minor
canal (m.) hépatique commun: Ductus (m.) hepaticus communis
canal (m.) pancréatique de Wirsung: Ductus (m.) Wirsungianus, Ductus (m.) pancreaticus maior
cancer (m.): Krebs (m.), Karzinom (n.)
cancer (m.) colorectal: kolorektales Karzinom (n.)
cancer (m.) de la prostate: Prostatakarzinom (n.)
cancer (m.) de la queue du pancréas: Pankreasschwanzkarzinom (n.)
cancer (m.) de la tête du pancréas: Pankreaskopfkarzinom (n.)
cancer (m.) de la vessie: Blasenkarzinom (n.)
cancer (m.) de l'estomac type diffus selon Laurén: Magenkarzinom (n.), diffuser Typ nach Laurén
cancer (m.) de l'estomac type infiltrant selon Ming: Magenkarzinom (n.), infiltrativer Typ nach Ming
cancer (m.) de l'oesophage: Ösophaguskarzinom (n.)
cancer (m.) de l'ovaire: Ovarialkarzinom (n.)
cancer (m.) de l'uretère: Harnleiterkarzinom (n.)
cancer (m.) des voies biliaires: Gallengangskarzinom (n.)
cancer (m.) du bassinet: Nierenbeckenkarzinom (n.)
cancer (m.) du canal anal: Analkarzinom (n.)
cancer (m.) du pénis: Peniskarzinom (n.)
cancer (m.) du rein: Nierenkarzinom (n.)
cancer (m.) du rein à cellules claires: klarzelliges Nierenkarzinom (n.)
cancer (m.) du sein: Mammakarzinom (n.), Mamma-Ca (n.)
cancer (m.) du sein canalaire: duktales Mammakarzinom (n.)
cancer (m.) du sein lobulaire: lobuläres Mammakarzinom (n.)
cancer (m.) du testicule: Hodenkarzinom (n.)
cancer (m.) ovarien: Ovarialkarzinom (n.)
cancer (m.) papillaire: Papillenkarzinom (n.)
cancer (m.) primitif des cellules hépatiques: Leberkarzinom (n.)
cancer (m.) primitif du foie: Leberkarzinom (n.)
cancer (m.) précoce de l'estomac: Magenfrühkarzinom (n.), early gastric cancer
cancer (m.) sur moignon gastrique: Magenstumpfkarzinom (n.)
capacité (f.) de diffusion pulmonaire pour l'oxygène (DO_2): Diffusionskapazität (f.) für O_2
capacité (f.) de transfert pulmonaire (DLCO): Diffusionskapazität (f.) (DLCO)
capacité (f.) résiduelle fonctionnelle (CRF): funktionelle Residualkapazität (f.) (FRC, FRK)
capacité (f.) totale (CPT/CT): Totalkapazität (f.) (der Lungen) (TC, TKL)
capacité (f.) vitale (CV): Vitalkapazität (f.) (VC, VK)

caps (= capsule) (pharm.): Kapsel (f.) (pharm.)
capsule (f.): Kapsel (f.) (anat.)
capsule (f.) adipeuse: perirenales Fettgewebe (n.)
capsule (f.) interne: innere Kapsel (f.), Capsula (f.) interna
capsule (f.) rénale: Nierenkapsel (f.)
carambolage (m.) monstre (pop.): Massenunfall (m.)
carcinome (m.): Karzinom (n.), Krebs (m.)
carcinome (m.) adénocystique: adenoidzystisches Karzinom (n.)
carcinome (m.) à cellules squameuses: Plattenepithelkarzinom (n.)
carcinome (m.) à grandes cellules du poumon: Riesenzellkarzinom (n.) der Lunge
carcinome (m.) bronchioloalvéolaire: bronchioloalveoläres Karzinom (n.)
carcinome (m.) de cellules en bague: Siegelringzellkarzinom (n.)
carcinome (m.) épidermoïde: Plattenepithelkarzinom (n.)
carcinome (m.) microcellulaire du poumon: kleinzelliges Lungenkarzinom (n.)
carcinome (m.) mucipare: Siegelringzellkarzinom (n.)
cardia (m.): Kardia (f.)
cardio-accélérateur (m.): Kardiomimetikum (n.)
cardiospasme (m.): Ösophagusachalasie (f.), Kardiospasmus (m.)
carence (f.) immunitaire: Immunmangel (m.)
carène (f.): Carina (f.) tracheae
caroncule (f.), grande: Papilla (f.) maior, Vater'sche Papille (f.), Papilla (f.) Vateri
caroncule (f.), petite: Papilla (f.) duodeni minor
caroncules (fpl.) hyménéales: Carunculae (fpl.) hymenalis
caroncules (fpl.) myrtiformes: Carunculae (fpl.) hymenalis
carotidogramme (m.) (Ctg): Karotispulskurve (f.) (CPK)
cartilage (m.) cricoïde: Ringknorpel (m.)
cartilage (m.) thyroïde: Schildknorpel (m.), Cartilago (f.) thyreoidea
cartilages (mpl.) de la trachée: (spangenförmige) Trachealknorpel (mpl.)
cas (m.) clinique: Fallstudie (f.), Fall (m.), Fallbeschreibung (f.)
CAT (= conduite à tenir): weiteres Vorgehen (n.), weiteres Procedere (n.)
cataplasme (m.) à argile: Zinkleimverband (m.)
catgut (m.): Catgut (n.)
cathéterisme (m.) cardiaque droit: Rechtsherzkatheterisierung (f.), Rechts(herz)katheterismus (m.)
cathéterisme (m.) cardiaque gauche: Linksherzkatherisierung (f.), Links(herz)katheterismus (m.)
cathétérisme (m.) urétéral: Ureterenkatheterismus (m.)
causer: bewirken
CAV (= canal auriculo-ventriculaire): AV-Kanal (m.), atrioventrikulärer Kanal (m.)
caverne (f.): Kaverne (f.)
cavité (f.): Höhle (f.), Kammer (f.)
cavité (f.) buccale: Mundhöhle (f.)
cavité (f.) pleurale: Pleuraspalt (m.)
cavité (f.) utérine: Cavum (n.) uteri
CD (= coronaire droite): A. (f.) coronaria dextra, rechte Kranzarterie (f.)
cellule (f.): Zelle (f.)
cellule (f.) béta: Betazelle (f.)
cellule (f.) caliciforme: Becherzelle (f.)
cellule (f.) en bague à chaton: Siegelringzelle (f.)
cellule (f.) géante: Riesenzelle (f.)
cellule (f.) mastoïdienne: Mastzelle (f.)
cellule (f.) tumorale: Tumorzelle (f.)
centre (m.) de transfusion sanguine: Blutbank (f.)

centre (m.) médullaire: Corpus (n.) medullare, Marklager (n.)
céphalées (fpl.): Kopfschmerzen (mpl.)
cerclage (m.) (au fil): Drahtumschlingung (f.), Drahtumschnürung (f.), Cerclage (f.)
cérébelleux, se: Kleinhirn-
cernes (mpl.) sous les yeux: Augenringe (mpl.)
certificat (m.) de vaccination: Impfpaß (m.)
céruléoplasmine (f.): Zäruloplasmin (n.)
cerveau (m.): Hirn (n.), Gehirn (n.)
cerveau (m.), petit : Kleinhirn (n.)
cervelet (m.): Kleinhirn (n.)
cervicite (f.): Zervizitis (f.)
césarienne (f.): Schnittentbindung (f.), Sectio (f.), Kaiserschnitt (m.)
CG (= coronaire gauche): A. (f.) coronaria sinistra, linke Kranzarterie (f.)
champ (m.) pulmonaire (CP): Lungenfeld (n.)
champ (m.) pulmonaire inférieur: Lungenunterfeld (n.)
champ (m.) pulmonaire supérieur: Lungenoberfeld (n.)
champ (m.) visuel: Gesichtsfeld (n.)
charbon (m.): Milzbrand (m.)
chef (m.) de clinique: Chefarzt, ärztin (m., f.)
chef (m.) de l'administration: Verwaltungsdirektor, in (m., f.)
chef (m.) de service: Oberarzt, ärztin (m, f.)
chef (m.) du personnel: Personalchef, in (m., f.)
chélateur (m.): Chelatbildner (m.)
cheveux (mpl.): (Kopf-)Haare (npl.)
cheville (f.): Knöchel (m.)
chirurgien, ne (m., f.): Chirurg, in (m., f.)
Chlamydia (f.): Chlamydie (f.)
chloroquine phosphate (m.): Chloroquinphosphat (n.)
choc (m.): Schock (m.), Stoß (m.)
cholangite (f.): Cholangitis (f.), Gallenwegsentzündung (f.)
cholangio-pancréaticographie (f.) rétrograde endoscopique (CPRE): endoskopisch retrograde Cholangiopankreatographie (f.) (ERCP)
cholécystite (f.): Cholezystitis (f.), Entzündung (f.) der Gallenblase
cholécystolithiase (f.): Cholezystolithiasis (f.)
cholédocholithiase (f.): Choledocholithiasis (f.)
choléra (m.): Cholera (f.)
cholinestérase (f.): Cholinesterase (f.) (CHE)
chondrodystrophie (f.): Chondrodystrophie (f.), Chondrodysplasie (f.), Achondroplasie (f.)
choriocentèse (f.): Chorionzottenbiopsie (f.)
chou-fleur (m.) (fam.): spitze Feigwarze (f.), Condyloma (n.) acuminatum
chronique: chronisch
chute (f.): Sturz (m.), Fall (m.)
chute (f.) de cheveux: Haarausfall (m.)
cicatrice (f.): Narbe (f.)
cicatriser: vernarben
cils (mpl.): Wimpern (fpl.)
cinquième maladie (f.): Ringelröteln (fpl.), Erythema (n.) infectiosum
circonvolution (f.) du corps calleux: Gyrus (m.) cinguli
circonvolution (f.) frontale ascendante: Präzentralregion (f.)
circonvolution (f.) pariétale ascendante: Postzentralregion (f.)
circulaire (m.) du cordon: Nabelschnurumschlingung (f.)
cirrhose (f.) du foie: Leberzirrhose (f.)
cirrhose (f.) micronodulaire du foie: feingranuläre Leberzirrhose (f.), feinknotige Leberzirrhose (f.)
CIVD (= Coagulation intravasculaire disséminée): DIC, Verbrauchskoagulopathie (f.)
CK (= créatine kinase): Kreatinkinase (f.) (CK)
clairance (f.), clearance (f.): Clearance (f.)
clearance (f.) isotopique: Isotopenclearanceverfahren (n.)

climatère (m.): Klimakterium (n.)
clinicien, ne (m., f.): Kliniker, in (m., f.)
clinique: klinisch
clitoris (m.): Klitoris (f.), Kitzler (m.)
cloison (f.) déviée: Septumdeviation (f.)
cloison (f.) nasale: Nasenseptum (n.), Nasenscheidewand (f.), Septum (n.) nasi
cloisonné, e (ex.: épanchement): gekammert (z.B. Erguß)
cloisonnement (m.): Septierung (f.)
cloque (f.): Blase (f.)
coagulation (f.) intravasculaire disséminée (CIVD): Verbrauchskoagulopathie (f.) (DIC)
coeur (m.) d'athlète: Sportherz (n.)
coeur (m.) pulmonaire aigu (CPA): akutes Cor (n.) pulmonale, Cor (n.) pulmonale acutum
coeur (m.) pulmonaire chronique (CPC): chronisches Cor (n.) pulmonale, Cor (n.) pulmonale chronicum
coïlocyte (m.): Koilozyt (m.)
col (m.) de l'utérus: Zervix (f.), Gebärmutterhals (m.)
col (m.) utérin: Zervix (f.), Gebärmutterhals (m.)
colique (f.) néphrétique: Nierenkolik (f.)
colite (f.) de laxatifs: Laxanzienenteropathie (f.)
colite (f.) d'origine bactérienne: bakterielle Kolitis (f.)
colite (f.) d'origine parasitaire: parasitär-induzierte Kolitis (f.)
colite (f.) d'origine virale: virale Kolitis (f.)
colite (f.) ischémique: ischämische Kolitis (f.)
colite (f.) pseudo-membraneuse: pseudomembranöse Kolitis (f.)
colite (f.) ulcéreuse: Colitis (f.) ulcerosa
collapsus (m.): Kollaps (m.)
collier (m.) cervical rigide: Halskrawatte (f.), Schanz-Verband (m.)
colo-iléoscopie (f.): Koloileoskopie (f.)
côlon (m.): Kolon (n.), Grimmdarm (m.)
côlon (m.) ascendant: Colon (n.) ascendens
côlon (m.) descendant: Colon (n.) descendens
côlon (m.) hyperspasmodique: Colon (n.) irritabile, Reizkolon (n.), Kolonneurose (f.)
côlon (m.) irritable: Colon (n.) irritabile, Reizkolon (n.), Kolonneurose (f.)
côlon (m.) sigmoïde: Colon (n.) sigmoideum, Krummdarm (m.)
côlon (m.) transverse: Colon (n.) transversum
colonne (f.) vertébrale: Wirbelsäule (f.), Rückgrat (n.)
coloration (f.) de Giemsa: Giemsa-Färbung (f.)
coloration (f.) spéciale: Spezialfärbung (f.)
coloscopie (f.): Koloskopie (f.)
colposcopie (f.): Kolposkopie (f.)
coma (m.): Koma (n.)
coma (m.) hépatique: hepatisches Koma (n.), Leberkoma (n.)
coma (m.) par défaillance hépatique: Leberausfallskoma (n.)
coma (m.) par dégénerescence hépatique: Leberzerfallskoma (n.)
commotion (f.) cérébrale: Gehirnerschütterung (f.), Commotio (f.) cerebri
communiquer (infection): übertragen
compatible: vereinbar, verträglich
compensation (f.): Kompensation (f.), Ersatz (m.)
compléance (f.): Compliance (f.)
complexe (m.) primaire: Primärkomplex (m.)
compliance (f.) pulmonaire statique (C pulm stat): statische Lungencompliance (f.) (C_{Lst})
compliance (f.) spécifique (C spec): spezifische Compliance (f.) (C_{spez})
compliance (f.) thoracique statique (C thor stat): statische Thoraxcompliance (f.) (C_{Wst})

compliance (f.) totale statique (C tot stat): statische Totalcompliance (f.) (C_{totst})
complication (f.): Komplikation (f.), Zwischenfall (m.)
comportement (m.): Verhalten (n.), Benehmen (n.)
compression (f.) : Kompression (f.)
comprimé (m.): Tablette (f.)
comprimer: komprimieren, zusammendrücken; verdrängen (Tumor)
concentration (f.) sanguine d'azote d'urée: Harnstoff-Stickstoff-Konzentration (f.) (im Blut)
concentration (f.) sanguine de créatinine: Serumkreatitin (n.)
concentration (f.) sanguine d'urée: Serumharnstoff (m.)
conductance (f.) des voies aériennes (G_{aw}): Atemwegsconductance (G_{aw})
conduit (m.) auditif: Gehörgang (m.)
conduite (f.) à tenir: weiteres Vorgehen (n.), weiteres Prozedere (n.)
condylome (m.) acuminé: spitze Feigwarze (f.), Condyloma (n.) acuminatum
confrontation (f.) anatomoclinique: klinisch-pathologische Konferenz (f.) (CPC)
confusion (f.) mentale: geistige Verwirrtheit (f.)
congénital, e: kongenital, angeboren, konnatal
congestion (f.): Einflußstauung (f.)
conisation (f.) par bistouri: Messerkonisation (f.)
conjonctive (f.): Bindehaut (f.), Konjunktiva (f.)
conjonctivite (f.): Konjunktivitis (f.), Bindehautentzündung (f.)
connaissance (f.): Bewußtsein (n.)
conseil (m.) génétique: genetische Beratung (f.)
conseil (m.) juridique: Rechtsbeistand (m.)
consentir [à]: einwilligen [zu]
conservé, e: erhalten
conservé, e in situ: in situ erhalten
conserver: erhalten, konservieren, belassen
consistance (f.): Konsistenz (f.)
constipation (f.): Obstipation (f.), Verstopfung (f.)
constipé, e: verstopft, obstipiert
constitution (f.): Konstitution (f.), körperliche Verfassung (f.)
consultation (f.): Konsultation (f.), Sprechstunde (f.)
consulter un médecin: einen Arzt aufsuchen, konsultieren
contagiosité (f.): Kontagiosität (f.), Infektiosität (f.)
contamination (f.): Kontamination (f.)
contention (f.): Fixierung (f.) (der Knochenfragmente)
continuité (f.) de l'os: Knochenkontinuität (f.)
contraceptif (m.): Kontrazeptivum (n.), Verhütungsmittel (n.)
contraception (f.): Kontrazeption (f.), (Empfängnis-)Verhütung (f.)
contraction (f.) utérine: Uteruskontraktion (f.)
contusion (f.): Quetschung (f.), Prellung (f.), Kontusion (f.)
contusion (f.) cérébrale: Hirnquetschung (f.)
convalescence (f.): Rekonvaleszenz (f.), Genesung (f.)
convexité (f.): Konvexität (f.)
coqueluche (f.): Keuchhusten (m.)
cor (m.): Clavus (m.), Hühnerauge (n.)
corde (f.) vocale: Stimmband (n.)
corde (f.) vocale inférieure: Stimmlippe (f.)
corde (f.) vocale supérieure: Taschenfalte (f.), Taschenband (n.)
cordon (m.) antérieur: Vorderstrang (m.)
cordon (m.) ombilical: Nabelschnur (f.)
cordon (m.) postérieur: Hinterstrang (m.)
corne (f.) antérieure: Vorderhorn (n.)
corne (f.) dorsale: Hinterhorn (n.)
corne (f.) postérieure: Hinterhorn (n.)
corne (f.) ventrale: Vorderhorn (n.)

cornet (m.) nasal: Nasenmuschel (f.)
coronaire (f.) droite (CD): rechte Kranzarterie (f.), A. (f.) coronaria dextra
coronaire (f.) gauche (CG): linke Kranzarterie (f.), A. (f.) coronaria sinistra
coronarographie (f.): Koronarangiographie (f.)
coronavirus (m.): Koronavirus (n.)
corps (m.): Körper (m.), Korpus (n.)
corps (m.) de l'estomac: Magenkorpus (n.), Corpus (n.) ventriculi
corps (m.) du pancréas: Pankreaskorpus (n.)
corps (m.) étranger: Fremdkörper (m.)
corps (mpl.) mamillaires: Corpora (npl.) mamillaria
corps (m.) médullaire: Corpus (n.) medullare, Marklager (n.)
corps (m.) thyroïde: Schilddrüse (f.), Thyreoidea (f.)
corps (m.) trapézoïdal: Corpus (n.) trapezoideum
corpus (m.) albicans: Corpus (n.) albicans
cortex (m.): Hirnrinde (f.)
corticoïde (m.): Corticoid (n.)
côte (f.): Rippe (f.)
côté (m.) thoracique: Thoraxseite (f.)
cou (m.): Hals (m.)
couche (f.): Schicht (f.), Lage (f.)
couche (f.) épithéliale: Epithelschicht (f.)
couche (f.) urothéliale: Urothellage (f.), Urothelschicht (f.)
coude (m.): Ell(en)bogen (m.), Olekranon (n.)
couleur (f.) de la peau: Hautkolorit (n.)
coup (m.) de lapin (fam.): Schleudertrauma (n.)
coup (m.) de soleil: Sonnenbrand (m.)
coupole (f.) diaphragmatique: Zwerchfellkuppel (f.)
coupure (f.): Schnittwunde (f.)
courbe (f.) de température: Fieberkurve (f.)
couvert, e de sueurs froides: kaltschweißig
CP (= champ pulmonaire): Lungenfeld (n.)
CPA (= coeur pulmonaire aigu): akutes Cor (n.) pulmonale, Cor (n.) pulmonale acutum
CPC (= coeur pulmonaire chronique): chronisches Cor (n.) pulmonale, Cor (n.) pulmonale chronicum
CPK (= créatine phosphokinase): Kreatinphosphokinase (f.) (CPK)
CPRE (= cholangio-pancréatico-graphie rétrograde endoscopique): endoskopisch-retrograde Cholangiopankreatographie (f.) (ERCP)
CPT (= capacité totale): Totalkapazität (f.) der Lungen (TKL)
C pulm stat (= compliance pulmonaire totale): statische Lungencompliance (f.) (C_{Lst})
crachat (m.): Sputum (n.)
crampes (fpl.) dans les mollets: Wadenkrämpfe (mpl.)
crampes (fpl.) d'estomac: Magenkrämpfe (mpl.)
crampes (fpl.) musculaires: Muskelkrämpfe (mpl.)
créat (= créatinine): Kreatinin (n.)
créatine kinase (F.) (CK): Kreatinkinase (f.) (CK)
créatine phosphokinase (f.) (CPK): Creatin(phospho)kinase (f.) (CK)
créatinine (f.): Kreatinin (n.)
crème (f.) de soleil: Sonnencreme (f.)
crème (f.) pour le visage: Gesichtscreme (f.)
crépitation (f.) osseuse: Knochenknirschen (n.), Knochenreiben (n.)
crête (f.) de coq: spitze Feigwarze (f.), Condyloma (n.) acuminatum
crêtes (fpl.) du vagin: Vaginalfalten (fpl.), Rugae (fpl.) vaginae
creux (m.) axillaire: Achselhöhle (f.), Axilla (f.)
CRF (= capacité résiduelle fonctionnelle): funktionelle Residualkapazität (f.) (FRK)

crise (f.): Krise (f.), Anfall (m.)
crise (f.) convulsive: Krampfanfall (m.)
crise (f.) d'asthme: Asthmaanfall (m.)
cristal (m.): Kristall (m.)
cristal (m.) de Charcot-Leyden: Charcot-Leyden-Kristall (m.)
cristal (m.) d'urate: Uratkristall (m.)
crochet (m.) du pancréas: Processus (m.) unicinatus
croissant, e: progressiv
croûte (f.): Kruste (f.), Borke (f.)
C spéc (= compliance spécifique): spezifische Compliance (f.) (Cspez)
CT (= capacité totale): Totalkapazität (f.) der Lungen (TKL)
Ctg (= carotidogramme): Karotispulskurve (f.) (CPK)
C thor stat (= compliance thoracique statique): statische Thoraxcompliance (f.) (Ctotst)
CTS (= centre de transfusion sanguine): Blutbank (f.)
cubitus (m.)/ulna (m.): Ulna (f.), Elle (f.)
cuisse (f.): Oberschenkel (m.)
cuivre (m.): Kupfer (n.)
cul-de-sac (m.) vaginal: Scheidenfornix (f.)
cure (f.) médicamenteuse: medikamentöse Therapie (f.)
curet(t)age (m.): Ausschabung (f.), Kürettage (f.)
cuti-réaction (f.): Hautreaktion (f.)
cuti-réaction (f.) de Von Pirquet/test (m.) de Von Pirquet: Pirquet-Reaktion (f.)
cv (= [système] cardiovasculaire: kardiovaskulär[es System]
CV (= capacité vitale): Vitalkapazität (f.) (VK)
cyanose (f.): Zyanose (f.), Blausucht (f.)
cyclopie (f.): Zyklopie (f.)
cylindre (m.) érythrocytaire: Erythrozytenzylinder (m.)
cylindre (m.) granuleux: granulierter Zylinder (m.)
cylindre (m.) hématique: Erythrozytenzylinder (m.)
cylindre (m.) hyalin: hyaliner Zylinder (m.)
cylindrome (m.): adenoidzystisches Karzinom (n.)
cystectasie (f.): Zystektasie (f.)
cystite (f.) primaire aiguë: akute primäre Zystitis (f.)
cystographie (f.): Zystographie (f.)
cysto-urétroscopie (f.): Urethrozystoskopie (f.)
cytodiagnostic (m.) de Tzanck: Tzanck-Test (m.)
cytomégalie (f.): Zytomegalie (f.)
cytoplasme (m.): Zytoplasma (n.)
cytostatique (m.): Zytostatikum (n.)

D

D (= droit, e): rechts (re.)
dactylo(graphe) (f.): Schreibkraft (f.)
dcd (= décédé, e): verstorben, verschieden
DCI (= dénomination commune internationale): allgemeine internationale Nomenklatur (f.)
ddc (= des deux côtés): beidseits (bds.), bilateral
DDR (= date des dernières règles): letzte Regelblutung (f.)
débit (m.) cardiaque (DC): Herzminutenvolumen (n.) (HMV)
déboîtement (m.): Luxation (f.), Verrenkung (f.)
débris (mpl.) fibrinoleucocytaires: fibrinös-eitriges Detritusmaterial (n.)
décéder: (ver-)sterben, verscheiden
déchirure (f.) du col utérin: Zervixruptur (f.), Zervixriß (m.)
déchirure (f.) périnéale: Dammriß (m.)
déclencher (des troubles, un réflexe, etc.): (Beschwerden, Reflex usw.) auslösen
déclive: geneigt
décollement (m.): (Ab-, Los-)Lösung (f.)
décollement (m.) épiphysaire: Epiphysenlösung (f.)

décollement (m.) prématuré du placenta: vorzeitige Plazentalösung (f.)
découplage (m.) électromécanique: elektromechanische Entkoppelung (f.)
défaut (m.) de fermeture: Schlußstörung (f.)
défaut (m.) permanent: bleibender Defekt (m.)
défense (f.) cellulaire: Zellabwehr (f.)
défense (f.) musculaire: Abwehrspannung (f.)
défenses (fpl.) immunitaires: Immunabwehrkräfte (fpl.)
défervescence (f.): Entfieberung (f.)
déficience (f.) immunitaire: Immunmangel (m.)
défunt (m.): Verblichener (m.), Verstorbener (m.)
dégénérer [en]: entarten, degenerieren [in]
dégénérescence (f.) cortico-strio-spinale: Jakob-Creutzfeldt-Erkrankung (f.)
dégénérescence (f.) hépato-cérébrale: Morbus (m.) Wilson, Wilson-Krankheit (f.), hepatolentikuläre Degeneration (f.)
dégoût (m.) [pour]: Apathie (f.) [gegen], Widerwille (m.) [gegen], Ekel (m.) [vor]
degré (m.) de protection: Sonnenschutzfaktor (m.)
délire (m.): Delirium (n.), Wahn (m.)
délirium (m.) tremens (DT): Delirium (n.) tremens
démangeaison (f.): Jucken (n.), Juckreiz (m.), Pruritus (m.)
démanger: jucken
dénomination (f.) commune internationale (DCI): allgemeine internationale Nomenklatur (f.)
dent (f.): Zahn (m.)
dent (f.) de lait: Milchzahn (m.)
dentier (m.): künstliches Gebiß (n.), Zahnprothese (f.)
dépistage (m.): Screening (n.)
dépistage (m.) précoce: Früherkennung (f.)
dépister: nachweisen
dépôt (m.): Ablagerung (f.), Sediment (n.)
dépression (f.) réactionnelle: reaktive Depression (f.)
déprimé, e: deprimiert
dérivation (f.) précordiale: Brustwandableitung (f.), Thoraxableitung (f.), präkordiale Ableitung (f.)
dérivation (f.) thoracique: Brustwandableitung (f.), Thoraxableitung (f.), präkordiale Ableitung (f.)
dérivé (m.) nitré: Nitropräparat (n.)
derm (= dermatologique): dermatologisch
dermatite (f.) herpétiforme de Duhring: Dermatitis (f.) herpetiformis Duhring
dermatologique (derm): dermatologisch
dermatologue (m., f.): Dermatologe, in (m., f.), Hautarzt, ärztin (m., f.)
dermatophytie (f.): Dermatophytie (f.)
derme (m.): Dermis (f.), Lederhaut (f.), Corium (f.)
dermite (f.), dermatite (f.): Dermatitis (f.)
dermite (f.) atopique: endogenes Ekzem (n.), atopische Dermatitis (f.), Neurodermitis (f.) constitutionalis
dermite (f.) de contact: Kontaktdermatitis (f.)
dérober (genoux): versagen (Knie)
descente (f.) de l'utérus: Descensus (m.) uteri
déséquilibre (m.) du pool électrolytique: Elektrolytstörungen (fpl.)
désinsertion (f.): (Teil-)Abriß (m.)
désinsertion (f.) d'un ligament: Bänder(teil)abriß (m.)
désinsertion (f.) d'un muscle: Muskel(teil)abriß (m.)
désinsertion (f.) d'un tendon: Sehnen(teil)abriß (m.)
désorganisation (f.) architecturale complète: vollständige Schichtungsstörung (f.)

désorientation (f.) temporelle: zeitliche Desorientierung (f.)
désorientation (f.) temporo-spatiale (DTS): zeitliche und örtliche Desorientierung (f.)
détachement (m.) d'athéromes: Atheromaufbruch (m.)
détérioration (f.) (d'un état): Verschlechterung (f.) (eines Zustands)
détermination (f.): Bestimmung (f.)
détermination (f.) du dosage de la gastrine sérique: Gastrinbestimmung (f.)
détermination (f.) d'anticorps spécifiques: Antikörperbestimmung (f.) gegen bestimmte Erreger
diabète (m.): Diabetes (m.), Zuckerkrankheit (f.)
diabète (m.) bronzé: Bronzediabetes (m.)
diabète (m.) de l'adulte: Altersdiabetes (m.)
diabète (m.) insipide: Diabetes (m.) insipidus
diabète (m.) juvénile: juveniler Diabetes (m.)
diabète (m.) mal équilibré: schlecht eingestellter Diabetes (m.)
diabète (m.) sucré: Diabetes (m.) mellitus
diagnostic (m.): Diagnose (f.)
diagnostic (m.) différentiel: Differentialdiagnose (f.)
diagnostic (m.) prénatal: pränatale Diagnostik (f.)
dialyse (f.): Dialyse (f.), Blutwäsche (f.)
diamètre (m.), de ... cm de d.: cm im Durchmesser
diaphragme (m.): Zwerchfell (n.), Diaphragma (n.) (gyn.) Scheidendiaphragma (n.)
diaphragme (m.) pelvi-périnéal: Beckenboden (m.)
diarrhée (f.): Diarrhö (f.), Durchfall (m.)
diastole (f.): Diastole (f.)
diététicienne (f.): Diätassistentin (f.)
différencié, e, bien: gut differenziert
difficultés (fpl.) à avaler: Schluckstörungen (fpl.)
diffus, e: diffus
dig (= [appareil] digestif): Verdauungswege (mpl.), Verdauungssystem (n.)
digérer: verdauen
dilatation (f.): Dilatation (f.), Erweiterung (f.)
dilatation (f.) artérielle par une sonde à ballonnet: Ballondilatation (f.)
dilatation (f.) des bronches: Bronchiektasie (f.)
dilatation (f.) des calices du rein: Nierenkelcherweiterung (f.)
dilatation (f.) du ventricule droit: Rechtsherzdilatation (f.), Dilatation (f.) des rechten Ventrikels
dilatation (f.) du ventricule gauche: Linksherzdilatation (f.), Dilatation (f.) des linken Ventrikels
dilater: erweitern, dehnen, dilatieren
dimension (f.) du coeur: Herzgröße (f.)
dioxyde (m.) de carbone (CO_2): Kohlendioxid (n.) (CO_2)
diphtérie (f.): Diphtherie (f.)
dipsomane (m.): Quartalssäufer (m.), Epsilontrinker (m.)
directeur (m.) du personnel: Personalchef (m.)
discret, ète: diskret, geringfügig, umschrieben
dispositif (m.) intra-utérin (DIU): Intrauterinpessar (n.) (IUP, IUD)
distorsion (f.): Distorsion (f.)
DIU (= dispositif intra-utérin): Intrauterinpessar (n.) (IUP, IUD)
diurétique (m.): Diuretikum (n.)
diverticule (m.) de traction: Traktionsdivertikel (n.)
diverticule (m.) de Zenker: Zenker-Divertikel (n.)
diverticule (m.) pharyngo-oesophagien: Zenker-Divertikel (n.)
diverticulite (f.): Divertikulitis (f.)

diverticulose (f.) colique: Dickdarmdivertikulose (f.)
DO_2 (= capacité de diffusion pulmonaire pour l'oxygène): Diffusionskapazität (f.) für O_2
docteur (m.): Arzt, Ärztin (m., f.)
doigt (m.): Finger (m.)
doigt (m.), petit: kleiner Finger (m.)
doigts (mpl.), à ... doigts sous le rebord costal: ... Finger breit unter dem Rippenbogen
dôme (m.) vaginal: Scheidenfornix (f.)
dorsal, e: dorsal
dos (m.): Rücken (m.)
dos (m.) de la main: Handrücken (m.)
dos (m.) du pied: Fußrücken (m.)
dosage (m.): Dosierung, (Dosis-) Bestimmung (f.)
double malformation (f.): Doppelmißbildung (f.)
douleur (f.): Schmerz (m.)
douleur (f.) aiguë: gellender Schmerz (m.)
douleur (f.) brûlante: brennender Schmerz (m.)
douleur (f.) épigastrique: epigastrischer Schmerz (m.)
douleur (f.) lancinante: stechender Schmerz (m.)
douleur (f.) oppressive: dumpfer Schmerz (m.)
douleur (f.) profonde: tiefer Schmerz (m.)
douleur (f.) térébrante: bohrender Schmerz (m.)
douleur (f.) vive: lebhafter Schmerz (m.)
douleurs (fpl.) à la gorge: Halsweh (n.), Halsschmerzen (mpl.)
douleurs (fpl.) à la poitrine: Brustschmerzen (mpl.)
douleurs (fpl.) abdominales: Bauchschmerzen (mpl.)
douleurs (fpl.) articulaires: Gelenkschmerzen (mpl.)
douleurs (fpl.) au niveau de la vessie: Blasenschmerzen (mpl.)
douleurs (fpl.) au niveau des reins: Nierenschmerzen (mpl.)
douleurs (fpl.) aux seins: Brustschmerzen (mpl.)
douleurs (fpl.) thoraciques: Brustschmerzen (mpl.)
douleurs (fpl.) rétro-sternales (DRS): retrosternale Schmerzen (mpl.)
douloureux, se: schmerzhaft
douloureux, se à la pression: druckschmerzhaft
dp (= depuis): seit
DR (= dernières règles): letzte Regelblutung (f.)
DR (= dépression réactionnelle): reaktive Depression (f.)
DRS (= douleurs rétrosternales): retrosternale Schmerzen (mpl.)
DT (= delirium tremens): Delirium (n.) tremens
DTCoq (= diphtérie tétanos coqueluche): Diphtherie-Tetanus-Keuchhusten(-Schutzimpfung) (f.) (DTP)
DTS (= désorientation (f.) temporo-spatiale): zeitlich-örtliche Desorientierung (f.)
dû, due [à], provoqué [par]: hervorgerufen [durch, von]
dumping syndrome (m.): Dumpingsyndrom (n.)
duodénum (m.): Duodenum (n.), Zwölffingerdarm (m.)
dure-mère (f.): Dura (f.) mater
dysenterie (f.): Ruhr (f.)
dyskinésie (f.) biliaire: Gallenwegsdyskinesie (f.)
dysménorrhée (f.): Dysmenorrhöe (f.)
dysostose (f.) cranio-faciale: Dysostosis (f.) craniofacialis, Crouzon-Syndrom (n.)
dysovulation (f.): Ovulationsstörung (f.)
dyspareunie (f.): Dyspareunie (f.)
dysphagie (f.): Dysphagie (f.), Schluckbeschwerden (fpl.)
dysplasie (f.): Dysplasie (f.)
dysplasie (f.) chondro-ectodermale: chondro-ektodermale Dysplasie (f.)
dysplasie (f.) grave: schwere Dysplasie (f.)

dyspnée (f.): Dyspnoe (f.), Kurzatmigkeit (f.), Atemnot (f.)
dystonie (f.) biliaire: Gallenwegsdyskinesie (f.)
dystonie (f.) neurovégétative: vegetative Dystonie (f.)
dystrophique: dystroph
dysurie (f.): Dysurie (f.)

E

EB (= endocardite bactérienne): bakterielle Endokarditis (f.)
s'ébouillanter: sich verbrühen
écart (m.) de régime nutritif toxique: nutritiv-toxischer Diätfehler (m.)
ECBU (= examen cytobactériologique urinaire): Urinstatus (m.)
ecchymoses (fpl.): Ekchymosen (fpl.), kleine Schleimhauteinblutungen (fpl.)
ECG (= électrocardiogramme): Elektrokardiogramm (n.) (EKG)
ECG (m.) après épreuve d'effort: Belastungs-EKG (n.)
écharpe (f.): Armschlinge (f.), Armbinde (f.), Armbandage (f.)
écharpe (f.) de Mayor: Dreieckstuch (n.)
échocardiogramme (m.): Echokardiogramm (n.)
échographie (f.): Ultraschalldiagnostik (f.), Sonographie (f.), Echographie (f.)
échocardiographie (f.) à Doppler: Doppler-Echokardiographie (f.)
échographie (f.) de la prostate: Prostatasonographie (f.)
échographie (f.) de la vessie: Blasensonographie (f.)
échographie (f.) des reins: Nierensonographie (f.)
échographie (f.) des seins: Mammasonographie (f.)
éclater: platzen (Blase), bersten (Knochen)
éclisse (f.): Schiene (f.)
écorce (f.) cérébrale: Hirnrinde (f.)
écorchure (f.): (Haut-)Abschürfung (f.), Exkoriation (f.)
écoulement (m.): Ausfluß (m.), Fluor (m.), Absonderung (f.)
écrasement (m.): Quetschung (f.), Prellung (f.), Kontusion (f.)
ectopie (f.) cervicale: Zervixektopie (f.)
eczéma (m.) atopique: endogenes Ekzem (n.), atopische Dermatitis (f.), Neurodermitis (f.) constitutionalis
eczéma (m.) constitutionnel: endogenes Ekzem (n.), atopische Dermatitis (f.), Neurodermitis (f.) constitutionalis
eczéma (m.) de contact (allergique): (allergisches) Kontaktekzem (n.)
eczéma (m.) narinaire: Naseneingangsekzem (n.)
eczéma (m.) séborrhéique: seborrhoisches Ekzem (n.)
EF (= état fébrile): Fieberzustand (m.)
effectuer: durchführen
effets (mpl.) secondaires (ES): Nebenwirkungen (fpl.)
efficace: wirksam, effektiv, leistungsfähig
efflorescence (f.): Effloreszenz (f.)
efflorescence (f.) primaire: Primäreffloreszenz (f.)
efflorescence (f.) secondaire: Sekundäreffloreszenz (f.)
effort (m.): Anstrengung (f.), Belastung (f.)
EFR (= épreuves fonctionnelles respiratoires): Lungenfunktionsuntersuchung (f.) (LuFu)
EG (= état général): Allgemeinzustand (m.) (AZ)
élargissement (m.) de la carène: Spreizung (f.) der Trachealbifurkation
élastose (f.): Elastose (f.)
électrocardiogramme (m.) (ECG): Elektrokardiogramm (n.) (EKG)
électroconisation (f.): Elektrokonisation (f.)
électroencéphalogramme (m.) (EEG): Elektroenzephalogramm (n.) (EEG)
électrophorèse (f.) des protéines: Eiweißelektrophorese (f.)

élévation (f.) majestueuse du gros orteil: gesteigerte Reaktion (f.) auf Babinski-Reflex
élève (m.) infirmier: Krankenpflegeschüler (m.)
élève (f.) infirmière: Lernschwester (f.), Schwesternschülerin (f.)
élevé, e (taux): erhöht (Spiegel, Werte)
élimination (f.): Ausschluß (m.) (einer Krankheit, Diagnose); Ausscheidung (f.), Eliminierung (f.)
éliminer: ausscheiden, eliminieren
élongation (f.): Zerrung (f.), Elongation (f.)
élongation (f.) ligamentaire: Bänderzerrung (f.)
embol (m.): Embolus (m.)
embolie (f.) pulmonaire (EP): Lungenembolie (f.)
embryon (m.): Embryo (m.)
émietté, e (épithélioma): bröckelig zerfallen (Epitheliom)
empêcher: hindern, verhindern, behindern
emphysème (m.) centro-acinaire: zentroazinäres Lungenemphysem (n.), zentrolobuläres Lungenemphysem (n.)
emphysème (m.) pulmonaire: Lungenemphysem (n.)
empoisonnement (m.): Vergiftung (f.)
enceinte: schwanger
encéphalite (f.): Enzephalitis (f.)
encéphalite (f.) de la taïga: Frühsommermeningoenzephalitis (f.) (FSME)
encéphalite (f.) de von Economo-Cruchet: Economo-Krankheit (f.), Encephalitis (f.) lethargica
encéphalite (f.) épidémique d'Economo-Cruchet: Economo-Krankheit (f.), Encephalitis (f.) lethargica
encéphalite (f.) verno-estivale russe: Frühsommermeningoenzephalitis (f.) (FSME)
encéphalocèle (f.): Enzephalozele (f.)
encéphalopathie (f.) de Wernicke: Wernicke-Enzephalopathie (f.), Korsakoff-Syndrom (n.)
enclouage (m.): Marknagelung (f.)
endémique: endemisch
endocardite (f.) bactérienne (EB): bakterielle Endokarditis (f.), Endocarditis (f.) lenta
endomètre (m.): Endometrium (n.)
endométriose (f.) interne: Adenomyomatose (f.), Endometriose (f.)
endoscope (m.): Endoskop (n.)
endoscopie (f.): Endoskopie (f.)
énervé, e: gereizt, nervös
enfance (f.): Kindesalter (n.), Kindheit (f.)
enfant (m.): Kind (n.)
enflé, e: geschwollen
enfler: anschwellen
enflure (f.): Schwellung (f.)
engourdi, e (ex.: membre): taub, eingeschlafen
s'enrhumer: sich erkälten, sich den Schnupfen holen
enroué, e: heiser
entité (f.) morbide: Krankheitsentität (f.)
entorse (f.): Verstauchung (f.)
envahir: befallen, eindringen
envie (f.) : Naevus (m.) flammeus, Feuermal (n.), Weinfleck (m.)
envie (f.) de tousser: Hustenreiz (m.)
environnement (m.): Umwelt (f.), Umgebung (f.)
enzyme (m.): Enzym (n.)
e.o. (= en ordre): ohne Befund (o.B.)
1 E.o. (= 1 emballage original): (Packungseinheit) N1
EP (= embolie pulmonaire): Lungenembolie (f.)
épais, se: dick, dickflüssig
épaississement (m.): Verdickung (f.)
épaississement (m.) de la muqueuse gastrique: Vergröberung (f.) des Magenschleimhautreliefs
épaississement (m.) important des arcades sourcilières: starke Ausbildung (f.) der Augenbrauenwülste
épanchement (m.): Erguß (m.)

épanchement (m.) articulaire: Gelenkerguß (m.)
épanchement (m.) du péricarde: Perikarderguß (m.)
épanchement (m.) pleural: Pleuraerguß (m.)
épaule (f.): Schulter (f.)
éperon (m.) trachéal: Carina (f.) tracheae
épicondyle (m.): Epicondylus (m.) lateralis
épidémie (f.): Epidemie (f.), Seuche (f.)
épidémique: epidemisch
épiderme (m.): Epidermis (f.), Oberhaut (f.)
épidermoréaction (f.): Epikutantest (m.), Läppchentest (m.), Patch-Test (m.)
épididymite (f.): Epididymitis (f.)
épigastre (m.): Oberbauch (m.), Epigastrium (n.)
épiglotte (f.): Epiglottis (f.)
épilepsie (f.): Epilepsie (f.)
épilepsie (f.) essentielle: genuine Epilepsie (f.)
épilepsie (f.) symptomatique: symptomatische Epilepsie (f.)
épine (f.) iliaque antéro-supérieure: Spina (f.) iliaca anterior superior
épisiotomie (f.): Episiotomie (f.), Dammschnitt (m.)
épistaxis (f.): Nasenbluten (n.)
épithélioma (m.) baso-cellulaire: Basaliom (n.)
épithélioma (m.) épidermoïde in situ: Carcinoma (n.) in situ
épithelioma (m.) hépatocellulaire (m.): hepatozelluläres Karzinom (n.), primäres Leberkarzinom (n.)
épithélioma (m.) intra-épithélial à grandes cellules: plattenepitheliales Carcinoma (n.) in situ vom großzelligen Typ
épithélioma (m.) pré-invasif: Carcinoma (n.) in situ
épithélium (m.): Epithel (n.)
épreuve (f.): Test (m.), Prüfung (f.), Versuch (m.)
épreuve (f.) à la phenolsulfonephtaléine: Indigokarminprobe (f.)
épreuve (f.) au D-xylose: D-Xylose-Test (m.), Xylosebelastung (f.)
épreuve (f.) de charge au fructose: Fructosetoleranztest (m.)
épreuve (f.) de concentration: Konzentrationsprobe (f.)
épreuve (f.) de la sécrétine-pancréozyme: Sekretin-Pankreozymin-Test (m.)
épreuve (f.) de Tiffeneau: Atemstoßtest (m.) nach Tiffeneau, Atemsekundenvolumen (n.)
épreuve (f.) de tolérance au glucose (HPGO): Glucosebelastungstest (m.)
épreuve (f.) d'orthostatisme: Stehversuch (m.)
épreuve (f.) du poing fermé: Faustschlußprobe (f.)
épreuve (f.) fonctionnelle respiratoire (EFR): Lungenfunktionsprüfung (f.)
épreuve (f.) posturale de Ratschow: Ratschow-Lagerungsprobe (f.)
éprouver: verspüren, empfinden
éraflure (f.): (Haut-)Abschürfung (f.), Exkoration (f.)
érosion (f.): Erosion (f.)
éructation (f.): Aufstoßen (n.), Eruktation (f.)
éructer: aufstoßen
éruption (f.): (Haut-)Ausschlag (m.)
érysipéloïde (m.): Erysipeloid (n.), Schweinerotlauf (m.)
érythémateux, se: erythematös
érythème (m.): Hautrötung (f.), Erythem (n.)
érythème (m.) en papillon: Schmetterlingserythem (n.), schmetterlingsförmiges Erythem (n.)
érythème (m.) infectieux: Ringelröteln (fpl.), Erythema (n.) infectiosum
érythrasma (m.): Erythrasma (n.)
érythrocyte (m.): Erythrozyt (m.), rotes Blutkörperchen (n.)

érythropoïèse (f.): Erythropoese (f.)

ES (= effets secondaires): Nebenwirkungen (fpl.)

espace PQ (m.): PQ-Dauer (f.), PQ-Zeit (f.)

espace QT (m.): QT-Dauer (f.), QT-Zeit (f.), QT-Intervall (n.)

esquille (f.) osseuse: Knochensplitter (m.)

s'essouffler: außer Atem geraten, außer Atem kommen

estomac (m.): Magen (m.)

ESV (= extrasystole supraventriculaire): supraventrikuläre Extrasystole (f.)

établir un diagnostic: eine Diagnose stellen, eine Diagnose erheben, diagnostizieren

étalement (m.) de sang: Blutausstrich (m.)

état (m.): Zustand (m.), Verfassung (f.), Status (m.)

état (m.) de délabrement général: stark reduzierter Allgemeinzustand (m.)

état (m.) de mal asthmatique: Status (m.) asthmaticus

état (m.) de nutrition: Ernährungszustand (m.) (EZ)

état (m.) fébrile (EF): Fieberzustand (m.)

état (m.) général (EG): Allgemeinzustand (m.) (AZ)

état (m.) hormonal: Hormonstatus (m.)

état (m.) immunitaire: Immunstatus (m.), Immunitätslage (f.)

état (m.) maladif: Siechtum (n.), Krankheit (f.), Gebrechen (n.)

état (m.) nutritif: Ernährungszustand (m.) (EZ)

étendre: ausstrecken; ausdehnen, ausbreiten

étendu, e (ex.: tumeur): ausgedehnt (z.B. Tumor)

étudiant (m.) hospitalier: Student (m.) der klinischen Studienabschnitte

évacué, e (kyste, abcès): entleert (Zyste, Abszeß), ausgeräumt

évaluation (f.) anatomopathologique: pathologisch-anatomische Beurteilung (f.)

s'évanouir: ohnmächtig werden, die Besinnung verlieren, das Bewußtsein verlieren

évanouissement (m.) du cul-de-sac costodiaphragmatique: verstrichener Kostodiaphragmalwinkel (m.)

évolué, e (maladie): fortgeschritten (Erkrankung)

évoluer [vers]: verlaufen, sich entwickeln [zu]

évolution (f.): (Krankheits-)Verlauf (m.)

examen (m.): Untersuchung (f.)

examen (m.) à la lampe à fente: Spaltlampenuntersuchung (f.)

examen (m.) bactériologique: bakteriologische Untersuchung (f.)

examen (m.) biologique: Laboruntersuchung (f.)

examen (m.) clinique: klinische Untersuchung (f.)

examen (m.) cytobactériologique urinaire (ECBU): Urinstatus (m.)

examen (m.) cytologique: zytologische Untersuchung (f.)

examen (m.) de dépistage: Reihenuntersuchung (f.), Vorsorgeuntersuchung (f.)

examen (m.) d'entrée: Erstuntersuchung (f.), Eingangsuntersuchung (f.)

examen (m.) des urines: Urinuntersuchung (f.)

examen (m.) histologique: histologische Untersuchung (f.)

examen (m.) microscopique: mikroskopische Untersuchung (f.)

examen (m.) neurologique: neurologische Untersuchung (f.)

examen (m.) physique: körperliche Untersuchung (f.)

exanthème (m.): (Haut-)Ausschlag (m.), Exanthem (n.)

exanthème (m.) purpurique: Purpura (f.)

exanthème (m.) subit: Exanthema (n.) subitum, Roseola (f.) infantum, kritisches 3-Tage-Fieber (n.)
exciser: exzidieren
excoriation (f.): (Haut-)Abschürfung (f.), Exkoriation (f.)
excrétion (f.): Ausscheidung (f.), Exkretion (f.), Absonderung (f.)
exocol (m.) (clin.): Portio (f.) (vaginalis), Muttermund (m.)
exophtalmie (f.): Exophthalmus (m.), Glotzauge (n.)
expectoration (f.): Auswurf (m.), Expektoration (f.)
expectorer: aushusten, auswerfen, (aus)spucken
expectos (= expectorations): Auswurf (m.)
exploration (f.): Erforschung (f.), Exploration (f.)
exposé, e (ex.: au soleil, à la lumière): ausgesetzt (z.B. Sonnenbestrahlung, Licht), freiliegend
exsangue (tissu): blutleer, ausgeblutet, abgeblaßt
extenseurs (mpl.) de l'avant-bras: Extensoren (mpl.) des Unterarms
extension (f.) par broche: Drahtextension (f.)
externe (m.): Student (m.) der klinischen Studienabschnitte
extraction (f.) par ventouse (obstétricale): Vakuumextraktion (f.)
extrasystole (f.): Extrasystole (f.)
extrasystole (f.) auriculaire: Vorhofextrasystole (f.)
extrasystole (f.) supraventriculaire (ESV): supraventrikuläre Extrasystole (f.)
extrasystole (f.) ventriculaire: ventrikuläre Extrasystole (f.) (VES)
extravasation (f.): Extravasation (f.), Einblutung (f.); Extravasat (n.)
extravasations (fpl.) pétéchiales: petechiale Einblutungen (fpl.)
extravaser, s': einbluten

F

FA (= fibrillation auriculaire): Vorhofflimmern (n.)
face (f.): Gesicht (n.), Fläche (f.), Seite (f.)
facteur (m.) anti-nucléaire (ANF): antinukleärer Faktor (m.) (ANF)
facteur (m.) rhumatoïde (FR): Rheumafaktor (m.) (RF)
facteurs (mpl.) de risques cardiovasculaires: kardiovaskuläre Risikofaktoren (mpl.)
faiblesse (f.): Schwäche (f.)
faire mal: schmerzen, weh tun
faisceau (m.): Faszikel (m.), Traktus (m.)
faisceau (m.) de His: His-Bündel (n.)
faisceau (m.) musculaire lisse: Faszikel (m.) glatter Muskulatur
faisceau (m.) pyramidal: Pyramidenbahn (f.)
FAN (= facteur antinucléaire): antinukleärer Faktor (m.) (ANF)
fascia (m.): Faszie (f.)
fatigue (f.): Ermüdung (f.), Müdigkeit (f.), Abgeschlagenheit (f.)
fatigué, e: müde, ermüdet
fausses membranes (fpl.): Pseudomembranen (fpl.)
FC (= fréquence cardiaque): Herzfrequenz (f.)
fctns sup (= fonctions supérieures): höhere (Zerebral-) Funktionen (fpl.)
femme (f.) médecin: Ärztin (f.)
fente (f.) labiopalatine: Lippen-Kiefer-Gaumen-Spalte (f.), Hasenscharte (f.)
fermé, e: stumpf (Trauma), geschlossen (Fraktur)
ferrique: Eisen(III)-; eisen(III)-haltig
fesses (fpl.): Gesäß (n.), Hinterteil (n.)
fibre (m.) musculaire: Muskelfaser (f.)
fibrillation (f.) auriculaire (FA): Vorhofflimmern (n.)
fibrillation (f.) ventriculaire: Kammerflimmern (n.)
fibrinolyse (f.): Fibrinolyse (f.)
fibrinolytique (m.): Fibrinolytikum (n.)
fibrome (m.): Fibrom (n.)

fibrome (m.) de l'ovaire: Ovarialfibrom (n.)
fibrome (m.) nasopharyngien: juveniles Nasen-Rachen-Fibrom (n.)
fibrome (m.) saignant de la puberté masculine: juveniles Nasen-Rachen-Fibrom (n.)
fibromusculaire: fibromuskulär
fibromyome (m.) utérin: Uterusmyom (n.)
fibromyome (m.) uterin interstitiel: intramurales Uterusmyom (n.)
fibromyome (m.) utérin sous-muqueux: submuköses Uterusmyom (n.)
fibrose (f.) à poussières mixtes: Mischstaubfibrose (f.)
fibrose (f.) interstitielle diffuse (FID): diffuse interstitielle Fibrose (f.)
fibrose (f.) pulmonaire: Lungenfibrose (f.)
FID (= fibrose interstitielle diffuse): diffuse interstitielle Fibrose (f.)
FID (= fosse iliaque droite): rechte Fossa (f.) iliaca
fièvre (f.): Fieber (n.)
fièvre (f.) à l'ascension rapide: rasch ansteigendes Fieber (n.)
fièvre (f.) basse: niedriges Fieber (n.)
fièvre (f.) continue: Continua (f.)
fièvre (f.) élevée: hohes Fieber (n.)
fièvre (f.) élevée en plateau: gleichmäßig hohes Fieber (n.)
fièvre (f.) importante: hohes Fieber (n.)
fièvre (f.) jaune: Gelbfieber (n.)
fièvre (f.) ondulante: undulierendes Fieber (n.), Febris (f.) undulans
fièvre (f.) peu élevée: niedriges Fieber (n.)
fièvre (f.) récurrente: Rückfallfieber (n.)
fièvre (f.) typhoïde: Typhus (m.)
FIG (= fosse iliaque gauche): linke Fossa (f.) iliaca
fil (m.): Faden (m.)
filaments (mpl.) d'un thrombus: Ausläufer (mpl.) eines Thrombus, Apositionsthrombose (f.)
filariose (f.): Filariose (f.)
filtrat (m.) urinaire: Urinfiltrat (n.)
filtration (f.) glomérulaire: glomeruläre Filtration(srate) (f.)
fissure (f.) anale: Analfissur (f.)
fixateur (m.) externe: Fixateur (m.) externe
fixateur (m.) interne: Fixateur (m.) interne
fixer: fixieren
fl. (= flacon): Flasche (f.)
FL (= fosses lombaires): Lumbalregion (f.), Lendenregion (f.)
flacon (m.): Flasche (f.), Histologiegefäß (n.)
flanc (m.): Flanke (f.)
fléchir: beugen, abbiegen
fléchisseur (m.): Flexor (m.), Beuger (m.), Beugemuskel (m.)
floride: floride
flutter (m.) auriculaire: Vorhofflattern (n.)
flutter (m.) ventriculaire: Kammerflattern (n.)
FO (= fond d'oeil): Augenhintergrund (m.)
foetal, e: fetal
foetus (m.): Fet (m.), Fetus (m.)
foie (m.): Leber (f.)
folliculite (f.): Follikulitis (f.)
foncé, e: dunkel gefärbt
fonction (f.) rénale résiduelle: Nierenrestfunktion (f.)
fonction (f.) vitale: Vitalfunktion (f.)
fonctions (fpl.) supérieures (= fctns sup): höhere (Zerebral-)Funktionen (fpl.)
fonctionnel, le: funktionell
fond (m.): Fundus (m.)
fond (m.) de l'estomac (clin.): Magenfundus (m.), Fundus (m.) ventriculi
fond (m.) de l'utérus: Gebärmutterfundus (m.)
fond (m.) d'oeil (FO): Augenhintergrund (m.)
forceps (m.): (Geburts-)Zange (f.)

formation (f.) d'un anévrisme: Aneurysmabildung (f.)
formol (m.): Formalin (n.)
fosse (f.) claviculaire: Schlüsselbeingrube (f.), Fossa (f.) supraclavicularis
fosse (f.) iliaque droite (FID): rechte Fossa (f.) iliaca
fosse (f.) iliaque gauche (FIG): linke Fossa (f.) iliaca
fosse (f.) jugulaire: Jugulum (n.)
fosse (f.) paranasale: Nasennebenhöhle (f.)
fosses (fpl.) lombaires (FL): Lumbalregion, (f.) Lendenregion (f.)
fossette (f.) naviculaire: Fossa (f.) navicularis
foulure (f., fam.): Verstauchung (f.), Verrenkung (f.)
fourmillement (m.): Kribbeln (n.), Ameisenlaufen (n.)
fovéole (f.): Foveola (f.), Grübchen (n.)
foyer (m.) de contusion cérébrale: Kontusionsherd (m.) (des Gehirns)
FR (= facteur rhumatoïde): Rheumafaktor (m.) (RF)
FR (= fréquence respiratoire): Atemfrequenz (f.)
fraction (f.) d'éjection: Ejektionsfraktion (f.)
fracture (f.): (Knochen-)Bruch (m.), Fraktur (f.)
fracture (f.) avec déplacement: dislozierter Bruch (m.)
fracture (f.) comminutive: Splitterbruch (m.), Trümmerbruch (m.)
fracture (f.) complète: totaler Bruch (m.)
fracture (f.) de l'anneau pelvien: Beckenringfraktur (f.), Beckenringbruch (m.)
fracture (f.) de la base crânienne: Schädelbasisfraktur (f.), Schädelbasisbruch (m.)
fracture (f.) de la clavicule: Klavikulafraktur (f.), Schlüsselbeinfraktur (f.)
fracture (f.) de la diaphyse fémorale: Oberschenkelschaftfraktur (f.)
fracture (f.) de la jambe: Unterschenkelfraktur (f.)
fracture (f.) de la voûte crânienne: Schädelkalottenfraktur (f.)
fracture (f.) de Le Fort: Le-Fort-Fraktur (f.)
fracture (f.) déplacée: dislozierter Bruch (m.)
fracture (f.) du coccyx: Steißbeinfraktur (f.), Steißbeinbruch (m.)
fracture (f.) du col de fémur: Schenkelhalsfraktur (f.), Schenkelhalsbruch (m.)
fracture (f.) du plancher orbitaire: Blow-out-Fraktur (f.)
fracture (f.) en aile de papillon: Schmetterlingsbruch (m.)
fracture (f.) en bois vert: Grünholzfraktur (f.)
fracture (f.) fermée: geschlossener Bruch (m.), geschlossene Fraktur (f.)
fracture (f.) oblique: Schrägbruch (m.)
fracture (f.) ouverte: offener Bruch (m.)
fracture (f.) par arrachement: Abrißfraktur (f.)
fracture (f.) par blow-out: Blow-out-Fraktur (f.)
fracture (f.) engrenée: eingekeilter Bruch (m.)
fracture (f.) par compression: Kompressionsfraktur (f.), Kompressionsbruch (m.)
fracture (f.) par tassement: Kompressionsfraktur (f.), Kompressionsbruch (m.)
fracture (f.) sous-périostée: Bruch (m.) ohne Periostläsion
fracture (f.) spiroïde: Spiralbruch (m.), Spiralfraktur (f.)
fracture (f.) transversale: Querbruch (m.)
fracture (f.) vertébrale: Wirbelfraktur (f.), Wirbelbruch (m.)
framboesia (m., f.): Frambösie (f.)
franges (fpl.) du pavillon de la trompe: Fimbrienkranz (m.)

FRCV (= facteurs de risques cardiovasculaires): kardiovaskuläre Risikofaktoren (mpl.)
fréquence (f.) cardiaque (FC): Herzfrequenz (f.)
fréquence (f.) respiratoire (FR): Atemfrequenz (f.)
frigidité (f.): Frigidität (f.)
frissons (mpl.): Schüttelfrost (m.)
front (m.): Stirn (f.)
frottement (m.): Reibegeräusch (n.), Reiben (n.)
frottement (m.) péricardique: Perikardreiben (n.)
frottis (m.): Abstrich (m.)
frottis (m.) cervical: Zervixabstrich (m.)
frottis (m.) de contrôle: Kontrollabstrich (m.)
frottis (m.) vaginal: Vaginalabstrich (m.)
fumeur (m.): Raucher (m.)

G

G (= gauche): links (l.)
galactosémie (f.): Galaktosämie (f.)
gale (f.): Krätze (f.), Skabies (f.)
gamma-glutamyl transférase (f.): Gamma-Glutamyl-Transferase (f.), Gamma-GT
gamma-GT (f.) (= gamma-glutamyl transférase): Gamma-Glutamyl-Transferase (f.), Gamma-GT
ganglion (m.) de Troisier: Klavikulardrüse (f.), Virchow-Drüse (f.)
ganglion (m.) lymphatique: Lymphknoten (m.)
ganglions (mpl.) des pédicules pulmonaires: Hilusdrüsen (fpl.)
ganglions (mpl.) sus-claviculaires: supraklavikuläre Lymphknoten (mpl.)
gangrène (f.): Gangrän (f.), Brand (m.)
gants (mpl.) d'examen: Untersuchungshandschuhe (mpl.)
garde, de: diensthabend
gardien (m.): Hausmeister (mit Überwachungsfunktion)
gastrectomie (f.): Gastrektomie (f.), Magenresektion (f.)
gastrectomie (f.) partielle des $^2/_3$ inférieurs: $^2/_3$-Resektion (f.) des Magens, B-II-Resektion (f.)
gastrectomie (f.) totale: totale Gastrektomie (f.)
gastrite (f.): Gastritis (f.), Magenschleimhautentzündung (f.)
gastrite (f.) aiguë: akute Gastritis (f.)
gastrite (f.) chronique active: chronisch aktive Gastritis (f.)
gastro-entérite (f.) aiguë (GEA): akute Gastroenteritis (f.)
gaz (mpl.): Blähungen (fpl.), Meteorismus (m.)
gaz (m.) carbonique: Kohlendioxid (n.), CO_2
gaze (f.) de pansement: Verbandmull (m.)
gazométrie (f.): Blutgasanalyse (f.)
GB (= globules blancs): Leukozyten (mpl.) (Leukos), weiße Blutkörperchen (npl.)
GEA (= gastro-entérite aiguë): akute Gastroenteritis (f.)
gélatineux, se: gallertig, gelatinös
gencives (fpl.): Zahnfleisch (n.)
GEU (= grossesse extra-utérine): Extrauteringravidität (f.) (EU)
GGT (= gamma-glutamyl transférase): Gamma-Glutamyl-Transferase (f.), Gamma-GT
glaireux, se (ex.: crachat): schleimig (z.B.: Sputum)
gland (m.): Eichel (f.), Glans (f.)
glande (f.): Drüse (f.), Glandula (f.)
glande (f.) de Bartholin: Bartholin-Drüse (f.)
glande (f.) intestinale: Darmdrüse (f.)
glande (f.) muqueuse: Schleimdrüse (f.)
glande (f.) pituitaire: Hypophyse (f.), Hirnanhangdrüse (f.)
glande (f.) sébacée: Talgdrüse (f.)
glande (f.) surrénale: Nebenniere (f.)
glande (f.) thyroïde: Schilddrüse (f.), Thyreoidea (f.)
glandes (fpl.) antrales: Antrumdrüsen (fpl.)

glandes (fpl.) bronchiques muqueuses et séreuses: Bronchialdrüsen (fpl.)
glc (= glucose): Glucose (f.)
glioblastome (m.): Glioblastom (n.)
gliome (m.): Gliom (n.)
globe (m.) vésical: Überlaufblase (f.), perkutorisch und palpatorisch vergrößerte Blase (f.)
globule (m.) blanc (GB): Leukozyt (m.) (Leuko), weißes Blutkörperchen (n.)
globule (m.) rouge (GR): Erythrozyt (m.) (Ery), rotes Blutkörperchen (n.)
glomérulonéphrite (f.): Glomerulonephritis (f.)
glomérulosclérose (f.) de Kimmelstiel-Wilson: Glomerulosklerose (f.) Kimmelstiel-Wilson
glotte (f.): Glottis (f.), Stimmritze (f.)
glucides (mpl.): Kohlehydrate (npl.)
glucocorticoïde (m.): Glucocorticoid (n.)
glucogénose (f.): Glykogenose (f.)
glucose (f./m.) (glc): Glucose (f.), Traubenzucker (m.)
glycémie (f.): Blutzucker (m.), Glykämie (f.)
glycémie (f.) fractionnée: Blutzuckertagesprofil (n.)
glycolysation (f.) du HbA: Glykosylierung (f.) des HbA
glycosurie (f.): Glukosurie (f.)
GM (= grand mal): Grand-mal-Anfall (m.)
goitre (m.): Struma (f.), Kropf (m.)
gonflé, e : verquollen (Gesicht), geschwollen (Beine, usw.)
gorge (f.): Kehle (f.), Rachen (m.), Gurgel (f.)
gorge (f.), avoir un chat dans la: Frosch (m.) im Hals, Kloß (m.) im Hals
gorge (f.) prise: kratziger Hals (m.)
goutte (f.): Gicht (f.); Tropfen (m.)
gouttes opht (= gouttes ophtalmiques): Augentropfen (mpl.)
gouttes (fpl.) ophtalmiques (gouttes opht): Augentropfen (mpl.)
GR (= globules rouges): Erythrozyten (mpl.) (Erys), rote Blutkörperchen (npl.)
grain (m.) de beauté: Leberfleck (m.)
grand blessé (m.): Schwerverletzter (m.)
grand mal (m.) (GM): Grand-mal-Anfall (m.)
grandes lèvres (fpl.): große Schamlippen (fpl.), Labia (npl.) majora pudendi
granulocyte (m.): Granulozyt (m.)
granulome (m.) épithéloïde: Epitheloidzellgranulom (n.)
grave: gravierend, schwer(wiegend), exzessiv
gravelle (f.): Harngries (m.)
gravement blessé, e: schwer verletzt
greffe (f.): (Organ-, Gewebs-) Transplantation (f.), Verpflanzung (f.)
greffe (f.) du coeur: Herztransplantation (f.)
greffon (m.): Transplantat (n.)
grêle (polype): feingliedrig (Polyp)
grippe (f.) virale: Virusgrippe (f.)
gros buveur (m.): Säufer (m.)
gros intestin (m.): Dickdarm (m.)
gros orteil (m.): große Zehe (f.), Großzehe (f.)
grossesse (f.): Schwangerschaft (f.), Gravidität (f.)
grossesse (f.) abdominale: Bauchhöhlenschwangerschaft (f.)
grossesse (f.) extra-utérine (GEU): Extrauteringravidität (f.) (EU)
grossesse (f.) gémellaire: Zwillingsschwangerschaft (f.)
grossesse (f.) môlaire: Blasenmole (f.)
grossesse (f.) multiple: Mehrlingsschwangerschaft (f.)
grossesse (f.) prolongée: Übertragung (f.)
grossesse (f.) tubaire: Tubargravidität (f.), Eileiterschwangerschaft (f.), Tubenschwangerschaft (f.)

grosse tubérosité (f.) (anat.): Magenfundus (m.), Fundus (m.) ventriculi
grosseur (f.): Schwellung (f.), Geschwulst (f.)
grossir: wachsen, [an Gewicht] zunehmen
guérir: heilen, gesunden, ausheilen
gueule-de-loup (f.): Wolfsrachen (m.)
gynécologue (m., f.): Gynäkologe, -login (m., f.), Frauenarzt, -ärztin (m., f.)

H

habitude (f.): Gewohnheit (f.)
hallucination (f.): Halluzination (f.), Sinnestäuschung (f.)
hamartomateux, se: hamartomatös
hanche (f.): Hüfte (f.)
handicapé, e (m., f.): Behinderte, r (f., m.)
haricot (m.): Nierenschale (f.)
haut-le-coeur (m.): Übelkeit (f.), Unwohlsein (n.)
hauteur (f.) de l'épithélium: Epithelbreite (!) (f.)
HCD (= hypochondre droit): Regio (f.) hypochondriaca dextra
HCG (= hypochondre gauche): Regio hypochondriaca sinistra
hct (= hématocrite): Hämatokrit (m.) (Hkt)
HDH (= hémorragie digestive haute): obere gastrointestinale Blutung (f.)
HDLM (= histoire de la maladie): Krankengeschichte (f.)
hémangiosarcome (m.): Hämangiosarkom (n.)
hématangio-sarcome (m.): Hämangiosarkom (n.)
hématie (f.): Erythrozyt (m.), rotes Blutkörperchen (n.)
hématisé, e: hämatinisiert
hémato (= hématologique): hämatologisch
hématocrite (m.) (hct): Hämatokrit (m.) (Hkt)
hématologique (hémato): hämatologisch
hématome (m.): Hämatom (n.), Bluterguß (m.)
hématome (m.) épidural: epidurales Hämatom (n.)
hématome (m.) intra-cérébral: intrazerebrales Hämatom (n.)
hématome (m.) sous(-)dural: subdurales Hämatom (n.)
hématome (m.) rétroplacentaire: retroplazentares Hämatom (n.)
hématurie (f.): Hämaturie (f.)
hématurie (f.) initiale: initiale Hämaturie (f.)
hématurie (f.) terminale: terminale Hämaturie (f.)
hématurie (f.) microscopique: Mikrohämaturie (f.)
hémiplégie (f.): Halbseitenlähmung (f.), Hemiplegie (f.)
hémochromatose (f.): Hämochromatose (f.)
Hémocult: Hämoccult
hémoculture (f.): Blutkultur (f.)
hémogramme (m.): Blutbild (n.)
hémoptysie (f.): Bluthusten (m.), Hämoptoe (f.)
hemorragie (f.): Blutung (f.), Hämorrhagie (f.)
hémorragie (f.) cérébrale: Hirnblutung (f.)
hémorragie (f.) digestive: gastrointestinale Blutung (f.)
hémorragie (f.) digestive haute (HDH): obere gastrointestinale Blutung (f.)
hémorragie (f.) interne: innere Blutung (f.)
hémorragie (f.) minime: Schmierblutung (f.)
hémorragie (f.) pétéchiale: Petechialblutung (f.)
hémorragie (f.) sous-arachnoïdienne: Subarachnoidalblutung (f.)
hémorragique: hämorrhagisch
hémorroïde (f.): Hämorrhoide (f.)
hémosidérose: Hämosiderose (f.)
hémostatique (m.): Hämostatikum (n.)
hémostase (f.): Blutstillung (f.), Hämostase (f.)

hémothorax (m.): Hämothorax (m.)
hépatite B (f.): Hepatitis B (f.)
hépatocyte (m.): Hepatozyt (m.)
hépatomégalie (f.): Hepatomegalie (f.)
hépatosplénomégalie (f.) (HSM): Hepatosplenomegalie (f.)
hernie (f.): Hernie (f.), Bruch (m.)
hernie (f.) diaphragmatique: Zwerchfellhernie (f.)
hernie (f.) hiatale: Hiatushernie (f.)
hexadactylie (f.): Hexadaktylie (f.)
hexagone (m.) de Willis: Circulus (m.) arteriosus Willisi
hile (m.) pulmonaire: Lungenhilus (m.)
hile (m.) rénal: Nierenhilus (m.)
hippocratisme (m.) digital: Trommelschlegelfinger (mpl.)
hirsutisme (m.): Hirsutismus (m.)
histoire (f.) de la maladie (HDLM, HMA): aktuelle Anamnese (f.)
histoire (f.) naturelle du cancer: Adenom-Karzinom-Sequenz (f.)
histologie (f.): Histologie (f.)
histologique: histologisch
homogène: homogen, gleichmäßig, gleichförmig
hôpital (m.) pour enfants: Kinderkrankenhaus (n.), Kinderklinik (f.)
hoquet (m.): Schluckauf (m.), Singultus (m.)
hospitalisation (f.): stationäre Einweisung (f.), stationäre Aufnahme (f.)
HSM (= hépatosplénomégalie): Hepatosplenomegalie (f.)
HTA (= hypertension artérielle): arterielle Hypertonie (f.), Bluthochdruck (m.)
HTAP (= hypertension artérielle pulmonaire): Pulmonale Hypertonie (f.)
humérus (m.): Humerus (m.)
humeur (f.): Stimmung (f.)
humeur (f.) générale indifféremment euphorique: stumpf euphorische Grundstimmung (f.)
HVD (= hypertrophie ventriculaire droite): Rechtsventrikuläre Hypertrophie (f.) (RVH)
HVG (= hypertrophie ventriculaire gauche): Linksventrikuläre Hypertrophie (f.) (LVH)
hybridation (f.) in situ: DNA-In-situ-Hybridisierung (f.)
hydronéphrose (f.): Hydronephrose (f.)
hygiène (f.) du corps: Körperhygiene (f.), Körperpflege (f.)
hygiène (f.) du logement: Wohnraumhygiene (f.)
hymen (m.): Hymen (n.), Jungfernhäutchen (n.)
hypercapnie (f.): Hyperkapnie (f.)
hypercholestérolémie (f.): Hypercholesterinämie (f.)
hyperchromatique: hyperchromatisch
hyperémique: hyperämisch
hyperglycémie (f.): Hyperglykämie (f.)
hyperlipidémie (f.): Hyperlipidämie (f.)
hyperlipoprotéinémie (f.): Hyperlipoproteinämie (f.)
hypernéphrome (m.): klarzelliges Nierenkarzinom (n.), hypernephroides Nierenkarzinom (n.), Grawitz-Tumor (m.) (obs.)
hyperplasie (f.): Hyperplasie (f.)
hyperplasie (f.) fovéolaire en foyer : fokale foveoläre Hyperplasie (f.)
hyperplasie (f.) nodulaire: noduläre Hyperplasie (f.)
hyperplasique: hyperplastisch
hyperprolactinémie (f.): Hyperprolaktinämie (f.)
hypertélorisme (m.): Hypertelorismus (m.)
hypertension (f.): Hypertonie (f.), Bluthochdruck (m.)
hypertension (f.) artérielle (HTA): arterielle Hypertonie (f.), Bluthochdruck (m.)
hypertension (f.) artérielle pulmonaire (HTAP): pulmonale Hypertonie (f.)
hyperthyréose (f.): Hyperthyreose (f.), Schilddrüsenüberfunktion (f.)
hyperthyroïdie (f.): Hyperthyreose (f.), Schilddrüsenüberfunktion (f.)

hypertrophie (f.): Hypertrophie (f.)
hypertrophie (f.) du menton: Vergröberung (f.) des Kinns
hypertrophie (f.) ventriculaire droite (HVD): rechtsventrikuläre Hypertrophie (f.) (RVH)
hypertrophie (f.) ventriculaire gauche (HVG): linksventrikuläre Hypertrophie (f.) (LVH)
hyperuricémie (f.): Hyperurikämie (f.)
hypochondre (m.) droit (HCD): Regio (f.) hypochondriaca dextra
hypochondre (m.) gauche (HCG): Regio (f.) hypochondriaca sinistra
hypocorticalisme (m.): Nebennierenrindenunterfunktion (f.), Hypokortizismus (m.)
hypogastre (m.): Unterbauch (m.), Hypogastrium (n.)
hypogonadisme (m.): Hypogonadismus (m.)
hypolipidémiant (m.): Lipidsenker (m.)
hypophyse (f.): Hypophyse (f.), Hirnanhangdrüse (f.)
hypoplasie (f.): Hypoplasie (f.)
hypoplasie (f.) du coeur gauche: hypoplastisches Linksherzsyndrom (n.)
hypotension (f.): Hypotonie (f.), niedriger Blutdruck (m.)
hypothermie (f.): Hypothermie (f.), Unterkühlung (f.), Untertemperatur (f.)
hypothyréose (f.): Hypothyreose (f.), Schilddrüsenunterfunktion (f.)
hypothyroïdie (f.): Hypothyreose (f.), Schilddrüsenunterfunktion (f.)
hypotrophie (f.) foetale: fetale Wachstumsretardierung (f.)
hypoxie (f.) (paCO↑): Hypoxie (f.), Hypoxidose (f.)
hystérectomie (f.): Hysterektomie (f.)

I

IA (= insuffisance aortique): Aorten(klappen)insuffizienz (f.)
IC (= insuffisance cardiaque): Herzinsuffizienz (f.) (HI)
ICG (= insuffisance cardiaque globale): globale Herzinsuffizienz (f.), Globalinsuffizienz (f.)
ictère (m.): Gelbsucht (f.), Ikterus (m.)
ictère (m.) par obstruction: Verschlußikterus (m.), mechanischer Ikterus (m.)
ictérique: ikterisch (Hautkolorit)
identification (f.) du germe: Keimnachweis (m.)
IDM (= infarctus du myocarde): Myokardinfarkt (m.) (MI)
IDR (= intra-dermoréaction de Mantoux): Intradermalreaktion (f.) nach Mendel-Mantoux
IEC (= inhibiteurs de l'enzyme de conversion): ACE-Hemmer (mpl.)
IIA (= invagination intestinale aiguë): akute intestinale Invagination (f.)
iléon (m.): Ileum (n.)
iléon (m.) terminal: terminales Ileum (n.)
IM (= insuffisance mitrale): Mitral(klappen)insuffizienz (f.) (MI)
imagerie (f.) par résonance magnétique (IRM): Nuclear magnetic resonance (NMR), Kernspinresonant (f.)
images (fpl.) en tuyaux d'orgue: (röntg.) stehende Schlingen (fpl.)
IMG (= interne en médecine générale): Arzt, Ärztin (m., f.) im Praktikum (AiP)
immobilisation (f.): Ruhigstellung (f.), Immobilisierung (f.)
immunisation (f.) active: aktive Immunisierung (f.)
immunisation (f.) passive: passive Immunisierung (f.)
immunisation (f.) préventive: Schutzimpfung (f.)
immunité (f.) acquise: erworbene Immunität (f.)
immunité (f.) vaccinale: Impfschutz (m.)
immunodéficience (f.): Immunmangel (m.), Immundefekt (m.), Immundefizienz (f.)

immunoglobuline (f.): Immunglobulin (n.)
imperforation (f.): Atresie (f.), Imperforation (f.)
imperforation (f.) choanale: Choanalatresie (f.)
imperforation (f.) de l'hymen: Hymenalatresie (f.)
impression (f.): Eindruck (m.)
incapacité (f.) de travail: Arbeitsunfähigkeit (f.)
incapacité (f.) professionnelle: Berufsunfähigkeit (f.)
incarcérer: einklemmen; inkarzerieren
incisive (f.): Schneidezahn (m.)
incompatibilité (f.): Inkompatibilität (f.), Unverträglichkeit (f.)
incompatibilité (f.) rhésus foetomaternelle: fetomaternale Rhesusinkompatibilität (f.)
incubateur (m.): Inkubator (m.), Brutkasten (m.)
index (m.): Zeigefinger (m.)
index (m.) cardiaque: Herzindex (m.)
indice (m.) d'Apgar: Apgar-Index (m.)
indolore: schmerzlos, nicht schmerzhaft
induction (f.) de l'ovulation: Ovulationsauslösung (f.)
inertie (f.) utérine: Wehenschwäche (f.)
infarctus (m.) du myocarde (IM): Myokardinfarkt (m.) (MI)
infarctus (m.) mésentérique: Mesenterialinfarkt (m.)
infectieux, se: infektiös, ansteckend
infection (f.): Infektion (f.), Infekt (m.)
infection (f.) par gouttelettes: Tröpfcheninfektion (f.)
infection (f.) par souillure: Schmierinfektion (f.)
infection (f.) urinaire: Harnwegsinfekt (m.)
infection (f.) virale: Virusinfekt (m.), Virusinfektion (f.)
infection (f.) volante: fliegende Infektion (f.)
infester: (Parasiten, Ungeziefer) befallen, verseuchen
infiltrante: infiltrierend, infiltrativ
infiltration (f.) tumorale: Tumorinfiltration (f.)
infiltrer: eindringen
infirmier (m.): Pfleger (m.)
infirmier (m.) chef: Oberpfleger (m.)
infirmier (m.) de salle d'opération: OP-Pfleger (m.)
infirmier (m.) du secteur psychiatrique: Psychiatriepfleger (m.)
infirmier (m.) responsable de l'unité de soins: Stationspfleger (m.)
infirmière (f.): Krankenschwester (f.)
infirmière (f.) chef: Oberschwester (f.); Oberin (f.)
infirmière (f.) de jour: Tagesschwester (f.)
infirmière (f.) de nuit: Nachtschwester (f.)
infirmière (f.) de salle d'opération: OP-Schwester (f.)
infirmière (f.) du secteur psychiatrique: Psychiatrieschwester (f.)
infirmière (f.) responsable de l'unité de soins: Stationsschwester (f.)
inflammation (f.): Entzündung (f.)
inflammation (f.) chronique: chronische Entzündung (f.)
inflammation (f.) de longue durée: chronische Entzündung (f.)
infusion (f.): Kräutertee (m.), Früchteteeaufguß (m.) (!)
ingestion (f.): Einnahme (f.) (von Medikamenten), Ingestion (f.)
inhibiteur (m.) calcique: Kalziumantagonist (m.)
inhibiteurs (mpl.) de l'enzyme de conversion (IEC): ACE-Hemmer (mpl.)
injectable: injizierbar
injection (f.): Injektion (f.)
inopérable: inoperabel
inspection (f.): Inspektion (f.)
instabilité (f.) psychique: psychische Instabilität (f.)
insuffisance (f.): Insuffizienz (f.)

insuffisance (f.) aortique (IA): Aorteninsuffizienz (f.)
insuffisance (f:) artérielle des membres inférieurs (IAMI): Durchblutungsstörungen (fpl.) der Beine, Claudicatio (f.) intermittens
insuffisance (f.) cardiaque (IC): Herzinsuffizienz (f.) (HI)
insuffisance (f.) cardiaque globale (ICG): globale Herzinsuffizienz (f.), Globalinsuffizienz (f.)
insuffisance (f.) coronarienne: Koronarinsuffizienz (f.)
insuffisance (f.) coronarienne tritronculaire: 3-Stamm-Erkrankung (f.)
insuffisance (f.) globale aiguë: akute globale Herzinsuffizienz (f.), akutes globales Herzversagen (n.)
insuffisance (f.) mitrale (IM): Mitralinsuffizienz (f.) (MI)
insuffisance (f.) rénale (IR): Niereninsuffizienz (f.), Nierenversagen (n.)
insuffisance (f.) rénale aiguë (IRA): akute renale Insuffizienz (f.)
insuffisance (f.) rénale chronique (IRC): chronische Niereninsuffizienz (f.)
insuffisance (f.) respiratoire aiguë (IRA): akute respiratorische Insuffizienz (f.)
insuffisance (f.) respiratoire aiguë idiopathique: ARDS-Syndrom (n.), Schocklunge (f.)
insuffisance (f.) respiratoire chronique (IRC): chronische respiratorische Insuffizienz (f.)
insuffisance (f.) tricuspidienne (IT): Trikuspidalinsuffizienz (f.)
insuffisance (f.) vasculaire cérébrale (IVC): zerebrovakuläre Insuffizienz (f.)
insuffisance (f.) veineuse chronique (IVC): chronische Veneninsuffizienz (f.)
insuffisance (f.) ventriculaire droite (IVD): Rechtsherzinsuffizienz (f.) (RVI)
insuffisance (f.) ventriculaire gauche (IVG): Linksherzinsuffizienz (f.) (LVI)
insuffisance (f.) vertébrobasilaire (IVB): vertebrobasiläre Insuffizienz (f.)
insufflateur (m.) manuel: Handbeatmungsgerät (n.)
insuline (f.): Insulin (n.)
insulinodépendant, e: insulinpflichtig, insulinabhängig
insulinome (m.): Insulinom (n.), Inselzelladenom (n.)
intensité (f.): Intensität (f.), Stärke (f.), Heftigkeit (f.)
interauriculaire: interaurikulär
interne (m., f.) en médecine générale (IMG): Arzt, Ärztin (m., f.) im Praktikum (AiP)
interne (m., f.) [en spécialité]: Assistenzarzt, ärztin (m., f.)
interrogatoire (m.): Anamnesegespräch (n.)
interrogatoire (m.) ciblé: spezielle Anamnese (f.)
interruption (f.) de grossesse: Schwangerschaftsabbruch (m.), Interruptio (f.)
interruption (f.) légale de grossesse: legaler Schwangerschaftsabbruch (m.)
interruption (f.) illégale de grossesse: krimineller Abort (m.)
interruption (f.) thérapeutique de grossesse (ITG): Schwangerschaftsabbruch (m.) bei medizinischer Indikation
interstitiel, le: interstitiell
intervention (f.) chirurgicale: chirurgischer Eingriff (m.), Operation (f.)
interventriculaire: interventrikulär
intestin (m.): Darm (m.), Intestinum (n.)
intolérance (f.) au gluten: Zöliakie (f.), Glutenenteropathie (f.)
intolérance (f.) en lactose: Lactoseintoleranz (f.), Lactosemalabsorption (f.)
intolérance (f.) héréditaire au fructose: Fructoseintoleranz (f.)

intoxication (f.): Intoxikation (f.), Vergiftung (f.)
intoxication (f.) alimentaire: Lebensmittelvergiftung (f.), Nahrungsmittelvergiftung (f.)
intra-dermoréaction (f.) de Mantoux (IDR): Intradermalreaktion (f.) nach Mendel-Mantoux
intra-utérin, e: intrauterin
intranucléaire: intranukleär
intraventriculaire (f.) antérieure: R. (m.) interventricularis anterior
invagination (f.) intestinale aiguë (IIA): akute intestinale Invagination (f.)
IP1 (= articulation interphalangienne 1): Fingermittelgelenk (n.)
IP2 (= articulation interphalangienne 2): Fingerendgelenk (n.)
IR (= insuffisance rénale): Niereninsuffizienz (f.)
IRA (= insuffisance rénale aiguë): akute Niereninsuffizienz (f.)
IRA (= insuffisance respiratoire aiguë): akute respiratorische Insuffizienz (f.)
IRC (= insuffisance rénale chronique): chronische Niereninsuffizienz (f.)
IRC (= insuffisance respiratoire chronique): chronische respiratorische Insuffizienz (f.)
IRM (= imagerie par résonance magnétique): Nuclear magnetic resonance (NMR), Kernspinresonanz (f.)
irradier [dans]: ausstrahlen [in]
irradiation (f.): Ausstrahlung (f.); Bestrahlung (f.)
irrégulier, ère: unregelmäßig
irrité, e: gereizt
isolé, e: isoliert
isthme (m.) utérin: Isthmus (m.) uteri
IT (= insuffisance tricuspidienne): Trikuspidalinsuffizienz (f.)
ITG (= interruption thérapeutique de grossesse): Schwangerschaftsabbruch (m.) bei medizinischer Indikation
IVB (= insuffisance vertébrobasilaire): vertebrobasiläre Insuffizienz (f.)
IVC (= insuffisance vasculaire cérébrale): zerebrovaskuläre Insuffizienz (f.)
IVC (= insuffisance veineuse chronique): chronische Veneninsuffizienz (f.)
IVD (= insuffisance ventriculaire droite): rechtsventrikuläre Insuffizienz (f.) (RVI)
IVG (= insuffisance ventriculaire gauche): linksventrikuläre Insuffizienz (f.) (LVI)

J

j (= jour): Tag (m.)
jambe (f.): Bein (n.), Unterschenkel (m.)
jéjunum (m.): Jejunum (n.)
jet (m.) d'urine: Harnstrahl (m.)
jeun, à: nüchtern
joue (f.): Wange (f.), Backe (f.)
jugulogramme (m.): Jugularispulskurve (f.)
jumeaux (mpl.), des faux: zweieiige Zwillinge (mpl.)
jumeaux (mpl.), des vrais: eineiige Zwillinge (mpl.)
jumeaux (mpl.) parasites: Sakralparasiten (mpl.)
jumeaux (mpl.) univitellins: eineiige Zwillinge (mpl.)

K

k (= potassium): Kalium (n.) (K)
kala-azar (m.): Kala-Azar (f.)
kératose (f.) actinique: aktinische Keratose (f.)
kinésithérapeute (m., f.): Physiotherapeut, in (m., f.)
kinésithérapie (f.): Bewegungstherapie (f.), Heilgymnastik (f.) (mit Massagebehandlung)
kyste (m.): Zyste (f.)
kyste (m.) cervical: Halszyste (f.)
kyste (m.) de l'ovaire: Ovarialzyste (f.), Ovarialkystom (n.)

kyste (m.) de l'ovaire mucoïde: muzinöses Ovarialkystom (n.), muzinöse Ovarialzyste (f.)
kyste (m.) de l'ovaire séreux: seröses Ovarialkystom (n.), seröse Ovarialzyste (f.)
kyste (m.) de Naboth: Ovulum (n.) Nabothi
kyste (m.) folliculaire: Follikelzyste (f.)

L

laborantin, e (m., f.): Laborant, in (m., f.)
laboratoire (m.) d'urgence: Notfallabor (n.)
lacération (f.): Lazeration (f.), Ablederung (f.)
lactico-déshydrogénase (f.) (LDH): Lactatdehydrogenase (f.) (LDH)
lamelle (f.) cornée: Hornlamelle (f.)
lamina (f.) propria mucosae: Lamina (f.) propria mucosae
lancinant, e (ex.: douleur): stechend (z.B. Schmerz)
langue (f.): Zunge (f.), Sprache (f.)
laparoschisis (m.): Laparoschisis (f.)
laparotomie (f.) exploratrice: Probelaparotomie (f.)
larve (f.): Larve (f.)
laryngoscopie (f.): Laryngoskopie (f.), Kehlkopfspiegelung (f.)
larynx (m.): Larynx (m.), Kehlkopf (m.)
lassitude (f.): Müdigkeit (f.), Ermüdung (f.), Mattigkeit (f.)
latéral, e: lateral
lavage (m.): Lavage (f.), Spülung (f.)
lavage (m.) broncho-alvéolaire (LBA): bronchoalveoläre Lavage (f.) (BAL)
lavage (m.) péritonéal: Peritoneallavage (f.), Peritonealspülung (f.)
laxatif (m.): Abführmittel (n.), Laxans (n.), Laxativum (n.)
LBA (= lavage broncho-alvéolaire): bonchoalveoläre Lavage (f.) (BAL)
LCR (= liquide céphalo-rachidien): Liquor (m.) cerebrospinalis
LDH (= lactico-déshydrogénase): Lactatdehydrogenase (f.) (LDH)
LEC (= lithotritie extra-corporelle): extrakorporale Stoßwellenlithotripsie (f.) (ESWL)
LED (= lupus érythémateux disséminé): Lupus (m.) erythematodes disseminatus (LED), systemischer Lupus (m.) erythematodes (SLE)
légèrement blessé, e: leichtverletzt
léiomyome (m.): Leiomyom (n.)
leishmaniose (f.): Leishmaniose (f.)
leishmaniose (f.) cutanée: Orientbeule (f.)
lente (f.): Nisse (f.)
lentigo (m.): Lentigo (f.)
lèpre (f.): Lepra (f.), Aussatz (m.)
leptoméninges (fpl.): Leptomeningen (fpl.), weiche Hirnhäute (fpl.)
lésion (f.): Verletzung (f.), Schädigung (f.), Läsion (f.)
lésion (f.) élémentaire primaire: Primäreffloreszenz (f.)
lésion (f.) élémentaire secondaire: Sekundäreffloreszenz (f.)
lésion (f.) précancéreuse: Präkanzerose (f.)
lésions (fpl.) des parties molles: Weichgewebsverletzungen (fpl.)
leucémie (f.) aiguë myéloblastique: akute myeloische Leukämie (f.) (AML)
leucémie (f.) lymphoblastique aiguë: akute lymphatische Leukämie (f.) (ALL)
leucémie (f.) lymphoïde chronique (LLC): chronisch lymphatische Leukämie (f.) (CLL)
leucémie (f.) myéloïde chronique: chronisch myeloische Leukämie (f.) (CML)
leucinose (f.): Ahornsirupkrankheit (f.)
leuco (= leucocytes): Leukozyten (mpl.), weiße Blutkörperchen (npl.)
leucocyte (m.): weißes Blutkörperchen (n.), Leukozyt (m.)
leucocytose (f.): Leukozytose (f.)

leucodystrophie (f.) métachromatique: metachromatische Leukodystrophie (f.)
leucoplasie (f.): Leukoplakie (f.)
leucorrhée (f.): Leukorrhö (f.), Fluor (m.) albus
leucorrhée (f.) abondante: gesteigerter Ausfluß (m.); Fluor (m.)
lever: heben
lèvre (f.): Lippe (f.), Schamlippe (f.)
lèvre (f.) inférieure: Unterlippe (f.)
lèvre (f.) supérieure: Oberlippe (f.)
lichen (m.): Lichen (m.), Flechte (f.)
lichen (m.) plan: Lichen (m.) ruber planus
lichen (m.) scléro-atrophique: Craurosis (f.) vulvae, Lichen (m.) sclerosus et atrophicus
lichénification (f.): Lichenifikation (f.)
lié, e à la respiration (douleurs): atemabhängig (Schmerzen)
lié, e au patrimoine génétique: genetisch fixiert
ligament (m.): Ligament (n.), Band (n.)
ligament (m.) croisé: Kreuzband (n.), Lig. (n.) cruciatum
ligament (m.) de Poupart: Leistenband (n.), Lig. (n.) inguinale, Poupart-Band (n.)
ligament (m.) rotulien: Lig. (n.) patellae, Patellarsehne (f.)
ligature (f.): Ligatur (f.), Abbindung (f.), Unterbindung (f.)
lipodystrophie (f.) intestinale: Morbus (m.) Whipple, Whipple-Krankheit (f.), intestinale Lipodystrophie (f.)
liquide (m.): Flüssigkeit (f.)
liquide (m.) céphalo-rachidien (LCR): Liquor (m.) cerebrospinalis
liquide (m.) de remplissage plasmatique: Plasmaexpander (m.)
lisse: glatt
lithiase (f.): Lithiasis (f.), Steinleiden (n.)
lithiase (f.) biliaire: Gallenstein (m.)
lithiase (f.) rénale: Nephrolithiasis (f.), Nierenstein (m.)
lithiase (f.) vésicale: Blasenstein (m.)
litholyse (f.): Steinauflösung (f.), Litholyse (f.)
lithotritie (f.) extra-corporelle (LEC): extrakorporale Stoßwellenlithotripsie (f.) (ESWL)
livide: livid, fahl, aschgrau
LLA (= leucémie lymphoblastique aiguë): akute lymphatische Leukämie (f.) (ALL)
LLC (= leucémie lymphoïde chronique): chronisch lymphatische Leukämie (f.) (CLL)
LMA (= leucémie aiguë myéloblastique): akute myeloische Leukämie (f.) (AML)
LMC (= leucémie chronique myéloïque): chronisch myeloische Leukämie (f.) (CML)
lobe (m.): Lobus (m.), Lappen (m.)
lobe (m.) carré: Lobus (m.) quadratus
lobe (m.) caudé: Lobus (m.) caudatus
lobe (m.) de Spiegel: Lobus (m.) caudatus
lobe (m.) droit prostatique: rechter Prostataseitenlappen (m.)
lobe (m.) du foie: Leberlappen (m.)
lobe (m.) frontal: Stirnlappen (m.), Frontallappen (m.), Frontalhirn (n.)
lobe (m.) gauche prostatique: linker Prostataseitenlappen (m.)
lobe (m.) inférieur: Unterlappen (m.)
lobe (m.) médian prostatique: Prostatamittellappen (m.)
lobe (m.) moyen: Mittellappen (m.)
lobe (m.) pariétal: Parietalhirn (n.)
lobe (m.) pulmonaire inférieur: Lungenunterlappen (m.)
lobe (m.) supérieur: Oberlappen (m.)
lobe (m.) temporal: Temporallappen (m.), Temporalhirn (n.)
lobule (m.): Ohrläppchen (n.); Lobulus (m.)
lobule (m.) pulmonaire: Lungenlobulus (m.)
localisé, e: lokalisiert

loge (f.) rénale: Nierenlager (n.)
loges (fpl.) rénales simples et indolores: Nierenlager (npl.) (klopf- und druckschmerz)frei
lombalgies (fpl.): Kreuzschmerzen (mpl.)
lotion (f.) pour le corps: Körperlotion (f.)
LRSI (= loges rénales souples et indolores): Nierenlager (npl.) (klopf- und druckschmerz)frei
luette (f.): Uvula (f.), (Gaumen-) Zäpfchen (n.)
luette (f.) bifide: Uvula (f.) bifida
lumbago (m.): Hexenschuß (m.), Lumbago (f.)
lumière (f.): Lumen (n.); Licht (n.)
lumière (f.) polarisée: polarisiertes Licht (n.)
lunule (f.): Lunula (f.)
lupus (m.) érythémateux: Lupus (m.) erythematodes
lupus (m.) érythémateux disséminé (LED): Lupus (m.) erythematodes disseminatus, systemischer Lupus (m.) erythematodes (SLE)
lupus (m.) érythémateux systémique: Lupus (m.) erythematodes disseminatus, systemischer Lupus (m.) erythematodes (SLE)
lupus (m.) tuberculeux: Lupus (m.) vulgaris, Hauttuberkulose (f.)
luxation (f.): Luxation (f.), Verrenkung (f.)
luxation (f.) congénitale de la hanche: kongenitale Hüftluxation (f.)
lympho (= lymphocytes): Lymphozyten (mpl.)
lymphocyte (m.): Lymphozyt (m.)
lymphome (m.): Lymphom (n.)
lymphome (m.) à cellules T: T-Zell-Lymphom (n.)
lyse (f.): Lyse (f.)

M

macroangiopathie (f.) diabétique (MAD): diabetische Makroangiopathie (f.)
macrolide (m.): Makrolid (m.)
macule (f.): Fleck (m.)
MAD (= macroangiopathie diabétique): diabetische Makroangiopathie (f.)
maigre: mager, hager, dürr
maigrir: abnehmen, abmagern
main (f.): Hand (f.)
mal (m.), maux (pl.): Schmerz (m.), Krankheit (f.), Leiden (n.)
mal (m.) au coeur: Übelkeit (f.)
mal (m.) aux reins: Kreuzschmerzen (mpl.), Lumbalgien (fpl.)
malade (adj.): krank
maladie (f.): Krankheit (f.), Erkrankung (f.), Morbus (m.)
maladie (f.) à virus lent: Slow-Virus-Erkrankung (f.)
maladie (f.) cardiaque: Herzerkrankung (f.), Herzkrankheit (f.), Herzleiden (n.)
maladie (f.) cardiovasculaire: Herzkreislauferkrankung (f.)
maladie (f.) cérébrale dégénérative: degenerative Hirnerkrankung (f.)
maladie (f.) coeliaque: Zöliakie (f.), Glutenenteropathie (f.)
maladie (f.) coronarienne: koronare Herzkrankheit (f.) (KHK)
maladie (f.) cutanée: Hauterkrankung (f.), Hautkrankheit (f.), Hautleiden (n.)
maladie (f.) d'Alzheimer: Alzheimer-Erkrankung (f.)
maladie (f.) de Basedow: Morbus (m.) Basedow, Basedow-Krankheit (f.)
maladie (f.) de Bowen: Morbus (m.) Bowen
maladie (f.) de Chagas: Chagas-Krankheit (f.)
maladie (f.) de Creutzfeldt-Jacob: Creutzfeldt-Jacob-Erkrankung (f.)
maladie (f.) de Crohn: Morbus (m.) Crohn
maladie (f.) de Crouzon: Dysostose (f.) craniofacialis, Crouzon-Syndrom (n.)
maladie (f.) de Forbes: Forbes-Syndrom (n.)
maladie (f.) de Friedreich: Friedreich-Heredoataxie (f.)

maladie (f.) de Gaucher: Morbus (m.) Gaucher
maladie (f.) de Hirschsprung: Morbus (m.) Hirschsprung
maladie (f.) de Hodgkin: Morbus (m.) Hodgkin, Lymphogranulomatose (f.)
maladie (f.) de Hurler: Pfaundler-Hurler-Syndrom (n.)
maladie (f.) de Kaposi: Kaposi-Sarkom (n.)
maladie (f.) de l'appareil digestif: Erkrankung (f.) des Verdauungstrakts
maladie (f.) de la peau: Hauterkrankung (f.), Hautkrankheit (f.), Hautleiden (n.)
maladie (f.) de Ménétrier: Morbus (m.) Ménétrier, Riesenfaltenmagen (m.)
maladie (f.) de Niemann-Pick: Morbus (m.) Niemann-Pick
maladie (f.) de Paget: Morbus (m.) Paget, Paget-Krankheit (f.)
maladie (f.) de Parkinson: Parkinson-Erkrankung (f.)
maladie (f.) de Pick: Pick-Erkrankung (f.)
maladie (f.) de Pompe: Pompe-Syndrom (n.)
maladie (f.) des urines à odeur de houblon: kongenitale Hydroxybuttersäureazidurie (f.)
maladie (f.) des urines à odeur de sirop d'érable: Ahornsirupkrankheit (f.)
maladie (f.) des vaches folles: BSE-Rinderwahnsinn (m.)
maladie (f.) de Tay-Sachs: Tay-Sachs-Syndrom (n.), Tay-Sachs-Idiotie (f.)
maladie (f.) de von Gierke: Gierke-Krankheit (f.)
maladie (f.) de Whipple: Morbus (m.) Whipple, Whipple-Krankheit (f.), intestinale Lipodystrophie (f.)
maladie (f.) de Wilson: Morbus (m.) Wilson, Wilson-Krankheit (f.), hepatolentikuläre Degeneration (f.)
maladie (f.) du cerveau: Hirnerkrankung (f.)
maladie (f.) du foie: Lebererkrankung (f.)
maladie (f.) gynécologique: gynäkologische Erkrankung (f.), Frauenleiden (n.)
maladie (f.) infectieuse: Infektionskrankheit (f.)
maladie (f.) mentale: Geisteskrankheit (f.)
maladie (f.) métabolique: Stoffwechselerkrankung (f.), Stoffwechselkrankheit (f.)
maladie (f.) métabolique généralisée: generalisierte Stoffwechselkrankheit (f.)
maladie (f.) neurologique: neurologische Erkrankung (f.)
maladie (f.) rénale: Nierenerkrankung (f.), Nierenkrankheit (f.), Nierenleiden (n.)
maladie (f.) respiratoire: Atemwegserkrankung (f.)
maladie (f.) sexuellement transmissible (MST): Geschlechtskrankheit (f.), venerische Erkrankung (f.)
maladie (f.) variqueuse: Varikose (f.)
maladie (f.) vénérienne: Geschlechtskrankheit (f.), venerische Erkrankung (f.)
malaise (f.): Unwohlsein (n.), Unbehagen (n.), Krankheitsgefühl (n.)
mâle: männlich
malformation (f.): Mißbildung (f.), Fehlbildung (f.)
malformation (f.) d'Arnold-Chiari: Arnold-Chiari-Syndrom (n.)
malformation (f.) double: Doppelmißbildung (f.)
malformation (f.) majeure: Major malformation
malformation (f.) mineure: Minor malformation
malin, igne: maligne, bösartig
malléole (m.) externe: Außenknöchel (m.)
malléole (m.) interne: Innenknöchel (m.)
malnutrition (f.): Fehlernährung (f.), Mangelernährung (f.), Malnutrition (f.)

mamelon (m.): Brustwarze (f.), Mamille (f.)
mammectomie (f.): Mastektomie (f.), Brustamputation (f.), Ablatio (f.) mammae
mammographie (f.): Mammographie (f.)
manger: essen
manipulateur, trice (m.,f.) radiographe: Röntgenassistent, in (m., f.)
manipulateur, trice (m.f.) d'électroradiographie médicale: Röntgenassistent, in (m., f.)
manoeuvre (f.) de Perthes: Perthes-Versuch (m.)
manoeuvre (f.) de Trendelenburg: Trendelenburg-Versuch (m.)
manométrie (f.) oesophagienne: Ösophagusmanometrie (f.)
manque (m.) de mémoire: reduzierte Merkfähigkeit (f.)
manque (m.) d'impulsion: Antriebsmangel (m.)
manuel (m.): Lehrbuch (n.)
marqué, e: ausgeprägt
massage (m.) cardiaque externe: Herzdruckmassage (f.)
mastectomie (f.): Mastektomie (f.), Brustamputation (f.), Ablatio (f.) mammae
mastite (f.) carcinomateuse: inflammatorisches Mammakarzinom (n.)
matinal, e: morgendlich
matrice (f.): Matrix (f.); Gebärmutter (f.)
mauvaise appréciation (f.) de la situation: Verkennung (f.) der Situation
maux (mpl.) de gorge: Halsweh (n.), Halsschmerzen (mpl.)
maux (mpl.) de tête: Kopfschmerzen (mpl.)
MC (= métacarpien): Mittelhandknochen (m.), Metakarpalknochen (m.)
MCP (= articulation métacarpophalangienne): Fingergrundgelenk (n.)
MCV (= maladie cardio-vasculaire): Herz-Kreislauf-Erkrankung (f.)
MCV (= mean corpuscular volume): mittleres Korpuskularvolumen (n.) (MCV)
MdH (= mode de vie): Lebensweise (f.)
MDH (= motif d'hospitalisation): Einweisungsgrund (m.)
Mean corpuscular volume (MCV): Mean corpuscular volume (MCV)
méat (m.): Gang (m.), Meatus (m.)
méat (m.) de l'urètre: Harnröhrenöffnung (f.), Ostium (n.) urethrae
mécanisme (m.) de trapping: Check-valve-Mechanismus (m.)
médecin (m.): Arzt (m.)
médecin (m.) biologiste: Laborarzt (m.)
médecin (m.) de famille: Hausarzt (m.)
médecin (m.) généraliste: Allgemeinarzt (m.), Allgemeinpraktiker (m.), praktischer Arzt (m.)
médecin (m.) ORL: HNO-Arzt (m.)
médecin (m.) responsable de l'unité de soins: Stationsarzt (m.)
médecin (m.) traitant: behandelnder Arzt (m.)
médial, e: medial
médian, e: median
médiastin (m.): Mediastinum (n.)
médicament (m.): Medikament (n.), Arznei (f.), Medizin (f.)
médius (m.): Mittelfinger (m.)
médulloblastome (m.): Medulloblastom (n.)
mélanine (f.): Melanin (n.)
mélanome (m.): Melanom (n.)
mélanome (m.) juvénile de Spitz: Spitz-Tumor (m.), Spitz-Nävus (m.)
mélanome (m.) malin: malignes Melanom (n.)
mêlé, e de sang: blutvermischt
membre (m.): Extremität (f.), Gliedmaße (f.), Glied (n.); Penis (m.), (männliches) Glied (n.), Phallus (m.)

membre (m.) inférieur (MI): untere Extremität (f.) (UE), untere Gliedmaße (f.), unteres Glied (n.)
membre (m.) inférieur droit (MID): rechte untere Extremität (f.)
membre (m.) inférieur gauche (MIG): linke untere Extremität (f.)
membre (m.) supérieur (MS): obere Extremität (f.), obere Gliedmaße (f.)
méninge (f.): Meninx (f.), Hirnhaut (f.)
méningiome (m.): Meningiom (n.)
méningite (f.): Meningitis (f.)
méningocèle (f.): Meningozele (f.)
méningoencéphalite (f.): Meningoenzephalitis (f.)
ménopause (f.): Menopause (f.), Wechseljahre (npl.)
ménorragie (f.): Menorrhagie (f.)
menton (m.): Kinn (n.)
mercure (m.): Quecksilber (n.)
mésencéphale (m.): Mittelhirn (n.)
mesure (f.) de l'urine résiduelle: Restharnbestimmung (f.)
métabolisme (m.): Metabolismus (m.), Stoffwechsel (m.), Umsatz (m.)
métabolisme (m.) glucidique: Kohlenhydratstoffwechsel (m.)
métabolisme (m.) lipidique: Fettstoffwechsel (m.)
métacarpien (m.) (MC): Metakarpalknochen (m.), Mittelhandknochen (m.)
métaplasie (f.) intestinale: intestinale Metaplasie (f.)
métastase (f.) cérébrale: Hirnmetastase (f.)
métastase (f.) ganglionnaire: Lymphknotenmetastase (f.)
métatarsien (m.): Mittelfußknochen (m.)
métrorragie (f.): Metrorrhagie (f.)
mettre en danger la vie (de qn): lebensgefährlich sein (für jemanden)
MI (= membre inférieur): untere Extremität (f.) (UE)
microangiopathie (f.) diabétique: diabetische Mikroangiopathie (f.)
microphtalmie (f.): Mikrophthalmie (f.)
MID (= membre inférieur droit): rechte untere Extremität (f.)
MIG (= membre inférieur gauche): linke untere Extremität (f.)
migraines (fpl.): Kopfschmerzen (mpl.)
milieu (m.) de transport: Transportmedium (n.)
minerve (f.): Halskrawatte (f.), Schanzverband (m.)
mineur, e: minderjährig, kleiner, geringer
mise (f.) en évidence [de]: Nachweis (m.) [von]
Mm (= murmures): Geräusche (npl.)
MNI (= mononucléose infectieuse): Pfeiffer-Drüsenfieber (f.), infektiöse Mononukleose (f.)
Moc (= monocytes): Monozyten (mpl.)
mode (m.) de vie (MdV): Lebensweise (f.)
modéré, e: mäßig
moelle (f.): Mark (n.)
moelle (f.) allongée: Medulla (f.) oblongata
moelle (f.) épinière: Rückenmark (n.)
moelle sternale: Sternalmark (n.)
molaire (f.): Mahlzahn (m.), Backenzahn (m.), Molar (m.)
môle (f.) hydatiforme: Blasenmole (f.)
mollet (m.): Wade (f.)
monitorage (m.) continu: kontinuierliche Monitorüberwachung (f.)
mono (= monocytes): Monozyten (mpl.)
monocyte (m.): Monozyt (m.)
monofil: monofil
mononucléose (f.) infectieuse (MNI): Pfeiffer-Drüsenfieber (n.), infektiöse Mononukleose (f.)
mont (m.) de Vénus: Mons (m.) pubis
morphologique: morphologisch

morsure (f.): Biß (m.), Bißwunde (f.)
morsure (f.) de chien: Hundebiß (m.)
morsure (f.) de serpent: Schlangenbiß (m.)
mort (f.) du foetus in utero: intrauteriner Fruchttod (m.)
motif (m.) d'hospitalisation (MDH): Einweisungsgrund (m.)
motilité (f.): Motilität (f.)
motilité (f.) oesophagienne: Ösophagusmotilität (f.)
mourir [de]: (ver)sterben [an]
moustache (f.): Schnauzbart (m.)
mouvement (m.): Bewegung (f.)
ms (= mois): Monat (m.)
MS (= membre supérieur): obere Extremität (f.) (OE)
MST (= maladie sexuellement transmissible): Geschlechtskrankheit (f.), venerische Erkrankung (f.)
MT (= médecin traitant): behandelnder Arzt (m.)
mucolytique (m.): Mukolytikum (n.)
mucopolysaccharidose (f.): Mukopolysaccharidose (f.)
muguet (m.): Soor (m.)
muqueuse (f.): Schleimhaut (f.), Mukosa (f.)
muqueuse (f.) antrale: Antrumschleimhaut (f.)
muqueuse (f.) buccale: Mundschleimhaut (f.)
muqueuse cardiale: Kardiaschleimhaut (f.)
muqueuse (f.) corporéale: Korpusschleimhaut (f.)
muscle (m.) couturier: Schneidermuskel (m.), M. (m.) sartorius
muqueuse (f.) de l'antre: Antrumschleimhaut (f.)
muqueuse (f.) du cardia: Kardiaschleimhaut (f.)
muqueuse (f.) du corps: Korpusschleimhaut (f.)
muqueuse (f.) duodénale: Duodenalschleimhaut (f.)
muqueuse (f.) endocervicale: Endozervikalschleimhaut (f.), Endozervix (f.)
muqueuse (f.) régénérative: Regenerationsschleimhaut (f.)
murmure (m.) vésiculaire: vesikuläres Atemgeräusch (n.)
murmures (mpl.): Geräusche (npl.)
muscle (m.): Muskel (m.)
muscle (m.) biceps brachial: Bizeps (m.), M. (m.) biceps brachii
muscle (m.) deltoïde: Deltamuskel (m.), M. (m.) deltoides
muscle (m.) fléchisseur: Flexor (m.), Beuger (m.), Beugemuskel (m.)
muscle (m.) grand dorsal: M. (m.) latissimus dorsi
muscle (m.) grand pectoral: großer Brustmuskel (m.), M. (m.) pectoralis major
muscle (m.) petit pectoral: kleiner Brustmuskel (m.), M. (m.) pectoralis minor
muscle (m.) soléaire: M. (m.) soleus
muscle (m.) strié: quergestreifter Muskel (m.)
muscle (m.) trapèze: Kapuzenmuskel (m.), M. (m.) trapezius
muscle (m.) triceps brachial: Trizeps (m.), M. (m.) triceps brachii
muscles (mpl.) de la fesse: Glutealmuskulatur (f.)
muscles (mpl.) extenseurs de l'avant-bras: Unterarmextensoren (mpl.)
muscles (mpl.) jambiers: Beinmuskulatur (f.), Unterschenkelmuskulatur (f.)
muscles (mpl.) sphinctériens: Sphinktermuskulatur (f.)
muscularis (f.) mucosae: Muscularis (f.) mucosae
museau (m.) de tanche (anat.): Portio (f.) (vaginalis), Muttermund (m.)
musical, e: musikalisch
MV (= murmure vésiculaire): vesikuläres Atemgeräusch (n.)
mycoplasma (m.): Mykoplasma (n.)
mycose (f.): Mykose (f.), Pilzerkrankung (f.)
mycosis (f.) fongoïde: Mycosis (f.) fungoides

myélinolyse (f.) centrale du pont: zentrale pontine Myelinolyse (f.) (ZPM)
myocardique: myokardial
myomètre (m.): Myometrium (n.)
myopathie (f.): Myopathie (f.), Muskelerkrankung (f.)

N

na (= sodium): Natrium (n.) (Na)
NC (= nerfs crâniens): Hirnnerven (mpl.)
naevus (m.) flammeus: Naevus (m.) flammeus, Feuermal (n.), Weinfleck (m.)
naevus (m.) pigmentaire: Pigmentzellnävus (m.), Nävuszellnävus (m.) (NZN)
naissance (f.) des cheveux: Haaransatz (m.)
nanisme (m.) diastrophique: diastrophischer Zwergwuchs (m.)
narcolepsie (f.): Narkolepsie (f.)
narine (f.): Nasenloch (n.)
nausée (f.): Brechreiz (m.), Ekel (m.), Übelkeit (f.)
nécrose: Nekrose (f.), Gewebstod (m.)
néphrectomie (f.): Nephrektomie (f.)
néphrectomie (f.) péritonéale: peritoneale Nephrektomie (f.)
néphrite (f.): Nephritis (f.)
néphrite (f.) purulente: eitrige Nephritis (f.)
néphrographie (f.) radio-isotopique: Isotopennephrographie (f.)
nerf (m.): Nerv (m.)
nerf (m.) crânien: Hirnnerv (m.)
nerf (m.) optique: N. (m.) opticus
neuro (= neurologique, [système nerveux]): neurologisch; Nervensystem
neurofibrome (m.): Neurofibrom (n.)
neuroleptique (m.): Neuroleptikum (n.)
neurologique: neurologisch
neurophysiologique: neurophysiologisch
névrodermite (f.): Neurodermitis (f.)
névrodermite (f.) constitutionnelle: endogenes Ekzem (n.), atopische Dermatitis (f.), Neurodermitis (f.) constitutionalis
névrose (f.) cardiaque: Herzneurose (f.)
nez (m.): Nase (f.)
nez (m.) bouché: verstopfte Nase (f.)
(NFS = numération formule sanguine): Differentialblutbild (f.) (DiffBB)
nitrofurantoïne (f.): Nitrofurantoin
niveau (m.), au n. de: auf Höhe von
niveau (m.) du coupe: Schnittfläche (f.)
nodosité (f.): Knoten (m.)
nodule (m.): Nodulus (m.), Knoten (m.), Knotenbildung (f.) (path.)
noeud (m.) du cordon: Nabelschnurknoten (m.)
non-apparition (f.) des règles après 18 ans: ausgebliebene Menarche (f.)
non insulinodépendant, e: insulinunabhängig, nicht insulinpflichtig
non spécifique: unspezifisch
normale (f.), dans les limites de la: Normbereich (m.), im
nourrisson (m.): Säugling (m.)
nouveau-né (m.): Neugeborenes (n.)
noyau (m.): Kern (m.), Nukleus (m.)
noyau (m.) amygdalien: Corpus (n.) amygdaloideum
noyau (m.) cellulaire: Zellkern (m.)
noyau (m.) central: Corpus (n.) medullare, Marklager (n.)
numération (f.) formule san (f.) (NFS): Differentialblutbild (n.) (DiffBB)
nuque (f.): Nacken (m.), Genick (n.)
nycturie (f.): Nykturie (f.)
nymphes (fpl.): kleine Schamlippen (fpl.), Labia (npl.) minora pudendi

O

OAP (= oedème aigu du poumon): akutes Lungenödem (n.)
obèse: adipös, fettleibig
obésité (f.): Adipositas (f.), Fettsucht (f.)

oblitération (f.): Obliteration (f.), Verschluß (m.)
oblitération (f.) artérielle par un thrombus: thrombotischer Verschluß (m.) einer Arterie
oblitéré, e (par un thrombus): (thrombotisch) verschlossen
observation (f.): Beobachtung (f.), Krankenbericht (m.)
observations (fpl.): Befund (m.)
observations (f.) secondaires: Nebenbefunde (mpl.)
observer: beobachten
obstétricien, ne (m., f.): Geburtshelfer, in (m., f.)
obstétrique (f.): Geburtshilfe (f.)
obstruction (f.): Verschluß (m.), Obstruktion (f.), Verlegung (f.)
obstruction (f.) nasale: behinderte Nasenatmung (f.)
obstrué, e (par un thrombus): (thrombotisch) verschlossen
occiput (m.): Hinterhaupt (n.), Hinterkopf (m.)
occlusion (f.) intestinale par obstruction: mechanischer Dünndarmileus (m.)
occlusion (f.): Verschluß (m.), Okklusion (f.)
ochronose (f.): Alkaptonurie (f.), Ochronose (f.)
oedémateux, se: ödematös, verquollen
oedème (m.): Ödem (n.)
oedème (m.) aigu du poumon (OAP): akutes Lungenödem (n.)
oedème (m.) des membres inférieurs: Unterschenkelödem (n.) (US-Ödem)
oedème (m.) pulmonaire: Lungenödem (n.)
oedème (m.) pulmonaire interstitiel: interstitielles Lungenödem (n.)
oedème (m.) pulmonaire intraalvéolaire: intraalveoläres Lungenödem (n.)
oeil (m.), yeux (mpl.): Auge (n.)
oeil-de-perdrix (m.): Hühnerauge (n.), Klavus (m.)
oesophage (m.): Speiseröhre (f.), Ösophagus (m.)
oesophagoscopie (f.): Ösophagoskopie (f.)
OGE (= organes génitaux externes): äußere Geschlechtsorgane (npl.)
OGI (= organes génitaux internes): innere Geschlechtsorgane (npl.)
OIDP (= [présentation] occipito-iliaque droite postérieure): rechte hintere Hinterhauptslage (f.)
OIGA ([présentation] occipito-iliaque gauche antérieure): linke vordere Hinterhauptslage (f.)
oligodendrogliome (m.): Oligodendrogliom (n.)
oligurie (f.): Oligurie (f.)
ombilic (m.): Nabel (m.)
OMI (= oedème des membres inférieurs): Unterschenkel-Ödem (n.), US-Ödem (n.)
Omnipraticien, ne (m., f.): Allgemeinarzt, ärztin (m., f.), Allgemeinpraktiker, in (m., f.)
omoplate (m.): Schulterblatt (n.)
omphalocèle (f.): Omphalozele (f.), Nabelbruch (m.)
OMS (= organisation mondiale de la santé): Weltgesundheitsorganisation (f.) (WHO)
onde Q (f.): Q-Zacke (f.)
onde QRS (f.): QRS-Komplex (m.)
onde R (f.): R-Zacke (f.)
onde S (f.): S-Zacke (f.)
onde T (f.): T-Zacke (f.), T-Welle (f.)
onde U (f.): U-Zacke (f.), U-Welle (f.)
ongle (m.): Fingernagel (m.)
op (= opération): Operation (f.)
opacité (f.): Trübung (f.), Verschattung (f.), Verdichtung (f.)
opacité (f.) en foyer: Herdschatten (m.)
opération (f.) (op): Operation (f.)
opération (f.) de Billroth II: Billroth-II-Operation (f.)
opération (f.) de Wertheim: Wertheim-Operation (f.)
ophtalmologue (m., f.): Augenarzt, ärztin (m., f.)
oreille (f.): Ohr (n.)

oreille (f.) externe: äußeres Ohr (n.)
oreille (f.) moyenne: Mittelohr (n.)
oreillette (f.): Vorhof (m.), Atrium (n.)
oreillette (f.) droite: rechter Vorhof (m.)
oreillette (f.) gauche: linker Vorhof (m.)
oreillons (mpl.): Mumps (m.), Ziegenpeter (m.)
organe (m.): Organ (n.)
organe (m.) génital: Geschlechtsorgan (n.)
organes (mpl.) génitaux externes (OGE): äußere Geschlechtsorgane (npl.)
organes (mpl.) génitaux internes (OGI): innere Geschlechtsorgane (npl.)
organisation (f.) mondiale de la santé: Weltgesundheitsorganisation (f.), (WHO)
organogénèse (f.): Organentwicklung (f.), Organbildung (f.)
organogénésie (f.): Organentwicklung (f.), Organbildung (f.)
organopathie (m.): Organerkrankung (f.)
orifice (m.): Öffnung (f.), Mündung (f.), Ostium (n.)
orifice (m.) urétéral: Ureterostium (n.)
ORL (= oto-rhino-laryngologie): Hals-Nasen-Ohren-Heilkunde (f.), (HNO)
orteil (m.): Zehe (f.)
orthophoniste (m., f.): Logopäde, in (m., f.)
orthopnée (f.): Orthopnoe (f.)
os (m.): Knochen (m.)
os (mpl.) du carpe: Handwurzelknochen (mpl.)
os (mpl.) du tarse: Fußwurzelknochen (mpl.)
os (m.) ethmoïde: Siebbein (n.)
os (m.) hyoïde: Os hyoideum (n.)
ostéoporose (f.): Osteoporose (f.)
ostéosynthèse (f.): Osteosynthese (f.)
oto-rhino-laryngologie (f.) (ORL): Hals-Nasen-Ohren-Heilkunde (f.), (HNO)
oto-rhino-laryngologue (m., f.): HNO-Arzt, ärztin (m., f.), Hals-Nasen-Ohren-Arzt, ärztin (m., f.)
otoscopie (f.): Otoskopie (f.)
ostoscopique: otoskopisch
ouvert, e (ex.: lésion, traumatisme): offen (z.B.: Verletzung)
ovaire (m.): Ovar (n.), Eierstock (m.)
oxalurie (f.): Oxalurie (f.)
oxygène (m.): Sauerstoff (m.)
oxyure (m.): Oxyure (f.)

P

P1 (= phalange 1): (Finger-)Grundglied (n.)
P2 (= phalange 2): (Finger-)Mittelglied (n.)
P3 (= phalange 3): (Finger-)Endglied (n.)
PA (= phosphatase alcaline): alkalische Phosphatase (f.) (AP)
pace-maker (m.) : Herzschrittmacher (m.)
palais (m.): Gaumen (m.)
pâle: blaß, bleich, fahl, blutleer, (Gewebe) ausgeblutet, abgeblaßt
pâleur (f.): Blässe (f.)
palmaire: palmar
palp (= palpation): Palpation (f.)
palpation (f.): Palpation (f.), Tasten (n.)
palpitations (fpl.) (cardiaques): Herzklopfen (n.)
paludisme (m.): Malaria (f.)
paludisme (m.) tropical: Malaria (f.) tropica
pancréas (m.): Bauchspeicheldrüse (f.), Pankreas (n.)
pancréatite (f.) aiguë: akute tryptische Pankreatitis (f.)
pancréatite (f.) chronique: chronische Pankreatitis (f.)
pandémique: pandemisch
panencéphalite (f.) sclérosante subaiguë (PSS): subakute sklerosierende Panenzephalitis (f.) (SSPE)

pansement (m.): (Wund-)Verband (m.)
panseuse (f.): Verbandsschwester (f.)
papille (f.): Papille (f.)
papillite (f.): Papillitis (f.)
papillomavirus (m.): Papillomavirus (n.)
papillome (m.) de la vessie: Blasenpapillom (n.)
papillome (m.) de l'urètre: Harnleiterpapillom (n.)
papillome (m.) du bassinet: Nierenbeckenpapillom (n.)
papule (f.): Papel (f.), Knötchen (n.)
papule (f.) oedémateuse: Quaddel (f.)
paralysie (f.): Lähmung (f.), Paralyse (f.)
paralysie (f.) complète: vollständige Lähmung (f.)
paralysie (f.) incomplète: unvollständige Lähmung (f.)
paramètre (m.): Parametrium (n.), Parameter (m.)
paramètre (m.) rénal: Nierenparameter (m.)
paranéphrite (f.): Paranephritis (f.)
parangi (m.): Frambösie (f.)
paraphimosis (f.): Paraphimose (f.), spanischer Kragen (m.)
parapsoriasis (m.) en plaques (de Brocq): Parapsoriasis (f.) en plaques, Morbus (m.) Brocq
parenchymateux, se: parenchymatös
parenchyme (m.): Parenchym (n.)
parenchyme (m.) pulmonaire: Lungenparenchym (n.)
parésie (f.): Parese (f.), unvollständige Lähmung (f.)
paroi (f.) abdominale: Bauchdecke (f.)
paroi (f.) amniotique: Amnionhaut (f.)
paroi (f.) antérieure: Vorderwand (f.)
paroi (f.) gastrique: Magenwand (f.)
paroi (f.) postérieure: Hinterwand (f.)
paroi (f.) thoracique: Brustwand (f.)
paroi (f.) vasculaire: Gefäßwand (f.)
patch-test (m.): Tuberkulinpflasterprobe (f.)
patient, e (m., f.): Patient, in (m., f.)
paume (f.): (innere) Handfläche (f.)
paupière (f.): (Augen-)Lid (n.)
pavillon (m.): Ohrmuschel (f.)
PBF (= ponction-biopsie du foie): Leberblindpunktion (f.)
PC (= périmètre crânien): Kopfumfang (m.)
PC (= perte de connaissance): Bewußtlosigkeit (f.), Bewußtseinsverlust (m.)
PCG (= phonocardiogramme): Phonokardiogramm (n.) (PKG)
PCP (= pneumonie à pneumocystis carinii): Pneumocystis-carinii-Pneumonie (f.)
PCP (= pression capillaire pulmonaire): Lungenkapillardruck (m.)
PCU (= phénylcétonurie): Phenylketonurie (f.) (PKU), Fölling-Syndrom (n.)
PD (= pression diastolique): diastolischer (Blut-)Druck (m.)
PdC (= perte de connaissance): Bewußtlosigkeit (f.), Bewußtseinsverlust (m.)
PdS (= prise de sang): Blutabnahme (f.)
pdt (= pendant): während
peau (f.): Haut (f.)
peau (f.) de l'agriculteur: Landmannshaut (f.)
peau (f.) du marin: Seemannshaut (f.)
pédiatre (m., f.): Pädiater, in (m., f.), Kinderarzt, ärztin (m., f.)
pédiculose (f.): Pedikulose (f.), Läusebefall (m.)
peler: schälen (sich)
pellicule (f.): (Haar-)Schuppe (f.)
pemphigoïde (f.): Pemphigoid (n.)
pemphigoïde (f.) bénigne des muqueuses: Schleimhautpemphigoid (n.)
pemphigoïde (f.) cicatricielle: Schleimhautpemphigoid (n.)

pemphigus (m.): Pemphigus (m.)
pénétrer (ex.: corps étranger, tumeur): eindringen (z.B. Fremdkörper), einwachsen (z.B. Tumor)
pénicillamine D (f.): D-Penicillamin (n.)
pénicilline (f.): Penicillin (n.)
pénis (m.): Penis (m.), (männliches) Glied (n.), Phallus (m.)
peptide C (m.): C-Peptid (n.)
percussion (f.): Perkussion (f.)
perdre connaissance: ohnmächtig werden, die Besinnung verlieren, das Bewußtsein verlieren
perdre du poids: [an] Gewicht abnehmen
perdre ses urines: inkontinent sein
performant, e: leistungsfähig
perfusion (f.): Infusion (f.)
péricardite (f.) aiguë: akute Perikarditis (f.)
péricardite (f.) chronique constrictive: Pericarditis (f.) constrictiva
périmètre (m.) crânien (PC): Kopfumfang (m.)
périnée (m.): Damm (m.)
périnéphrite (f.): Perinephritis (f.)
période (f.): Zeit (f.), Zeitabschnitt (m.), Phase (f.), Periode (f.)
période (f.) de détermination: Determinationsperiode (f.)
période (f.) d'expulsion: Austreibungszeit (f.)
période (f.) de mise en tension: Anspannungszeit (f.)
période (f.) d'incubation: Inkubationszeit (f.)
période (f.) embryonnaire: Embryonalperiode (f.)
période (f.) foetale: Fetalperiode (f.)
période (f.) présphygmique: Anspannungszeit (f.)
périombilical, e: periumbilikal
périph (= périphérique): peripher
péritoine (m.): Peritoneum (n.), Bauchfell (n.)
péritonite (f.): Peritonitis (f.), Bauchfellentzündung (f.)
péroné (m.)/ fibula (m.): Wadenbein (n.), Fibula (f.)
persistance (f.) du canal atrioventriculaire commun: offener AV-Kanal (m.), Endokardkissendefekt (m.)
persistance (f.) du canal auriculoventriculaire commun: offener AV-Kanal (m.), Endokardkissendefekt (m.)
perte (f.) de connaissance (PC/PdC): Bewußtseinsverlust (m.), Bewußtlosigkeit (f.)
perte (f.) de voix: Stimmverlust (m.)
perte (f.) de poids: Gewichtsverlust (m.), Gewichtsabnahme (f.)
perte (f.) pondérale: Gewichtsverlust (m.), Gewichtsabnahme (f.)
pertes (fpl.) blanches: Leukorrhoe (f.), Fluor (m.) albus
peste (f.): Pest (f.)
petite peau (f.): Nagelhaut (f.)
petit pancréas (m.): Processus (m.) uncinatus
petites lèvres (fpl.): kleine Schamlippen (fpl.), Labia (npl.) minora pudendi
peu intense (douleurs): leichter (Schmerzen)
pH (= potentiel en hydrogène): pH, Wasserstoffionenkonzentration (f.)
PH (= praticien hospitalier): Privatdozent (m.) (PD, Priv.-Doz.)
phalange 1 (f.) (P1): (Finger-) Grundglied (n.)
phalange 2 (f.) (P2): (Finger-)Mittelglied (n.)
phalange 3 (f.) (P3): (Finger-)Endglied (n.)
phalangette (f.): (Finger-)Endglied (n.)
phalangine (f.): (Finger-)Mittelglied (n.)
phallus (m.): Penis (m.), (männliches) Glied (n.), Phallus (m.)
pharynx (m.): Pharynx (m.)
phase (f.): Phase (f.), Stadium (n.)
phase (f.) reproductive: Reproduktionsphase (f.)
phénylcétonurie (f.) (PCU): Fölling-Syndrom (n.), Phenylketonurie (f.) (PKU)

phimosis (m.): Phimose (f.)
pHmétrie (f.): pH-Metrie (f.)
phocomélie (f.): Phokomelie (f.)
phonocardiogramme (m.) (PCG): Phonokardiogramm (n.) (PKG)
phosphatase (f.) alcaline (PA): alkalische Phosphatase (f.) (AP)
phosphate (m.) d'alkyle: Alkylphosphat (n.)
phosphaturie (f.): Phosphaturie (f.)
pian (m.): Frambösie (f.)
pie-mère (f.): Pia (f.) mater
pièce (f.) réséquée: Resektat (n.)
pied (m.): Fuß (m.), Pes (m.)
pied (m.) adductus: Pes (m.) adductus
pied (m.) bot: Klumpfuß (m.)
pied (m.) bot équin: Pes (m.) equinus
pied (m.) bot varus: Pes (m.) varus
pied (m.) creux: Pes (m.) cavus
pied (m.) d'athlète: Tinea (f.) pedis
pied (m.) du pédoncule cérébral: Crus (n.) cerebri
pigment (m.): Pigment (n.)
pigmentation (f.): Pigmentierung (f.)
pilier (m.) du voile du palais: Gaumenbogen (m.)
pilosité (f.): Behaarung (f.), Schambehaarung (f.)
pilule (f.) (contraceptive): (Antibaby-)Pille (f.)
pince (f.) de homard: Spalthand (f.), Spaltfuß (m.)
piqûre (f.): Einstich (m.), Injektion (f.), Stich (m.)
piqûre (f.), faire une p. à qn: jemandem eine Spritze geben
piqûre (f.) de puce: Flohbiß (m.)
piqûre (f.) de punaise: Wanzenstich (m.)
piqûre (f.) de tique: Zeckenbiß (m.)
pityriasis (m.) rosé: Pityriasis (f.) rosea
Pl (= plaquettes): Thrombozyten (mpl.) (Thrombos)
PL (= ponction lombaire): Lumbalpunktion (f.)
placenta (m.): Plazenta (f.), Mutterkuchen (m.)
placenta (m.) praevia: Placenta (f.) praevia
plaie (f.): Wunde (f.), Platzwunde (f.)
se plaindre (de): klagen [über]; sich beklagen [über]
plan, e (ex.: ulcère): flach (z.B. Ulkus)
plante (f.) du pied: Fußsohle (f.)
plaqu (= plaquettes): Thrombozyten (mpl.) (Thrombos), Blutplättchen (npl.)
plaque (f.): Plaque (f.), Platte (f.)
plaque (f.) d'athéromes: Atherombeet (n.)
plaque (f.) vissée: Druckschraubenplatte (f.)
plaquette (f.): Thrombozyt (m.), Blutplättchen (n.)
plasme (m.) riche en plaquettes: Thrombozytenkonzentrat (n.)
plat (m.) de lit: Bettpfanne (f.), Schieber (m.)
plateau (m.): Plateau (n.), Tablett (n.)
plâtre (m.): Gips (m.)
pléthysmographie (f.): Ganzkörperplethysmographie (f.), Bodyplethysmographie (f.)
pleurer: weinen; (Augen) tränen
pleurésie (f.): Pleuritis (f.), Rippenfellentzündung (f.)
plèvre (f.): Pleura (f.), Rippenfell (n.)
plèvre (f.) pariétale: Pleura (f.) parietalis
plèvre (f.) pulmonaire: Pleura (f.) pulmonalis, Pleura (f.) visceralis
plèvre (f.) viscerale: Pleura (f.) pulmonalis, Pleura (f.) visceralis
plexus (m.) brachial: Plexus (m.) brachialis
plexus (m.) mésentérique: Plexus (m.) mesentericus
plexus (m.) myéntérique (de Meissner): Plexus (m.) submucosus, Plexus (m.) myentericus
plexus (m.) sous-muqueux (d'Auerbach): Plexus (m.) submucosus, Plexus (m.) myentericus
pli (m.) du coude: Armbeuge (f.)
plis (mpl.) gastriques: Magenschleimhautfalten (fpl.), Rugae (fpl.) gastricae

plier: beugen, abbiegen
plomb (m.): Blei (n.)
pneumoconiose (f.): Pneumokoniose (f.)
pneumonie (f.): Pneumonie (f.), Lungenentzündung (f.)
pneumonie (f.) à pneumocystis carinii (PCP = angl. Pneumocystis Carinii Pneumonia): Pneumocystis-carinii-Pneumonie (f.) (PCP)
pneumonie (f.) des nouveau-nés: Neugeborenenpneumonie (f.)
pneumonie (f.) interstitielle: interstitielle Pneumonie (f.)
pneumonie (f.) interstitielle plasmacytaire: Plasmazellpneumonie (f.)
pneumonie (f.) virale: Viruspneumonie (f.)
pneumopathie (f.): Lungenerkrankung (f.), Pneumopathie (f.)
pneumotachographie (f.): Pneumotachographie (f.)
pneumothorax (m.): Pneumothorax (m.)
pneumothorax (m.) compressif: Spannungspneumothorax (m.)
podagre (f.): Podagra (n.)
poignet (m.): Handgelenk (n.)
poils (mpl.): Körperhaare (npl.)
poils (mpl.) d'animaux: Tierhaare (npl.)
point (m.) de Mac Burney: Mac Burney-Punkt (m.)
pointe (f.) du coeur: Apex (m.) cordis, Herzspitze (f.)
pointe (f.) du nez: Nasenspitze (f.)
poitrine (f.): Brust (f.)
pôle (m.) occipital: Okzipitalpol (m.)
pôle (m.) temporal: Temporalpol (m.)
poliomyélite (f.) antérieure aiguë: Polio(myelitis) (f.), Kinderlähmung (f.)
pollakiurie (f.): Pollakisurie (f.)
pollen (m.): Pollen (m.)
polycyclique: polyzyklisch
polyfil: polyfil
polyglobulie (f.): Polyglobulie (f.)
polykystose (f.) rénale: Zystenniere (f.), polyzystische Niere (f.)
polymyxine (f.): Polymyxin (n.)
polyneuropathie (f.) diabétique: diabetische Polyneuropathie (f.)
polynévrite (f.): Polyneuritis (f.)
polype (m.): Polyp (m.)
polype (m.) juvénile: juveniler Polyp (m.)
polype (m.) hamartomateux type Peutz-Jeghers-Touraine: Peutz-Jeghers-Polyp (m.)
polytraumatisé (m.): polytraumatisierter Patient (m.)
polyurie (f.): Polyurie (f.)
pommade (f.) dermique: Hautsalbe (f.)
pomme (f.) d'Adam: Adamsapfel (m.)
ponction-biopsie (f.) du foie (PBF): Leberblindpunktion (f.)
ponction (f.) de liquide amniotique: Amniozentese (f.)
ponction (f.) lombaire (= PL): Lumbalpunktion (f.)
ponction (f.) sus-pubienne de la vessie: Kapillarpunktion (f.) der Blase
pont (m.) de Varole: Pons (m.) Varoli, Brücke (f.)
porphyrie (f.): Porphyrie (f.)
porte-aiguille (f.): Nadelhalter (m.)
portion (f.) intravaginale du col de l'utérus: Portio (f.) vaginalis, Muttermund (m.)
post-ménopausique: postmenopausal
potassium (m.) (K): Kalium (n.) (K)
pou (m.) de corps: Kleiderlaus (f.)
pou (m.) de tête: Kopflaus (f.)
pou (m.) pubien: Filzlaus (f.)
pouce (m.): Daumen (m.)
poudre (f.): Puder (m.)
pouls (m.): Puls (m.)
pouls (m.) alternant: alternierender Puls (m.)
pouls (m.) bondissant: schnellender Puls (m.)
pouls (m.) filiforme: fadenförmiger Puls (m.)
pouls (m.) irrégulier: unregelmäßiger Puls (m.)

pouls (m.) petit: flacher Puls (m.)
pouls (m.) régulier: regelmäßiger Puls (m.)
poumon (m.): Lunge (f.)
poumon (m.) de choc: ARDS-Syndrom (n.), Schocklunge (f.)
poumon (m.) du fermier: Farmerlunge (f.)
poussée (f.): Schub (m.)
poussée (f.) fébrile: Fieberschub (m.)
poussière (f.): Staub (m.)
pouvoir (m.) résolvant: Auflösung (f.) (optischer Geräte), Auflösungsvermögen (n.)
pp (= [système] pleuropulmonaire): Atemwege (mpl.)
PR (= premières règles): 1. Regelblutung (f.)
praticien (m.) hospitalier (PH): Privatdozent (m.) (PD, Priv.-Doz.)
précancéreux, se: präkanzerös
précoce: früh(zeitig), frühreif
prédisposant, e: prädisponierend
prédisposition (f.) [à]: Veranlagung (f.) [zu], Anfälligkeit (f.) [für], Bereitschaft (f.) [für]
prélèvement (m.): Entnahme (f.), Abstrich (m.)
prélèvement (m.) de tissu: Gewebeentnahme (f.)
prélèvement (m.) de villosités choriales: Chorionzottenbiopsie (f.)
premier secours (m.): Erste Hilfe (f.)
première jeunesse (f.): frühe Jugend (f.)
prémolaire (f.): Prämolar (m.)
prendre du poids: [an Gewicht] zunehmen
prépuce (m.): Vorhaut (f.), Präputium (n.)
présentation (f.): (obstet.) Kindslage (f.); (pharm.) Handelsform (f.)
présentation (f.) du siège: Beckenendlage (f.) (BEL), Steißlage (f.)
présentation (f.) du sommet: Hinterhauptslage (f.) (HHL)
présentation (f.) occipito-iliaque droite postérieure (OIDP): rechte hintere Hinterhauptslage (f.)
présentation (f.) occipito-iliaque gauche antérieure (OIGA): linke vordere Hinterhauptslage (f.)
présentation (f.) sacro-iliaque gauche antérieure (SIGA): linke vordere Steißlage (f.)
présentation (f.) transversale: Querlage (f.)
pression (f.) artérielle (Pa, PA): (arterieller) Blutdruck (m.)
pression (f.) auriculaire droite: Druck (m.) im rechten Vorhof
pression (f.) auriculaire gauche: Druck (m.) im linken Vorhof
pression (f.) capillaire pulmonaire (PCP): Pulmonalkapillardruck (m.), Lungenkapillardruck (m.)
pression (f.) diastolique (PD): diastolischer (Blut-)Druck (m.)
pression (f.) partielle de l'oxygène (paO): Sauerstoffpartialdruck (m.)
pression (f.) partielle du gaz carbonique (paCO): Kohlensäurepartialdruck (m.), Kohlensäurespannung (f.)
pression (f.) systolique (PS): systolischer (Blut-)Druck (m.)
pression (f.) télédiastolique ventriculaire droite (PTDVD): enddiastolischer Ventrikeldruck (m.) rechts
pression (f.) télédiastolique ventriculaire gauche (PTDVG): enddiastolischer Ventrikeldruck (m.) links
pression (f.) veineuse centrale (PVC): zentraler Venendruck (m.) (ZVD)
prick test (m.): Prick-Test (m.)
primo-infection (f.) tuberculeuse: Primäraffekt (m.)
prion (m.): Prion (n.)
prise (f.) de poids: Gewichtszunahme (f.)
prise (f.) de sang (PdS): Blutabnahme (f.)
prise (f.) hormonale: Hormoneinnahme (f.)

probénécide (f.): Probenezid (n.)
problèmes (mpl.) de la vessie: Blasenstörungen (fpl.)
problèmes (mpl.) de peau: Hautprobleme (npl.)
problèmes (mpl.) de tension: Kreislaufprobleme (npl.)
problèmes (mpl.) gastriques: Magenbeschwerden (fpl.)
problèmes (mpl.) respiratoires: Atembeschwerden (fpl.)
problèmes (mpl.) rénaux: Nierenprobleme (npl.)
procidence (f.) du cordon: Nabelschnurvorfall (m.)
proctorectosigmoïdoscopie (f.): Rektosigmoidoskopie (f.)
prodromes (mpl.): Prodrome (npl.)
production (f.) hormonale: Hormonproduktion (f.)
produit (m.) pour le bain: Badezusatz (m.)
produits (mpl.) minéraux: Mineralstoffe (mpl.)
progressif, ve: fortschreitend, zunehmend, steigend
prolapsus (m.) du rectum: Rektumprolaps (m.), Rektalprolaps (m.), Mukosaprolapssyndrom (n.)
prolifération (f.): Proliferation (f.), Wucherung (f.)
prolonger: verlängern
prolongements (mpl.) (d'un thrombus): Ausläufer (mpl.) eines Thrombus, Appositionsthrombose (f.)
pronostic (m.): Prognose (f.)
se propager [dans]: ausstrahlen [in]
prophylaxie (f.) médicamenteuse: medikamentöse Prophylaxe (f.)
prostate (f.): Prostata (f.), Vorsteherdrüse (f.)
prostatite (f.) aiguë: eitrige Prostatitis (f.)
prostatite (f.) chronique: chronische Prostatitis (f.)
protéine (f.): Eiweiß (n.), Protein (n.)
protéines (fpl.) augmentées de l'inflammation: Akutphaseproteine (fpl.)
protéines (fpl.) totales: Gesamteiweiß (n.)
protéinurie (f.): Proteinurie (f.)
prothèse dent (= prothèse dentaire): Zahnprothese (f.), künstliches Gebiß (n.)
prothèse (f.) dentaire : künstliches Gebiß (n.), Zahnprothese (f.)
prothèse (f.) totale de la hanche (PTH): Totalendoprothese (f.) (TEP)
protubérance (f.) annulaire: Pons (f.) Varoli, Brücke (f.)
provoquer: hervorrufen, bewirken, auslösen
PRP (= plasme riche en plaquettes): Thrombozytenkonzentrat (n.)
prurit (m.): Juckreiz (m.), Pruritus (m.)
PS (= pression systolique): systolischer (Blut-)Druck (m.)
pseudokyste (m.): Pseudozyste (f.)
pseudolymphome (m.): Pseudolymphom (n.)
psoriasis (m.): Psoriasis (f.), Schuppenflechte (f.)
PSS (= panencéphalite sclérosante subaiguë): subakute sklerosierende Panenzephalitis (f.) (SSPE)
psychiatre (m., f.): Psychiater, in (m., f.)
psychiatrique: psychiatrisch
psycho-social, e: psychosozial
psychotrope (m.): Psychopharmakon (n.)
ptose (f.) rénale: Senkniere (f.)
PTDVD (= pression télédiastolique ventriculaire droite): enddiastolischer Ventrikeldruck (m.) rechts
PTDVG (= pression télédiastolique ventriculaire gauche): enddiastolischer Ventrikeldruck (m.) links
PTH (= prothèse totale de la hanche): Totalendoprothese (f.) (TEP)
PTI (= purpura thrombopénique idiopathique): idiopathische

thrombozytopenische Purpura (f.) (ITP), Morbus (m.) Werlhof
puberté (f.) précoce: Pubertas (f.) praecox
puissance (f.) au repos (W): Atemarbeit (f.) in Ruhe
purine (f.): Purin (n.)
purpura (m.) pétéchial: Petechien (fpl.)
purpura (m.) pigmentaire: Pigmentpurpura (f.)
purpura (m.) fulminans: Purpura (f.) fulminans
purulent, e: eitrig, purulent
pustule (f.): Pustel (f.)
putride: putrid, faulig, jauchig
PVC (= pression veineuse centrale): zentraler Ventrikeldruck (m.) (ZVD)
pyélographie (f.) rétrograde: retrograde Pyelographie (f.)
pyélonéphrite (f.): Pyelonephritis (f.)
pyélonéphrite (f.) chronique: chronische Pyelonephritis (f.)
pyélonéphrite (f.) primaire aiguë: akute primäre Pyelonephritis (f.)
pyélonéphrite (f.) secondaire aiguë: akute sekundäre Pyelonephritis (f.)
pylore (m.): Pylorus (m.), (obs.) Magenpförtner (m.)
pyurie (f.): Pyurie (f.)

Q

qq (= quelques): einige
QR (= quotient respiratoire): respiratorischer Quotient (m.) (RQ)
quadrant (m.) cervical: Zervixquadrant (m.)
quadruplés (mpl.): Vierlinge (mpl.)
qualité (f.) du son: Klangqualität (f.)
quantitatif, ve: quantitativ
quarantaine (f.): Quarantäne (f.)
queue (f.) du pancréas: Pankreaskauda (f.)
quinte (f.) de toux: Hustenanfall (m.)
quotient (m.) respiratoire (QR): respiratorischer Quotient (m.)

R

RA (= rétrécissement aortique): Aortenstenose (f.)
RAA (= rhumatisme articulaire aigu): Rheumatisches Fieber (n.) (RF)
RA acquis (= rétrécissement aortique acquis): erworbene Aortenklappenstenose (f.)
rachis (m.): Wirbelsäule (f.), Rückgrat (n.)
rachitique: rachitisch
racine (f.) des cheveux: Haaransatz (m.)
radio(graphie) (f.) en double contraste: Doppelkontrastdarstellung (f.)
radio-manip (m./f.) (= manipulateur, trice (m., f.) radiographe ou d'électroradiographie médicale): Röntgenassistent, in (m., f.)
radiographie (f.): Röntgendiagnostik (f.), Röntgenaufnahme (f.)
radiographie (f.) de l'abdomen sans préparation (ASP): Abdomenleeraufnahme (f.), Abdomenübersichtsaufnahme (f.)
radiologue (m., f.): Radiologe, login (m., f.), Röntgenologe, login (m., f.)
radiothérapie (f.): Bestrahlung (f.), Strahlentherapie (f.), Röntgentherapie (f.)
radius (m.): Radius (m.), Speiche (f.)
rage (f.): Rabies (f.), Tollwut (f.)
raideur (f.) de la nuque: Nackensteifigkeit (f.), Nackensteife (f.)
râle (m.): Rasselgeräusch (n.)
ramollissement (m.) cérébral: Hirnerweichung (f.)
rapport (m.) nucléo-cytoplasmique: Kern-Plasma-Relation (f.)
rapport (m.) ventilation/perfusion (V_A/Q_C): Ventilations-Perfusions-Quotient (m.)
rapports (mpl.) (sexuels): Geschlechtsverkehr (m.)
raréfaction (f.) parenchymateuse: Rarefikation (f.) des Parenchyms

RAS (= rien à signaler): ohne [pathologischen] Befund, o.B.
RAST: Radioallergosorbenttest (m.) (RAST)
rate (f.): Milz (f.)
RCIU (= retard de croissance intrautérine): intrauterine Wachstumsretardierung (f.)
RCP (= réflexe cutané plantaire): Plantarreflex (m.), Fußsohlenreflex (m.)
RCT (= réaction cutanée tuberculinique): Tuberkulinhautreaktion (f.)
réaction (f.) cutanée: Hautreaktion (f.)
réaction (f.) cutanée tuberculinique (RCT): Tuberkulinhautreaktion (f.)
réaction (f.) de Mantoux: Mantoux-Probe (f.)
rebord (m.) costal: Rippenbogen (m.)
récent, e (ex.: nécrose, thrombose): frisch (z.B. Nekrose, Thrombus)
recherche (f.): Forschung (f.)
récidivant, e: rezidivierend
récidive (f.): Rezidiv (n.)
rectum (m.): Rektum (n.), Mastdarm (m.)
réduction (f.): Einrenkung (f.) (einer Luxation), Einrichtung (f.) (eines Bruchs), Reposition (f.) (eines Bruchs)
réduire (luxation, fracture): (eine Luxation) einrenken, (einen Bruch) einrichten, (einen Bruch) reponieren
réduit, e (ondes ECG): reduziert (EKG-Wellen)
rééducation (f.): Rehabilitation (f.)
réflexe (m.): Reflex (m.)
réflexe (m.) achilléen: Achillessehnenreflex (m.)
réflexe (m.) bicipital: Bizepsreflex (m.)
réflexe (m.) crémastérien: Kremasterreflex (m.)
réflexe (m.) cutané abdominal: Bauchdeckenreflex (m.)
réflexe (m.) cutané plantaire (RCP): Plantarreflex (m.), Fußsohlenreflex (m.)
réflexe (m.) oculo-cardiaque (ROC): okulokardialer Reflex (m.)
réflexe (m.) rotulien: Patellarsehnenreflex (m.)
réflexe (m.) tricipital: Trizepsreflex (m.)
réflexes (mpl.) ostéo-tendineux (ROT): Muskeleigenreflexe (mpl.)
reflux (m.) gastro-oesophagien (RGO): gastroösophagealer Reflux (m.)
reflux (m.) hépatojugulaire (RHJ): hepatojugulärer Reflux (m.)
refroidissement (m.): Erkältung (f.), Auskühlung (f.), Abkühlung (f.)
régime (m.): Diät (f.), (Kranken-) Kost (f.)
régime (m.) pauvre en fibres alimentaires: ballaststoffarme Ernährung (f.), ballaststoffarme Diät (f.)
régime (m.) riche en fibres alimentaires: ballaststoffreiche Ernährung (f.), ballaststoffreiche Diät (f.)
région (f.) de l'abdomen: Bauchregion (f.)
région (f.) du corps: Körperregion (f.)
région (f.) inguinale: Inguinalregion (f.)
région (f.) rhinopharyngée: Nasen-Rachen-Raum (m.)
région (f.) ombilicale: Mittelbauch (m.)
région (f.) temporale: Temporalregion (f.)
règles (fpl.): Monatsblutung (f.), Regelblutung (f.), Periode (f.)
régresser (ex.: symptômes): sich zurückbilden, zurückgehen
rein (m.): Niere (f.)
rein (m.) en éponge: Kuchenniere (f.)
rein (m.) en fer à cheval: Hufeisenniere (f.)
rein (m.) goutteux: Gichtniere (f.)
rein (m.) mobile: Wanderniere (f.)

rein (m.) muet: stumme Niere (f.)
rein (m.) polykystique: Zystenniere (f.), polyzystische Niere (f.)
remaniement (m.) hémorragique intratumoral: Tumoreinblutung (f.)
rénal, e: renal, Nieren-
renseignements (mpl.) personnels: Angaben (fpl.) zur Person
REP (= résection endoscopique de la prostate): transurethrale Resektion (f.) (TUR)
repli (m.) sus-unguéal: Nagelwall (m.)
repos (m.), au: in Ruhe
reproducteur, trice: reproduktiv, Fortpflanzungs-
résection (f.): Resektion (f.)
réséquer: resezieren, operativ entfernen
résistance (f.): Resistenz (f.), Widerstand (m.)
résistance (f.) des voies aériennes (RVA/R_{aw}): Atemwegswiderstand (m.) (R_{aw})
résistances (fpl.) vasculaires périphériques: Widerstand (m.) im großen Kreislauf
résistances (fpl.) vasculaires pulmonaires: pulmonary wedge pressure
résonance (f.) magnétique nucléaire (RMN): Nuclear magnetic resonance, (NMR) Kernspinresonanz (f.)
resp (= [système] respiratoire): Atemwege (mpl.), Respirationstrakt (m.)
respirateur (m.): Beatmungsgerät (n.), Respirator (m.)
respiration (f.): Atmung (f.), Respiration (f.)
respiration (f.) rapide: schnelle Atmung (f.)
respiration (f.) superficielle: flache Atmung (f.)
respirer: atmen
ressentir: empfinden, verspüren
résultats (mpl.) biologiques: Laborbefund (m.), Laborwerte (mpl.), Laborergebnisse (npl.)
résultats (mpl.) histopathologiques: histopathologischer Befund (m.)
retard (m.) de croissance in utero (RCIU): fetale Wachstumsretardierung (f.)
retarder: protrahieren, verzögern
rétention (f.) de l'urine: Harnverhaltung (f.)
rétinopathie (f.) diabétique: diabetische Retinopathie (f.)
rétréci, e: stenosiert
rétrécissement (m.): Verengung (f.), Stenose, (f.) Striktur (f.)
rétrécissement (m.) aortique (RA): Aorten(klappen)stenose (f.)
rétrécissement (m.) inflammatoire: entzündliche Stenose (f.)
rétrécissement (m.) mitral (RM): Mitral(klappen)stenose (f.)
rétrécissement (m.) tricuspidien: Trikuspidalstenose (f.)
rétroflexion (f.) de l'utérus: Retroflexio (f.) uteri
rétroflexion (f.) utérine: Retroflexio (f.) uteri
rétroversion (f.) de l'utérus: Retroversio (f.) uteri
rétroversion (f.) utérine: Retroversio (f.) uteri
réveiller en nage: schweißgebadet aufwachen
revêtir [de]: überziehen [mit], auskleiden [mit]
RGO (= reflux gastro-oesophagien): gastroösophagealer Reflux (m.)
rhinite (f.): Rhinitis (f.)
rhinopharynx (m.): Epipharynx (m.), Nasopharynx (m.)
rhinophyma (m.): Rhinophym (n.), Knollennase (f.)
rhinovirus (m.): Rhinovirus (n.)
RHJ (= reflux hépatojugulaire): hepatojugulärer Reflux (m.)
rhumatisme (m.) articulaire aigu (RAA): Rheumatisches Fieber (n.) (RF), Febris (f.) rheumatica
rhumatisme (m.): Rheumatismus (m.)
rhume (m.): Schnupfen (m.), Erkältung (f.)

rhume (m.) des foins: Heuschnupfen (m.)
rien à signaler (RAS): ohne [pathologischen] Befund, o.B.
rifamycine (f.): Rifamyzin (n.)
rigide: starr, steif, rigide
rire (m.) sardonique: Risus (m.) sardonicus
RM (= rétrécissement mitral): Mitralstenose
RMN (= résonance magnétique nucléaire): Nuclear magnetic resonance (NMR), Kernspinresonanz (f.)
ROC (= réflexe oculo-cardiaque): okulokardialer Reflex (m.)
ronchus (m.): Brummen (n.)
ronflants (mpl.): Brummen (n.)
roséole (f.) infantile: Exanthema (n.) subitum, Roseola (f.) infantum, kritisches 3-Tage-Fieber (n.)
ROT (= réflexes ostéo-tendineux): Muskeleigenreflexe (mpl.)
ROT (mpl.) vifs: gesteigerte Muskeleigenreflexe (mpl.)
rotule (f.): Kniescheibe (f.), Patella (f.)
rougeole (f.): Masern (pl.)
rouget (m.) de porc: Erysipeloid (n.), Schweinerotlauf (m.)
rougeur (f.) du visage: Gesichtsrötung (f.), Rubeosis (f.) faciei
RSR (= rythme sinusal régulier): regelmäßiger Sinusrhythmus (m.)
rubéole (f.): Röteln (pl.), Rubeola (f.)
rupture (f.): Ruptur (f.), Riß (m.)
rupture (f.) traumatique de l'oesophage: traumatische Ösophagusperforation (f.)
rupture (f.) de varices oesophagiennes: Ösophagusvarizenblutung (f.)
rupture (f.) spontanée de l'oesophage: spontane Ösophagusruptur (f.), Boerhaave-Syndrom (n.)
rupture (f.) d'un ménisque: Meniskusruptur (f.)
rupture (f.) du parenchyme pulmonaire: Lungenriß (m.)
rupture (f.) ligamentaire: Bänderruptur (f.), Bänderriß (m.)
rupture (f.) prématurée de la poche des eaux: vorzeitiger Blasensprung (m.)
rupture (f.) prématurée des membranes: vorzeitiger Blasensprung (m.)
rupture (f.) utérine: Uterusruptur (f.)
RVA (= résistance des voies aériennes): Atemwegswiderstand (m.) (R_{aw})
rythme (m.) sinusal régulier (RSR): regelmäßiger Sinusrhythmus (m.)
rythmé, e par la respiration (ex.: frottement): atemabhängig (z.B. Reiben)
Rx (= rayons X): Röntgen (Rö)

S

sable (m.) urinaire: Harngries (m.)
sage-femme (f.): Hebamme (f.)
saignement (m.): Blutung (f.)
saignement (m.) au contact: Kontaktblutung (f.)
saignement (m.) du nez: Nasenbluten (n.)
saignement (m.) gastro-intestinal: gastrointestinale Blutung (f.)
saigner: bluten
salle (f.) d'opération: Operationssaal (m.) (OP)
SAMU (m.) (= Service d'Aide Médicale Urgente): (frz.) Rettungsdienst (m.)
sana (m.) (fam.): (fam.) Mottenburg (f.)
sanatorium (m.): Lungenheilanstalt (f.), Lungensanatorium (n.)
sang (m.): Blut (n.)
sans particularité(s) [notable(s)] (SP): ohne [pathologischen] Befund (o.B.)
santé (f.): Gesundheit (f.)
sarcoïdose (f.): Sarkoidose (f.)
sarcomatose (f.) multiple hémorragique de Kaposi: Kaposi-Sarkom (n.)
sarcome (m.): Sarkom (n.)
sarcome (m.) botryoïde: Sarcoma (n.) botryoides

sarcome (m.) de Kaposi: Kaposi-Sarkom (n.)
saturation (f.) en oxygène (S_aO_2): Sauerstoffsättigung (f.)
scaphoïde (m.): Skaphoideum (n.), Kahnbein (n.)
scaphoïde (m.) tarsien: Navikulare (n.), Kahnbein (n.)
scarlatine (f.): Scharlach (m.)
schistosimiase (f.): Bilharziose (f.), Schistosomiasis (f.)
schizophrénie (f.): Schizophrenie (f.)
scintigramme (m.) myocardique: Myokardszintigramm (n.)
scintigramme (m.) ventriculaire: Ventrikelszintigramm (n.)
scintigraphie (f.) pulmonaire: Lungenszintigraphie (f.)
scintigraphie (f.) rénale: Nierenszintigraphie (f.)
scissure (f.) de Rolando: Sulcus (m.) centralis
scissure (f.) inter-hémisphérique: Hemisphärenspalt (m.), Fissura (f.) interhemisphaerica
scissure (f.) latérale [de Sylvius]: Fissura (f.) lateralis, Sylvi-Fissur (f.)
sclérose (f.): Sklerose (f.)
sclérose (f.) en plaques: multiple Sklerose (f.) (MS)
sclérose (f.) latérale amyotrophique: amyotrophe Lateralsklerose (f.) (ALS)
scléroser: sklerosieren
sclérotique (f.): Sklera (f.)
scotome (m.) central: Zentralskotom (n.)
scratchtest (m.): Scratch-Test (m.)
scrotum (m.): Hodensack (m.), Skrotum (n.)
SCV (= système cardiovasculaire): kardiovaskuläres System (n.)
SD (= système digestif): Verdaungssystem (n.), Verdauungswege (mpl.)
SDRA (= syndrome de détresse respiratoire aiguë): ARDS-Syndrom (n.), Schocklunge (f.)
sec, sèche (toux): trocken, unproduktiv (Husten)
secouriste (m.): Rettungssanitäter (m.)
secrétaire (m., f.): Sekretär, in (m., f.)
sécrétion (f.): Sekretion (f.), Absonderung (f.), Ausscheidung (f.), Sekret (n.)
sécretion (f.) bronchique: Bronchialsekret
sécrétion (f.) tubulaire: tubuläre Sekretion(srate) (f.)
sédatif (m.): Sedativum (n.), Beruhigungsmittel (n.)
sédation (f.): Sedierung (f.)
sédiment urin (= sédiment urinaire): Harnsediment (n.), Urinsediment (n.)
sédiment (m.) urinaire: Harnsediment (n.), Urinsediment (n.)
seg (= segment): Segment (n.)
segment ST (m.): ST-Strecke (f.)
sein (m.): Mamma (f.), (weibliche) Brust (f.)
sel (m.) ferrique: Eisensalz (n.)
selles (fpl.): Stuhl (m.), Exkremente (npl.)
selles (fpl.) dures: harter Stuhlgang (m.), harter Stuhl (m.)
selles (fpl.) liquides: wäßriger Stuhl (m.)
sem (= semaine): Woche (f.)
séméiologie (f.): Symptomatologie (f.), Semiologie (f.)
sémi-lunaire (m.): Lunatum (n.), Mondbein (n.)
semi-quantitatif, ve: semiquantitativ
séminome (m.): Seminom (n.)
sensation (f.): Empfindung (f.), Gefühl (n.)
sensation (f.) constrictive: Beklemmungsgefühl (n.)
sensation (f.) de lourdeur: Schweregefühl (n.)
sensible à la pression: druckschmerzhaft
sensible au temps: wetterfühlig
sentir: fühlen, empfinden, riechen
septicémie (f.): Sepsis (f.), Septikämie (f.), Blutvergiftung (f.)

septicémie (f.) suraiguë à méningocoques: perakute Meningokokkensepsis (f.)
séquelle (f.): Folge(erscheinung) (f.), Residuum (n.)
seringue (f.): Spritze (f.)
sérologique: serologisch
service (m.): Station (f.)
service (m.) d'accueil: Ambulanz (f.)
SIAD (= soins impossibles à domicile): stationär pflegebedürftig, nur stationäre Pflege möglich
siamois (mpl.): Siamesische Zwillinge (mpl.)
sibilance (f.): Giemen (n.), Pfeifen (n.), Sibilans (f.)
SIDA (= syndrome d'immunodéficience acquise): AIDS (n.)
sidérose (f.): Siderose (f.)
siège (m.) tumoral: Tumorlokalisation (f.)
SIGA (= [présentation] sacro-iliaque gauche antérieure): linke vordere Steißlage (f.)
signe (m.): Kennzeichen (n.), Symptom (n.), Krankheitszeichen (n.)
signe (m.) de Babinski: Babinski-Zeichen (n.)
signe (m.) de Brudzinsky: Brudzinsky-Zeichen (n.)
signe (m.) de Charles Emile Troisier: Klavikulardrüse (f.), Virchow-Drüse (f.)
signe (m.) de Dalrymple(-Stellwag): Dalrymple-Zeichen (n.)
signe (m.) de Kernig: Kernig-Zeichen (n.)
signe (m.) de Nikolski: Nikolski-Zeichen (n.)
signe (m.) du tiroir: Schubladenphänomen (n.)
silicose (f.): Silikose (f.)
silicotuberculose (f.): Silikotuberkulose (f.)
sillon (m.) auriculo-ventriculaire: Sulcus (m.) coronarius
sillon (m.) coronaire: Sulcus (m.) coronarius
simulateur (m.): Simulant (m.)
sinus (m.) ethmoïdal: Siebbeinhöhle (f.)
sinus (m.) maxillaire: Kieferhöhle (f.)
sinus (mpl.) paranasaux: Nasennebenhöhlen (fpl.)
sixième maladie (f.): Exanthema (n.) subitum, Roseola (f.) infantum, kritisches 3-Tage-Fieber (n.)
SLA (= sclérose latérale amyotrophique): amyotrophe Lateralsklerose (f.) (ALS)
SM (= splénomégalie): Splenomegalie (f.)
SNC (= système nerveux central): zentrales Nervensystem (n.) (ZNS)
sodium (m.) (na): Natrium (n.) (Na)
soigner: pflegen; behandeln
soins (mpl.) impossibles à domicile: stationär pflegebedürftig, nur stationäre Pflege möglich
solide: kräftig, solid, (Karzinom) kompakt, von fester Konsistenz
solution (f.) aqueuse: wäßrige Lösung (f.)
sombre: (Zellkerne) dunkel gefärbt, (Prognose) schlecht
sommeil (m.): Schlaf (m.)
somnifère (m.): Schlafmittel (n.)
somnolence (f.): Somnolenz (f.)
sonde (f.) à demeure: Verweilkatheter (m.), Dauerkatheter (m.)
souffle (m.) cardiaque: Herzgeräusch (n.)
souffrir [de]: leiden [an]
souillé, e : verunreinigt
souillure (f.): Verschmutzung (f.)
sourcil (m.): Augenbraue (f.)
sous-claviculaire: infraklavikulär
sous-décalage (m.) du segment ST: ST-Streckensenkung (f.)
sous-jacent, e: darunterliegend, zugrunde liegend
sous-muqueux, se: submukös
sous-séreux, se: subserös
soustraction (f.) angiographique digitale: digitale Substraktionsangiographie (f.) (DSA)
sp (= sans particularité): ohne [pathologischen] Befund (o.B.)
sparadrap (m.): Heftpflaster (n.)
spasmolytique (m.): Spasmolytikum (n.)

spécialiste (m., f.) des maladies internes: Internist, in (m., f.)
spécialiste (m., f.) en médecine (interne): Internist, in (m., f.)
sphingolipidose (f.): Sphingolipidose (f.)
sphygmomanomètre (m.): Blutdruckmesser (m.)
spina (m.) bifida: Spina (f.) bifida
spirale (f.) de Curschmann: Curschmann-Spirale (f.)
spirochétose (f.) récurrente: Rückfallfieber (n.)
spirographie (f.): Spirographie (f.)
splénomégalie (f.) (SM): Splenomegalie (f.), Milzschwellung (f.)
sporadique: sporadisch
spotting (m.): Schmierblutung (f.)
sprue (f.) tropicale: tropische Sprue (f.)
squame (f.): Schuppe (f.)
squelette (m.): Skelett (n.)
squirrhe (m.): Szirrhus (m.)
SR (= système respiratoire): Atemwege (mpl.), Respirationstrakt (m.)
st (= stade): Stadium (n.)
stabilité (f.): Stabilität (f.)
stable: stabil, (Gewicht) konstant
stade (m.): Stadium (n.)
standard (m.): Telefonvermittlung (f.), Kommunikationsdienst (m.)
stase (f.): Stase (f.), Stauung (f.)
stéatose (f.) du foie: Fettleber (f.)
stéatose (f.) hépatique: Fettleber (f.)
sténosé, e: stenosiert
stérilet (m.): Spirale (f.), Intrauterinpessar (n.) (IUP, IUD)
stérilisation (f.): Sterilisation (f.), Sterilisierung (f.)
stérilité (f.): Infertilität (f.), Unfruchtbarkeit (f.), Zeugungsunfähigkeit (f.)
sternum (m.): Brustbein (n.), Sternum (n.)
stimulateur (m.) cardiaque: Herzschrittmacher (m.)
stockage (m.): Einlagerung (f.) (von Salzen usw. ins Gewebe), Speicherung (f.)
stridor (m.): Stridor (m.)
stroma (m.): Stroma (n.)
stupeur (f.): Stupor (m.)
SU (= système urologique): Harnwege (mpl.)
subir: (Behandlung, Operation, usw.) erdulden, erfahren, erleiden, sich unterziehen
subluxation (f.): Subluxation (f.)
succédané (m.) du plasma: Plasmaersatzmittel (n.)
succédané (m.) du sang: Blutersatzmittel (n.)
sueurs (fpl.): Schweißausbrüche (mpl.)
SUG (= système urogénital): Urogenitaltrakt (m.)
sugillation (f.): Suggillation (f.)
suicide (m.): Suizid (m.), Selbstmord (m.)
suinter: nässen
suites (fpl.) tardives: Spätfolgen (fpl.)
sujet (m.): Patient (m.)
superficiel, le: oberflächlich, superfiziell
suraigu, ë: subakut, (Thrombus, Infarkt usw.) frischer
surcharge (f.): Überlastung (f.), Überforderung (f.)
surdistension (f.): Überdehnung (f.)
surface (f.): Oberfläche (f.)
surinfection (f.) bactérienne: bakterielle Superinfektion (f.)
se surmener: sich überanstrengen, sich überarbeiten
surnuméraire: akzessorisch, überzählig
surveillant (m.): Oberpfleger (m.)
surveillante (f.): Oberschwester (f.); Oberin (f.)
survenir: (plötzlich) auftreten
sus-décalage (m.) du segment ST: ST-Streckenhebung (m.)
susp (= suspicion): Verdacht (m.)
suspicion (f.) [de]: Verdacht (m.) [auf]
suture (f.): Naht (f.)
sympathomimétique (m.): Sympathomimetikum (n.)
symptômes (mpl.): Symptomatik (f.), Symptome (npl.)
symptômes (mpl.) généraux: Allgemeinsymptomatik (f.), Allgemeinsymptome (npl.)

syndrome (m.): Syndrom (n.)
syndrome (m.) carcinoïde: Karzinoidsyndrom (n.)
syndrome (m.) d'accélération et de décélération: Schleudertrauma (n.)
syndrome (m.) de Boerhaave: spontane Ösophagusruptur (f.), Boerhaave-Syndrom (n.)
syndrome (m.) de Dandy-Walker: Dandy-Walker-Krankheit (f.)
syndrome (m.) de déprivation: Deprivationssyndrom (n.)
syndrome (m.) de détresse respiratoire aiguë (SDRA): ARDS-Syndrom (n.), Schocklunge (f.)
syndrome (m.) de Kimmelstiel et Wilson: Morbus (m.) Kimmelstiel-Wilson, diabetische Glomerulosklerose (f.)
syndrome (m.) de Klippel-Trénaunay-Parkes-Weber: Klippel-Trénaunay-Syndrom (n.)
syndrome (m.) de Korsakoff: Korsakoff-Syndrom (n.), Wernicke-Enzephalopathie (f.)
syndrome (m.) de l'anse afférente: Syndrom (n.) der zuführenden Schlinge
syndrome (m.) de l'anse borgne: Syndrom (n.) der blinden Schlinge
syndrome (m.) de Lesch et Nyhan: Lesch-Nyhan-Syndrom (n.)
syndrome (m.) de Lyell: Lyell-Syndrom (n.)
syndrome (m.) de malabsorption: Malabsorptionssyndrom (n.)
syndrome (m.) de Mallory-Weiss: Mallory-Weiss-Syndrom (n.)
syndrome (m.) de Pickwick: Pickwick-Syndrom (n.)
syndrome (m.) de Sézary: Sézary-Syndrom (n.)
syndrome (m.) de Stokes-Adam: Adam-Stokes-Syndrom (n.)
syndrome (m.) de Sturge-Weber: Sturge-Weber-Krabbe-Krankheit (f.)
syndrome (m.) de Volkmann: ischämische Muskelkontraktur (f.), Volkmann-Kontraktur (f.)
syndrome (m.) de Waterhouse-Friderichsen: Waterhouse-Friderichsen-Syndrom (n.)
syndrome (m.) de Wolff-Parkinson-White: Wolff-Parkinson-White-Syndrom (n.), WPW-Syndrom (n.)
syndrome (m.) de Zuelzer: Jirasek-Zuelzer-Wilson-Syndrom (n.), totale Aganglionose (f.)
syndrome (m.) du compartiment: Kompartmentsyndrom (n.)
syndrome (m.) du grêle court: Syndrom (n.) des kurzen Darms
syndrome (m.) immuno-déficitaire acquis (SIDA): AIDS (n.)
syndrome (m.) oculo-auriculo-vertébral de Goldenhar: Goldenhar-Syndrom (n.), Dysplasia (f.) oculo-auriculo-vertebralis
syndrome (m.) prémenstruel: prämenstruelles Syndrom (n.)
syphilis (f.): Syphilis (f.), Lues (f.)
système (m.) cardiovasculaire (SCV/cv): kardiovaskuläres System (n.)
système (m.) digestif (SD/dig): Gastrointestinaltrakt (m.), Magen-Darm-Trakt (m.), Verdauungssystem (n.)
système (m.) nerveux central (SNC): Zentrales Nervensystem (n.) (ZNS)
système (m.) nerveux périphérique: peripheres Nervensystem (n.)
système (m.) pleuropulmonaire (pp): Atemwege (mpl.)
système (m.) respiratoire (SR/resp): Atemwege (mpl.), Respirationstrakt (m.)
système (m.) urogénital (SUG): Urogenitaltrakt (m.)
système (m.) urologique (SU/uro): Harnwege (mpl.)
systole (f.): Systole (f.)

T

T + E (= [orienté, e] temps et espace): zeitlich und örtlich orientiert

TA (= tension artérielle): artérieller Blutdruck (m.)
tableau (m.) clinique: klinisches Bild (n.), Krankheitsbild (n.)
tache (f.): Fleck (m.)
tache (f.) de vin: Naevus (m.) flammeus, Feuermal (n.), Weinfleck (m.)
tachycardie (f.) auriculaire paroxystique: paroxysmale Vorhoftachykardie (f.)
tachycardie (f.) paroxystique: paroxysmale Tachykardie (f.)
tachycardie (f.) sinusale: Sinustachykardie (f.)
tachycardie (f.) ventriculaire: ventrikuläre Tachykardie (f.), Kammertachykardie (f.)
taille (f.): Größe (f.)
talon (m.): Ferse (f.)
tamponnade (f.): Tamponade (f.)
tamponnement (m.): Tamponade (f.)
tardif, ve: spät
tassement (m.) en »motte de beurre«: Grünholzfraktur (f.)
taux (m.): Quote (f.), Rate (f.)
taux (m.) d'anticorps: Antikörpertiter (m.)
taux (m.) d'insuline: Insulinspiegel (m.)
taux (m.) sérique de la bilirubine: Bilirubin (n.) im Serum
TBG (= test biologique de grossesse): Schwangerschaftstest (m.)
TCC (= traumatisme cranio-cérébral): Schädel-Hirn-Trauma (n.) (SHT)
TCMH (= teneur corpusculaire moyenne en hémoglobine): Mean corpuscular hémoglobin concentration, mittlerer korpuskulärer Hämoglobingehalt (m.) (MCHC)
TDM (= tomodensitométrie): Computertomographie (f.) (CT)
technicien, ne (m., f.) de laboratoire d'analyses de biologie médicale: MTA (m., f.), medizinisch-technischer Assistent (m.), medizinisch-technische Assistentin (f.)
teigne (f.) corporelle: Tinea (f.) corporis
teigne (f.) de la barbe: Tinea (f.) barbae
teigne (f.) du pied: Tinea (f.) pedis
teigne (f.) favique: Tinea (f.) capitis, Grindflechte (f.)
teigne (f.) inguinale: Tinea (f.) inguinalis
teint (m.): Gesichtsfarbe (f.), Teint (m.)
télangiectasie (f.): Teleangiektasie (f.)
tempe (f.): Schläfe (f.)
température (f.): Temperatur (f.), Fieber (n.)
température (f.) corporelle: Körpertemperatur (f.)
température (f.) du corps: Körpertemperatur (f.)
tendance (f.) [à]: Neigung (f.) [zu]
tendon (m.): Sehne (f.)
tendon (m.) d'Achille: Achillessehne (f.)
tendon (m.) rotulien: Lig. (n.) patellae, Patellarsehne (f.)
teneur (f.) corpusculaire moyenne en hémoglobine (TCMH): Mean corpuscular hemoglobin concentration (MCHC), mittlerer korpuskulärer Hämoglobingehalt (m.)
tensiomètre (m.): Blutdruckmeßgerät (n.)
tension (f.) artérielle (TA): (arterieller) Blutdruck (m.)
terreux (teint): fahl, blaß (Gesichtsfarbe)
test (m.) à la tuberculine: Tuberkulintest (m.)
test (m.) biologique de grossesse: Schwangerschaftstest (m.)
test (m.) conjonctival: Konjunktivaltest (m.)
test (m.) cutané: Hauttest (m.)
test (m.) d'allergie: Allergietest (m.)
test (m.) de grattage: Scratch-Test (m.)
test (m.) de grossesse: Schwangerschaftstest (m.)

test (m.) de Mantoux: Mendel-Mantoux-Probe (f.)
test (m.) de pancréolauryl: Pankreolauryltest (m.)
test (m.) de Papanicolaou: Papanicolaou-Karzinomdiagnostik (f.)
test (m.) de Schiller: Schiller-Jodprobe (f.)
test (m.) de stimulation freinage (HCG): HCG-Test (m.)
test (m.) de Tiffeneau: Tiffeneau-Test (m.)
test (m.) de tolérance au glucose: Glucosebelastungstest (m.)
test (m.) de tolérance au lactose: Lactosetest (m.)
test (m.) des deux marches: 2-Stufen-Test (m.), Master-Test (m.)
test (m.) dexaméthasone-gonadotrophines chorioniques: HCG-Test (m.)
test (m.) épicutané: Epikutantest (m.), Läppchentest (m.), Patch-Test (m.)
test (m.) intradermique: Intrakutantest (m.)
test (m.) par multipunctures: Stempeltest (m.), Tine-Test (m.)
tétanos (m.): Tetanus (m.), Wundstarrkrampf (m.)
tête (f.): Kopf (m.)
tête (f.) chauve: Glatze (f.)
tête (f.) du pancréas: Pankreaskopf (m.)
tête (f.) humérale: Humerusköpfchen (n.)
tétracycline (f.) à large spectre: Breitspektrumtetracyclin (n.)
tétralogie (f.) de Fallot: Fallot-Tetralogie (f.)
TGO (= transaminase glutamique oxalo-acétique): Glutamat-Oxalacetat-Transaminase (f.) (GOT)
TGP (= transaminase glutamique pyruvique): Glutamat-Pyruvat-Transaminase (f.) (GPT)
TGV (= transpostion des gros vaisseaux): Transposition (f.) der großen Gefäße (TGA)
thalamus (m.): Thalamus (m.)
thermique: thermisch
two-step test (m.) de Master: 2-Stufen-Test (m.), Master-Test (m.)
thermographie (f.): Thermographie (f.)
thoracopage (m.): Thorakopagus (m.)
thorax (m.): Thorax (m.), Brustkorb (m.)
thrombolytique (m.): Thrombolytikum (n.)
thrombose (f.): Thrombose (f.)
thrombose (f.) veineuse profonde: Phlebothrombose (f.)
thrombus (m.): Thrombus (m.), Thrombose (f.)
tibia (m.): Schienbein (n.), Tibia (f.)
thyroïdite (f.) parasitaire: Chagas-Krankheit (f.)
timbre (f.) tuberculinique: Tuberkulinpflasterprobe (f.)
tirer les pelles: Haken (mpl.) halten
tissu (m.): Gewebe (n.)
tissu (m.) adipeux périrénal: perirenales Fettgewebe (n.)
tissu (m.) conjonctif: Bindegewebe (n.)
TJ (= turgescence jugulaire): Jugularvenenschwellung (f.)
TN (= taille normale): normale Größe (f.)
TOGD (= transit oesogastroduodénal): Doppelkontrastdarstellung (f.) von Ösophagus, Magen und Duodenum
tomber: stürzen, fallen
tomber dans les pommes (fam.): (fam.) umkippen, die Besinnung verlieren, ohnmächtig werden, das Bewußtsein verlieren
tomodensitométrie (f.) (TDM): Computertomographie (f.) (CT)
tomographie (f.): Tomographie (f.), Schichtaufnahmeverfahren (n.)
tophus (m.) (goutteux): Gichtknoten (m.), Gichttophus (m.)
topique (m.) en phlébologie: Phlebotonikum (n.)
torsion (f.) testiculaire: Hodentorsion (f.)
toucher: berühren, betreffen; angrenzen

toucher (m.) rectal (TR): Rektaluntersuchung (f.)
toucher (m.) vaginal (TV): Vaginaluntersuchung (f.)
tousser: husten
toux (f.): Husten (m.)
toux (f.) chargée: produktiver Husten (m.)
toux (f.) sèche: trockener Husten (m.), unproduktiver Husten (m.)
toxémie (f.) gravidique: EPH-Gestose (f.), Spätgestose (f.)
toxémie (f.) gravidique pure: essentielle EPH-Gestose (f.)
toxémie (f.) gravidique surajoutée: Pfropfgestose (f.)
traces (fpl.) de grattage: Kratzspuren (fpl.)
trachée (f.): Trachea (f.), Luftröhre (f.)
trachome (m.): Trachom (n.)
traitement (m.) (ttt): Behandlung (f.), Heilverfahren (n.); (techn.) Aufarbeitung (f.)
traitement (m.) antituberculeux: tuberkulostatische Therapie (f.)
traitement (m.) cytostatique: zytostatische Behandlung (f.), Zytostase (f.)
traitement (m.) de sclérose endoscopique: endoskopische Sklerosierung (f.)
traitement (m.) hormonal: Hormonbehandlung (f.)
traitement (m.) local: Lokalmaßnahme (n) (f[pl.]), Lokalbehandlung (f.)
traitement (m.) prophylactique: Prophylaxe (f.)
traiter: behandeln
transaminase (f.): Transaminase (f.)
transaminase (f.) glutamique oxaloacétique (TGO): Glutamat-Oxalacetat-Transaminase (f.) (GOT)
transaminase (f.) glutamique pyruvique (TGP): Glutamat-Pyruvat-Transaminase (f.) (GPT)
transformation (f.): Umformung (f.), Umwandlung (f.), Transformation (f.)
transfusion (f.) sanguine: Bluttransfusion (f.)
transmettre: übertragen, vererben
transpirer: schwitzen, transpirieren
transposition (f.) des gros vaisseaux (TGV): Transposition (f.) der großen Gefäße (TGA)
traumatisme (m.): Trauma (n.), Verletzung (f.)
traumatisme (m.) cranio-cérébral: Schädel-Hirn-Trauma (n.) (SHT)
traumatisme (m.) fermé: stumpfes Trauma (n.)
traumatisme (m.) thoracique: Thoraxverletzung (f.)
traumatismes (mpl.) viscéraux: innere Verletzungen (fpl.)
tremblement (m.): Zittern (n.), Tremor (m.)
tremblement (m.) d'intention: Intentionstremor (m.)
tremblement (m.) intentionnel: Intentionstremor (m.)
trépanation (f.): Trepanation (f.)
trigone (m.) vésical de Lieutaud: Trigonum (n.) vesicae Lieutaudi
triplés (mpl.): Drillinge (mpl.)
trompe (f.) de Fallope: Tube (f.), Eileiter (m.)
trompe (f.) utérine: Tube (f.), Eileiter (m.)
tronc (m.): Stamm (m.), Truncus (m.)
tronc (m.) artériel brachiocéphalique: Truncus (m.) brachiocephalicus, A. (f.) anonyma
tronc (m.) cérébral: Hirnstamm (m.)
tronc (m.) coeliaque: Truncus (m.) coeliacus, Tripus (m.) Halleri
tronc (m.) de l'artère coronaire gauche: Hauptstamm (m.) der linken Kranzarterie
trouble (urines): trüb (Urin)
trouble (m.): Störung (f.)
trouble (m.) circulatoire: Kreislaufstörung (f.), Durchblutungsstörung (f.)
trouble (m.) de conduction: Erregungsleitungsstörung (f.)
trouble (m.) de la circulation: Kreislaufstörung (f.), Durchblutungsstörung (f.)

trouble (m.) de la conscience: Bewußtseinsstörung (f.)
trouble (m.) de la pigmentation: Pigmentierungsstörung (f.)
trouble (m.) de la sensibilité: Sensibilitätsstörung (f.), Empfindungsstörung (f.)
trouble (m.) du développement: Entwicklungsstörung (f.)
trouble (m.) métabolique: Stoffwechseldefekt (m.), Stoffwechselstörung (f.)
troubles (mpl.): Beschwerden (fpl.)
troubles (mpl.) cérébraux: zerebrale Störungen (fpl.)
troubles (mpl.) de la coagulation: Gerinnungsstörungen (fpl.)
troubles (mpl.) de la conscience: Bewußtseinsstörungen (fpl.)
troubles (mpl.) de la sensibilité: Sensibilitätsstörungen (fpl.)
troubles (mpl.) de la sensation de goût: Geschmacksstörungen (fpl.)
troubles (mpl.) du métabolisme lipidique: Fettstoffwechselstörungen (fpl.)
troubles (mpl.) moteurs: motorische Störungen (fpl.)
troubles (mpl.) respiratoires: Atembeschwerden (fpl.)
trousse (f.) de pansement: Verbandszeug (n.)
trousse (f.) de suture: Nahtmaterial (n.)
trypanosomiase (f.): Trypanosomiasis (f.)
tripanosom(at)ose (f.): Trypanosomiasis (f.)
trypanosomose (f.) américaine: Chagas-Krankheit (f.)
tté, e (= traité, e): therapiert
ttt (= traitement): Therapie (f.)
tube (m.): Tubus (m.)
tube (m.) neural: Neuralrohr (n.)
tubercules (mpl.) mamillaires: Corpora (npl.) mamillaria
tuberculose (f.): Tuberkulose (f.) (Tbc)
tuberculose (f.) génitale: Genitaltuberkulose (f.)
tuberculose (f.) miliaire: Miliartuberkulose (f.)
tuberculose (f.) pulmonaire: Lungentuberkulose (f.)
tuberculose (f.) urinaire: Urotuberkulose (f.)
tuberculose (f.) urogénitale: Urogenitaltuberkulose (f.)
tumeur (f.): Tumor (m.), Geschwulst (f.)
tumeur (f.) carcinoïde des bronches: Bronchuskarzinoid (n.)
tumeur (f.) muco-épidermoïde: Mukoepidermoidkarzinom (n.)
tumeur (f.) de la cortico-surrénale: Nebennierenrindentumor (m.)
tumeur (f.) de l'ovaire: Ovarialtumor (m.)
tumeur (f.) de Grawitz: Grawitz-Tumor (m.) (obs.), klarzelliges Nierenkarzinom (n.), hypernephroides Nierenkarzinom (n.)
tumeur (f.) ovarienne: Ovarialtumor (m.)
tumorectomie (f.): Lumpektomie (f.)
turgescence (f.) jugulaire (TJ): Jugularvenenschwellung (f.)
tuyaux (mpl.) d'orgue: (röntg.) stehende Schlingen (fpl.)
TV (= toucher vaginal): vaginale Untersuchung (f.)
TVP (= thrombose veineuse profonde): Phlebothrombose (f.)
two-step-test de Master: 2-Stufen-Test (m.) nach Master
tympan (m.): Trommelfell (n.)
type (m.) de Pel-Epstein: Pel-Epstein-Typ (m.)
type (m.) tumoral: Tumortyp (m.)
typhus (m.) abdominal: Typhus (m.) abdominalis, Darmtyphus (m.)
typhus (m.) exanthématique: epidemisches Fleckfieber (n.), Typhus (m.) exanthematicus, Läusefleckfieber (f.)

U

UIV (= urographie intraveineuse): Ausscheidungsurographie (f.)
ulcération (f.): Ulzeration (f.), Geschwür (n.)

ulcère (m.): Geschwür (n.), Ulkus (n.)
ulcère (m.) de jambe variqueux: Ulcus (n.) cruris venosum
ulcère (m.) de l'estomac: Magenulkus (n.), Magengeschwür (n.)
ulcère (m.) de stress: Streßulkus (n.)
ulcère (m.) du duodénum: Ulcus (n.) duodeni, Zwölffingerdarmgeschwür (n.)
ulcère (m.) duodénal: Ulcus (n.) duodeni, Zwölffingerdarmgeschwür (n.)
ulcère (m.) gastrique: Magenulkus (n.), Magengeschwür (n.)
ultra-son (m.) (US): Ultraschall (m.) (US)
unilatéral, e: unilateral, einseitig
unité (f.) de paquets par an (UPA): Tabakkonsum (m.) per annum (in Packungseinheiten)
UPA (= unité de paquets par an): Tabakkonsum (m.) per annum (in Packungseinheiten)
uraturie (f.): Uraturie (f.)
urée (f.): Harnstoff (m.)
uretère (m.): Harnleiter (m.), Ureter (m.)
uréterectasie (f.): Ureterektasie (f.)
urètre (m.): Harnröhre (f.), Urethra (f.)
urétrite (f.): Urethritis (f.)
urétrographie (f.): Urethrographie (f.)
urgence, en: notfallmäßig
uricosurique (m.): Urikosurikum (n.)
urinal (m.): Uringlas (n.), Urinal (n.)
urine (f.): Urin (m.)
urine (f.) des 24 heures: 24-Stunden-Sammelurin (m.)
urine (f.) du matin: Morgenurin (m.)
urine (f.) du milieu du jet: Mittelstrahlurin (m.)
urine (f.) fraîchement émise: frischer Urin (m.), Nativurin (m.)
urine (f.) spontanément émise: Nativurin (m.), frischer Urin (m.)
urine (f.) résiduelle: Restharn (m.)
uriner: Wasser lassen, urinieren
uro [système m] urologique: Harnwege (mpl.)
urographie (f.) inspiratoire/expiratoire: Veratmungspyelogramm (n.)
urographie (f.) intraveineuse (UIV): Ausscheidungsurographie (f.)
urologue (m., f.): Urologe, login (m., f.)
urothélium (m.): Urothel (n.)
US (= ultra-sons): Ultraschall (m.) (US)
utérorelaxant (m.): Wehenhemmer (m.), wehenhemmendes Mittel (n.), Tokolytikum (n.)
utérotonique (m.): wehenförderndes Mittel (n.), Tokomimetikum (n.)
utérus (m.): Uterus (m.), Gebärmutter (f.)
utérus (m.) en rétroflexion: retroflektierter Uterus (m.)
utérus (m.) rétroversion: Retroversio (f.) uteri

V W

vaccin (m.): Impfstoff (m.), Vakzine (f.)
vaccin (m.) à germes tués: Totimpfstoff (m.)
vaccin (m.) vivant atténué: Lebendimpfstoff (m.)
vaccination (f.) BCG: BCG-Impfung (f.)
vacciner: impfen
vagin (m.): Vagina (f.)
vaginisme (m.): Vaginismus (m.)
vaginite (f.): Vaginitis (f.)
vaisseau (m.): Gefäß (n.)
valvule (f.) aortique: Aortenklappe (f.)
valvule (f.) cardiaque: Herzklappe (f.)
valvule (f.) de Bauhin: Bauhin-Klappe (f.), Valvula (f.) Bauhini
valvule (f.) ileó-colique: Bauhin-Klappe (f.), Valvula (f.) Bauhini
valvule (f.) mitrale: Mitralklappe (f.), Mitralsegel (n.)
valvule (f.) sigmoïde de l'artère pulmonaire: Pulmonalklappe (f.)

valvule (f.) tricuspide: Trikuspidalklappe (f.)
valvuloplastie (f.): Valvuloplastik (f.)
variation (f.): Variation (f.)
varice (f.): Krampfader (f.), Varize (f.)
varice (f.) oesophagienne: Ösophagusvarize (f.)
varicelle (f.): Windpocken (fpl.)
variété (f.): Variante (f.), Abart (f.), Varietät (f.)
variole (f.): Pocken (fpl.), Blattern (fpl.), Variola (f.)
vasodilatateur (m.): Vasodilatator (m.)
VC (= volume courant): Atemzugvolumen (n.)
VD (= ventricule droit): rechter Ventrikel (m.)
végétation (f.) vénérienne: Condyloma (n.) acuminatum, spitze Feigwarze (f.)
végétations (fpl.) (fam.): Rachenmandelhyperplasie (f.), adenoide Vegetationen (fpl.)
végétations (fpl.) adénoïdes: Rachenmandelhyperplasie (f.), adenoide Vegetationen (plf.)
veine (f.) (V.): Vene (f.)
V. (f.) brachio-céphalique: V. (f.) linonyma
V. (f.) cave inférieure: V. (f.) cava inferior
V. (f.) cave supérieure: V. (f.) cava superior
V. (f.) cervicale: Halsvene (f.)
V. (f.) cubitale: Kubitalvene (f.), V. (f.) ulnaris
V. (f.) fémorale: V. (f.) femoralis
V. (f.) jugulaire: V. (f.) jugularis
V. (f.) mésentérique: Mesenterialvene (f.)
V. (f.) mésentérique supérieure: V. (f.) mesenterica superior
V. (f.) porte: Pfortader (f.), V. (f.) portae
V. (f.) rénale: Nierenvene (f.), V. (f.) renalis
V. (f.) saphène interne: V. (f.) saphena magna
V. (f.) sous-clavière: V. (f.) subclayia
V. (f.) splénique: Milzvene (f.), V. (f.) lienalis
V. (f.) sus-hépatique: Lebervene (f.), V. (f.) hepatica
VEMS (= volume expiratoire maximal seconde): 1-Sekundenkapazität (f.), maximales expiratorisches Sekundenvolumen (n.), Tiffeneau-Test (m.)
ventilation (f.) artificielle: künstliche Beatmung (f.)
ventouse (f.): Saugglocke (f.)
ventricule (m.) de Morgagni: Sinus (n.) Morgagni, Ventriculus (m.) laryngis
ventricule (n.) droit (VD): rechter Ventrikel (m.), rechte Herzkammer (f.)
ventricule (m.) gauche/(VG): linker Ventrikel (m.), linke Herzkammer (f.)
ventricule (m.) latéral: Seitenventrikel (m.)
verge (f.): Penis (m.), (männliches) Glied (n.), Phallus (m.)
verrue (f.): Warze (f.)
verrue (f.) séborrhéique: seborrhoische Keratose (f.)
verrue (f.) vulgaire: Verruca (f.) vulgaris
version (f.): (obstet.) Wendung (f.)
version (f.) par manoeuvres externes: äußere Wendung (f.)
vertèbre (f.): Wirbel(knochen) (m.)
vertex (m.): Scheitel (m.)
vertige (m.): Schwindel (m.), Vertigo (f.)
veru (m.) montanum: Colliculus (m.) seminalis
vésicule (f.): Bläschen (n.)
vésicule (f.) biliaire: Gallenblase (f.)
vésicule (f.) séminale: Samenblase (f.)
vessie (f.): (Harn-)Blase (f.)
vessie (f.) irritable: Reizblase (f.)
VG (= ventricule gauche): linker Ventrikel (m.)
vice (m.): Vitium (n.), Defekt (m.), Mangel (m.)
vider (ex.: un épanchement): (z.B.: Erguß) entleeren, ablassen

vieillesse (f.): Senium (n.), Greisenalter (n.)
vif, ve: heftig, stark, lebhaft
virilisme (m.): Virilismus (m.)
virulence (f.): Virulenz (f.)
virus (m.): Virus (n.)
virus (m.) à ADN: DNA-haltiges Virus (n.)
virus (m.) à ARN: RNA-haltiges Virus (n.)
virus (m.) grippal: Grippevirus (n.)
visage (m.): Gesicht (n.)
viscères (mpl.): innere Organe (npl.)
vis-plaque (f.): Druckschraubenplatte (f.)
vitamine (f.): Vitamin (n.)
vitesse (f.) circulatoire: Kreislaufzeiten (fpl.)
vitesse (f.) de sédimentation (VS): Blutsenkungsgeschwindigkeit (f.) (BSG, BKS)
voie (f.) d'infection: Infektionsweg (m.)
voies (fpl.) biliaires extrahépatiques: extrahepatische Gallengänge (mpl.), extrahepatische Gallenwege (mpl.)
voies (fpl.) biliaires intrahépatiques: intrahepatische Gallengänge (mpl.), intrahepatische Gallenwege (mpl.)
voix (f.): Stimme (f.)
voix (f.) aiguë: hohe Stimme (f.)
voix (f.) basse: tiefe Stimme (f.)
voix (f.) prise: belegte Stimme (f.)
voix (f.) rauque: rauhe Stimme (f.)
volet (m.) costal: Rippenserienfraktur (f.)
volume (m.) cardiaque (VC): Herzvolumen (n.)
volume (m.) cardiaque minute (Qc): Herzminutenvolumen (n.) (HMV)
volume (m.) courant (VC): Atem(zug)volumen (n.) (TV)
volume (m.) de réserve expiratoire (VRE): expiratorisches Reservevolumen (n.) (ERV)
volume (m.) de réserve inspiratoire (VRI): inspiratorisches Reservevolumen (n.) (IRV)
volume (m.) du coeur (VC): Herzvolumen (n.)
volume (m.) expiratoire maximal seconde (VEMS): Atemstoßtest (m.) nach Tiffeneau, Atemsekundenvolumen (n.)
volume (m.) résiduel (VR): Residualvolumen (n.) (RV)
volume (m.) sanguin: Blutvolumen (n.)
volume (m.) télédiastolique: enddiastolisches Volumen (n.)
volume (m.) télésystolique: endsystolisches Volumen (n.)
vomir: erbrechen, sich übergeben
vomissement (m.): Erbrechen (n.), Vomitus (m.)
vomissement (m.) gravidique: Schwangerschaftserbrechen (n.), Emesis (f.) gravidarum
voute (f.) plantaire: Fußgewölbe (n.)
VR (= volume résiduel): Residualvolumen (n.) (RV)
VRE (= volume de réserve expiratoire): expiratorisches Reservevolumen (n.) (ERV)
VRI (= volume de réserve inspiratoire): inspiratorisches Reservevolumen (n.) (IRV)
VS (= vitesse de sédimentation): Blut(körperchen)senkungsgeschwindigkeit (f.) (BSG, BKS)
vulnérabilité (f.): Vulnerabilität (f.)
vulve (f.): Vulva (f.)
vulvite (f.): Vulvitis (f.)
vulvo-vaginite (f.): Vulvovaginitis (f.)

X Y

xéroradiographie (f.): Xeroradiographie (f.)
yaws (m.): Frambösie (f.)

Z

zinc (m.): Zink (n.)
zona (m.): Herpes (m.) zoster, Gürtelrose (f.)
zone (f.) de faille: Verwerfungszone (f.)